Markus Preiter

Die Logik des Verrücktseins

Markus Preiter

Die Logik des Verrücktseins

Einblicke in die geheimen Räume unserer Psyche

Kösel

FSC
Mix
Produktgruppe aus vorbildlich
bewirtschafteten Wäldern und
anderen kontrollierten Herkünften

Zert.-Nr. SGS-COC-001940
www.fsc.org
© 1996 Forest Stewardship Council

Verlagsgruppe Random House FSC-DEU-0100
Das für dieses Buch verwendete FSC-zertifizierte Papier
Munken Premium Cream liefert Arctic Paper Munkedals AB, Schweden.

Quellennachweis siehe Seite 342
Umschlag: Griesbeck Design, München
Umschlagmotiv: gettyimages/CSA images
Satz: EDV-Fotosatz Huber/Verlagsservice G. Pfeifer, Germering
Druck und Bindung: GGP Media GmbH, Pößneck
Printed in Germany
ISBN 978-3-466-30886-6

www.koesel.de

»Innere Vorgänge, die niemand sieht, sind das einzig Interessante. (…) Das, was niemand sieht, das macht Sinn, aufzuschreiben.«

Thomas Bernhard
in der Fernsehdokumentation
»Die Ursache bin ich selbst«

Inhalt

Teil II

Das Schlüsselloch zur Seele

Was Psychopathologie über das Menschsein verrät

Anhang

Vorüberlegungen

Die unheimliche Faszination der Psychiatrie und der Blindflug der Psychiater

Psychiatrie: Vermutlich löst keine Fachdisziplin der Medizin eine vergleichbare Fülle an negativen Assoziationen aus. Laien denken an: verrückt sein, irre sein, wahnsinnig sein, Klapsmühle, Gummizelle, Elektroschocks, wegsperren, wegspritzen. Selbst ein zentraler und, in den Augen der in der Psychiatrie arbeitenden Menschen, hilfreicher Pfeiler der Behandlung, nämlich die Psychopharmakotherapie, besitzt für viele Außenstehende eine bedrohliche Aura. Es wird befürchtet, dass Medikamente durchgehend süchtig machen, die Persönlichkeit verändern und unnötig »ruhigstellen«. Gleichzeitig übt die Psychiatrie auf viele Menschen eine schwer beschreibbare, etwas unheimliche Faszination aus. Was geht hinter den Türen psychiatrischer Abteilungen vor? Wie ist es wohl, verrückt zu sein? Kann man einen »Verrückten« überhaupt verstehen und heilen? Ist Verrücktsein ansteckend? Wie läuft eine Therapie in der Psychiatrie überhaupt ab? Gleicht sie einer Gehirnwäsche und werden die Patienten statt gesund zu Schatten ihrer Selbst?

Meistens werden Menschen ganz plötzlich und unmittelbar mit der Psychiatrie konfrontiert. Sei es als Betroffener, als Angehöriger oder als Freund. Zuvor war Psychiatrie immer etwas für die anderen – ausgeschlossen, dass man damit überhaupt einmal etwas zu tun haben könnte. Gerade stand man selbst doch mitten im Leben und plötzlich ist man oder soll man krank sein? Oder die Eltern oder das Kind oder der Freund? Fragen tauchen auf, mit denen man sich nie vorher beschäftigt hat. Wie heißt meine Krankheit? Wie lange dauert eine psychiatrische Behandlung? Wie lange muss man im Krankenhaus bleiben? Müssen Medikamente wirklich sein? Wobei sollen sie helfen? Ist nicht eine alleinige Psychotherapie viel wichtiger als »medikamentöses Ruhigstellen«? Was sind die Nebenwirkungen einer medikamentösen Behandlung? Werde ich, mein Vater, meine Tochter, mein Freund wieder ganz der oder die Alte werden? Muss man für den Rest seines Lebens Medikamente nehmen? Was kann ein aktueller Auslöser der psychischen Erkrankung sein? An welcher Hürde des Lebens ist die Seele in dieses beängstigende Straucheln gekommen und hat, stolpernd, Symptome entwickelt wie Schlafstörungen, depressive Stimmung, rastlose Unruhe oder Stimmenhören?

Alle diese Fragen sind im Einzelfall zu entscheiden und werden von den Professionellen, den Ärzten und Psychologen, aufgrund ihrer Erfahrung und Ausbildung für jeden Patienten hoffentlich hilfreich beantwortet.

Was weiß die Psychiatrie eigentlich über »Verrücktsein«?

Das große Rätsel jedoch »Was ist das überhaupt: Psychisch-krank-Sein, und welche Beziehung besteht zum ›normalen‹ psychischen Befinden?«, bleibt in der Regel unbeantwortet oder wird irritierenderweise von Behandler zu Behandler unterschiedlich beantwortet. Warum kann sich ein Mensch überhaupt vom Geheimdienst verfolgt und von den Nachbarn beobachtet fühlen? Wie kann das sein, dass jemand Stimmen hört, die ihm Befehle geben? Warum wird ein Mensch lebensmüde und will sich umbringen? Warum hat jemand plötzlich panische Angst wie aus dem Nichts? Warum ist es möglich, dass ein Mensch gestern noch zu Tode betrübt war und heute himmelhoch jauchzend ist? Wie ist das Auftreten von Krankheiten, die die Fachleute Psychose, Depression, Manie, bipolare Erkrankung, Phobien oder Angsterkrankung nennen, zu verstehen und wie sind diese »Verrückungen« verwoben mit dem Menschsein selbst? Die Lösung dieses Rätsels ist das Thema dieses Buches.

Patienten und Angehörige erhalten je nach Behandler unterschiedliche Antworten auf ihre Fragen nach der Verbindung von psychisch krank und »normal« sein. Einer spricht von einer Störung der Menge an Neurotransmitter, ein anderer von Disharmonie im Zusammenspiel einzelner Strukturen des Gehirns, ein Dritter sieht die Ursache von psychischen Erkrankungen in der lebensgeschichtlichen Entwicklung und insbesondere in den Ereignissen der ersten Lebensjahre, ein Vierter favorisiert das gesellschaftliche Gefüge als »Krankmacher«, ein Fünfter macht die Gene verantwortlich, ein Sechster sieht ein Zusammenspiel aller genannter Faktoren als die Ursache an, ein Siebter hält das Auftreten psychischer Auffälligkeiten für generell unverständlich und unerklärlich. Und die Patienten, die Angehörigen, die Freunde sind ratlos. Welche Erklärung sollen sie favorisieren? Jede Erklärung wird doch in ihrer Bedeutung anscheinend durch eine andere entkräftet.

Diese auch für Fachleute verwirrende Erklärungsfülle hängt mit der hohen Komplexität des Themas zusammen. Derzeitig werden zum Verständnis des Auftretens psychopathologischer Auffälligkeiten die Bedingungen herangezogen, welche gegenwärtig auf den einzelnen Patienten Einfluss nehmen. Dies sind nun einmal unsere Lebenserfahrungen, unsere aktuelle Lebenssituation, der gesellschaftliche Kontext, in dem wir uns bewegen, und nicht zuletzt auch der Einfluss unseres Erbgutes. Diesen unterschiedlichen Einflussfaktoren jeweilig folgend, haben sich unterschiedliche psychiatrische Schulen mit unterschiedlichen Sichtweisen auf die menschliche Psychopathologie entwickelt. Jede Schule verfolgt für sich ein eigenes Erklärungsmodell und favorisiert ihr Modell unter Diskriminierung anderer Modelle als Hauptentstehungsursache psychopathologischer Phänomene. Welches Modell man als Behandler bevorzugt, ist eher »Geschmackssache« als wissenschaftlich fundiertes Urteil. Eines dieser Erklärungsmodelle zu verstehen und zu durchdringen, ist bereits so komplex, dass es für sich schon die ganze Aufmerksamkeit eines Professionellen beansprucht. Diese Spezialisierung führt zu fruchtbaren Erkenntnisgewinnen innerhalb der verschiedenen Theoriemodelle, hat aber, wie ich in meiner vieljährigen Arbeit als klinisch tätiger Psychiater zu beobachten meine, für das Fachgebiet Psychiatrie einen entscheidenden Preis: Über weite Strecken der psychiatrischen

Ausbildung und Tätigkeit gelingt es den Behandlern im klinischen Alltag nicht, in einem praktisch umsetzbaren Maße die verschiedenen Erklärungsmodelle für die Patienten und Angehörigen verständlich miteinander zu verbinden. So wird sicherlich gut »technisch« behandelt, oft gelingt es jedoch nicht, das Phänomen Psychopathologie den Patienten und ihren Angehörigen oder Freunden »begreifbar« zu machen. Begreifbar im Sinne von berühren und umgreifen des entscheidenden Sachverhaltes: »Psychische Krankheit und ihr Verhältnis zur psychischen Gesundheit des Menschen«. Dadurch bleiben die psychopathologischen Symptome für die Patienten, ihre Angehörigen und selbst für viele Behandler in einer finsteren Aura des Unheimlichen und Bedrohlichen stecken. Symptome werden dann nicht *verstanden*, sondern werden, von ihnen Abstand nehmend, technisch durch die Behandler gesammelt, kategorisiert, katalogisiert und schließlich diagnostiziert.

So bleibt die Psychiatrie, trotz aller außerordentlicher wissenschaftlicher Erkenntnisse und Neuerungen in interessanten Einzelfragen, in der Gesamtschau des Menschen für viele Außen- und leider auch Innenstehende dunkel und vage.

Aus »seelischer Krankheit« Rückschlüsse auf seelische Gesundheit ziehen

Aus dieser Erklärungs- und Verständnislücke ergab sich für mich der Ausgangspunkt für dieses Buch. Viele Psychiater und andere Berufsgruppen innerhalb der Psychiatrie haben aufgrund des verzweigten Zuganges zum Krankheitsverständnis, wie ich behaupte, keine Vorstellung über ein in meinen Augen wichtiges und für die Arbeit mit Patienten eigentlich unerlässliches Gebiet: nämlich über die allgemein gültige seelische Funktionsweise des Menschen. Der Begriff des »Seelischen« ist mit Bedacht gewählt. Ich benutze ihn hier und in der Folge nicht in seiner transzendenten Bedeutung, sondern in seiner Abgrenzung zum Begriff des »Psychischen«. Mit dem Begriff »Psyche« wird schnell das »Psycho-pathologische« assoziiert, das psychisch Kranke. Dagegen verstehe ich den Begriff des »Seelischen« losgelöst von einer Pathologie. Es gibt Psychopathologie, aber keine Seelenpathologie.

Dieses von mir unterstellte, unvollständige Verständnis des Kerninteresses im eigenen Fachgebiet, nämlich die jeweilige Funktionsweise des Gesunden, ist innerhalb der medizinischen Fachrichtungen, zu denen die Psychiatrie ja gehört, ausschließlich ein Phänomen der Psychiatrie. Sie steht deshalb, verglichen mit den anderen medizinischen Disziplinen, merkwürdig isoliert da. Überall in der Medizin lernen Ärzte *aus den Krankheitsprozessen* Neues über die Funktionsweise des Gesunden. So verstehen Kardiologen z.B., wie die für eine harmonische Arbeitsweise des Herzens notwendige Reizleitung im Herzen funktioniert, aus dem klinischen Phänomen der Reizleitungsstörungen heraus. Die Entwicklung einer Behandlungsmöglichkeit von Herzrhythmusstörungen durch einen künstlichen Herzschrittmacher etwa ist erst aus der beschriebenen Synthese von Krankheit und Funktionsverständnis des gesunden Herzens möglich geworden. Erkenntnisgewinn und Therapie erwachsen in der Psychiatrie allerdings nicht auf diese Weise. In ihr werden vielmehr die psychopathologischen Phänomene vorwiegend *nicht* als Chiffren des Strukturaufbaus der menschlichen Seele verstanden, sondern als *bedeutungsfreies* Krankheitskriterium.

Auch die erfolgte Erweiterung psychiatrischer Erkenntnis um psychotherapeutisches Wissen, wie es durch den Facharzt für Psychiatrie und Psychotherapie festgeschrieben ist, verändert diese Problematik nur graduell. Die beiden großen psychotherapeutischen Ausrichtungen, die Verhaltenstherapie wie auch die Tiefenpsychologie, bieten zwar einen Verständnishintergrund, sind in ihrer Deutungskraft und Therapiemöglichkeit aber nur auf spezielle psychiatrische Krankheitsbilder anzuwenden. Ein im gesamten klinischen Alltag und der Arbeit mit den Patienten und Angehörigen anzuwendendes, Krankheitsgruppen *übergreifendes Verständnis sämtlicher psychopathologischer Phänomene fehlt und wird erstaunlicherweise kaum vermisst.* Man gibt sich zufrieden mit der Symptomoberfläche und verweigert den Blick in die Strukturtiefe des Menschen. Dies erfolgt im gesamten Fachgebiet einschließlich des akademischen Betriebes an den Universitätskliniken so systematisch, dass ein Verdrängungsmechanismus konstatiert werden muss: Die Psychiatrie leidet auf Kosten der Patienten an einer Erkenntnisschwäche, welche meiner Meinung nach in einer Erkenntnisphobie, bezogen auf die eigenen Möglichkeiten des Fachgebietes, begründet ist. Die psychopathologischen Phänomene sind nämlich, konsequent interpretiert, in ihrer Deutungs- und Aussagekraft über den Menschen in seinem Sein beängstigende Vorboten eines zu meidenden Selbsterkenntniswissens, welches in der Lage ist, das Selbstverständnis der Behandler und ihre eigene seelische Stabilität bedrohlich zu unterspülen. Der Blick in die Erkenntnistiefe wird phobisch gemieden, *da nur so die letztlich künstliche Dichotomie zwischen Gesundheit und Krankheit – und zwischen Patient und Behandler – aufrechterhalten werden kann.* Dass Selbsterkenntnis nicht nur Gefahrenmomente birgt, sondern auch Reifungs- und Wachstumsimpulse bereitstellt, bleibt in dieser Arbeitsweise der Psychiatrie leider allzu oft unerkannt und ungenutzt.

Die psychopathologischen Erkenntnisschätze zu heben, überlässt die Psychiatrie deshalb leider anderen, z.B. naturalistischen Philosophen[1], die aber gar nicht mit Patienten arbeiten und deshalb ihre eigenen Modellvorstellungen nicht fruchtbar durch die Patientenarbeit evaluieren und modifizieren können. Da die klinisch tätigen Behandler hingegen täglich mit psychisch kranken Menschen umgehen dürfen und müssen, bauen sie unbewusst einen Erkenntnisvermeidungsschutz auf, der sie davor bewahrt, das Seelenlabyrinth menschlicher Psychopathologie zu betreten und sich darin unter Umständen zu verirren. Leider sind sie deshalb aber auch keine gut informierten Pfadfinder, welche ihre Patienten aufgrund ihres Spezialwissens ruhigen Schrittes aus dem Seelenlabyrinth herausführen könnten. Dafür benötigten sie Wissen über den *Strukturaufbau des Labyrinths*, in das sie sich nicht wirklich hineinwagen können, da das Fachgebiet selbst in den letzten 150 Jahren seiner Existenz als medizinische Disziplin keinen anerkannten Grundriss des Labyrinths entwickelt hat und in der psychiatrischen Ausbildung an die Ärzte vermittelt. Der für die nicht nur deutsche Psychiatrie in der Mitte des vergangenen Jahrhunderts wirkende, bedeutende Kliniker und psychopathologische Forscher Kurt Schneider hat in einem ähnlichen Zusammenhang einmal darauf hingewiesen, dass es deshalb »die Psychiatrie« gar nicht gebe, sondern nur »den Psychiater«, da sich jeder über die Jahre sein eigenes und ganz persönliches Abbild des Fachgebietes Psychiatrie erarbeitet.

Jeder Kliniker findet, wenn er sich darauf einlässt, mühselig nach Jahren seinen individuellen Weg durch das »Unterholz« psychiatrischer Interpretationsmöglichkeiten. Viele gehen dabei unnötige Umwege, manche verirren sich resigniert im Gestrüpp der Alternativen. Mit den Fragen von Patienten, Angehörigen oder am Psychopathologischen interessierten Laien sind Psychiater aus den genannten Gründen oft überfordert, da sie keine Strukturvorstellungen entwickeln und diese oft als unnötige Theorielast empfinden. Ich bin überzeugt, dass z.B. der fatale Ausschluss von Angehörigen aus dem therapeutischen Prozess, wie er im letzten Drittel des vergangenen Jahrhunderts über weite Strecken stattgefunden hat, ebenso wie die unfruchtbare, teilweise verbissen ideologisch geführte Auseinandersetzung zwischen den verschiedenen psychiatrischen und psychotherapeutischen Schulen im gleichen Zeitraum, letztlich auch mit dieser Sprachlosigkeit in strukturellen Fragen in Zusammenhang stand und bis heute in abgeschwächter Form steht.

Damit bleibt die Psychiatrie als naturwissenschaftlich anthropologische Disziplin weit hinter ihren Möglichkeiten zurück und findet sich abgesondert hinter den Türen der Krankenhausabteilungen und Arztpraxen wieder, in denen sie arbeitet. *Sie beschäftigt sich ausschließlich mit Kranken und hat doch eigentlich auch den bisher gesund Gebliebenen vieles zu sagen.*

Der fehlende Grundriss der menschlichen Seele

Dieses Buch versucht als Gegenentwurf und Ergänzung behilflich zu sein, um das unstrukturierte »Zettelkastendenken« der Psychiatrie und ihrer Schulen, in dem die einzelnen Krankheitsbilder bezugslos nebeneinander aufbewahrt sind, in ein systematisiertes »periodisches System« der Seele zu überführen und zeitraubende Umwege zum Strukturverständnis zu vermeiden. Ähnlich wie das Periodensystem der Chemie die stoffliche Welt in einen Bezug zueinander setzt und Reaktionsmuster und Wechselwirkungen erklärt bzw. vorhersagt, möchte ich mit meinem übergreifenden Erklärungsmodell die verschiedenen Interpretationshorizonte, derer sich die Psychiatrie bedient, auf ein gemeinsames Verständnisfundament stellen und sie damit in Bezug zueinander setzen. Ich bin mir bewusst, dass auch die in der Folge beschriebene Sichtweise eine Verkürzung darstellt und Wichtiges unter den Tisch fallen lässt. Auch hier besteht eine Parallele zum Periodensystem der Chemie. Es beschreibt zwar eine höhere Ordnung der stofflichen Welt, anderes Wissen geht aber in diesem System verloren oder wird nicht präsent. Die Farbe von Gold etwa ist dem Periodensystem nicht zu entnehmen, auch nicht die ästhetische Präsenz, die dieses Metall ausübt, und schon gar nicht die unter Umständen ambivalenten Gefühle, die ein verschenkter goldener Ring auslösen kann.

Das im Verlauf des Buches entwickelte Basismodell verzichtet ebenfalls auf Teilwissen zugunsten des Überblicks. Dabei soll und kann es kein Lehrbuch sein. Es möchte nicht katalogisiert einzelne Krankheitsbilder, wie die Schizophrenie oder die Depression, ausführen und erläutern. Vielmehr möchte es Menschen, die mit psychisch Kranken beruflich arbeiten, und interessierten medizinischen Laien Anregung sein, sich den psychopathologischen Phänomenen einmal anders als in dem herkömmlichen Dualismus von Krankheit versus Gesundheit anzunähern. Es soll Verständnis dafür geweckt werden, was jenseits des Einzelfalles eigentlich hinter den sogenannten psychopathologischen Auffälligkeiten des Menschen generell steht. Dieses Verständnis ist, dem Thema des Buches folgend, deckungsgleich mit *Selbsterkenntnis* für den Leser. Das berühmte Bild »La Reproduction Interdite« von René Magritte zeigt einen jungen Mann, der mit dem Rücken zum Bildbetrachter vor einem Spiegel steht. Der Spiegel jedoch zeigt dabei nicht, wie zu erwarten wäre, das Gesicht des Mannes, sondern seinen Hinterkopf. Die Beschäftigung mit der menschlichen Psychopathologie, wie wir sie im Verlauf des Buches kennenlernen werden, gleicht ebenso einem Blick in den Spiegel. Dort gibt es überraschende Ansichten unserer selbst, die ansonsten uneinsehbar blieben. Möglich werden somit – für alle, die sich darauf einlassen wollen – Selbsteinsichten.

Die Evolutionstheorie als Kompass

Der Leser wird während der Lektüre des Buches in Verbindung mit seinen eigenen Lebenserfahrungen den fehlenden Labyrinthgrundriss der menschlichen Seele anhand einiger psychopathologischer Phänomene in Ansätzen skizzieren lernen. Was üblicherweise als Psychopathologie bezeichnet wird, ist nämlich nichts anderes als eine spezifische Verdichtung des menschlichen Seins und seiner Funktionsweise, die im Gehirn lokalisiert ist. Dafür ist es aber notwendig, dass der Leser nicht nur in das Buch, sondern im Verlauf der Lektüre auch immer wieder in sich selbst blickt. Sorgen, Ängste, Nöte und Glücksgefühle kennt jeder Mensch, und *die Beschäftigung mit diesen persönlichen Erfahrungen ist eine Brücke zum Erleben, wie es sich in psychopathologischen Phänomenen komprimiert.* Wenn wir zu dieser Selbstbeschäftigung bereit sind, können wir uns gemeinsam fruchtbar immer tiefer in das Labyrinth der Pathologieerkenntnis und der Selbsterkenntnis vorwagen.

Um dies möglichst gefahrlos und mit der erforderlichen Nüchternheit eines professionellen Höhlenforschers tun zu können, werden wir uns allerdings mit einem verloren gegangenen Hilfsmittel ausrüsten müssen, das uns immer Orientierung geben kann und das, wie ich eingestehen muss, von der aktuellen Mainstream-Psychiatrie in keiner Weise genutzt wird. Wir werden einen Orientierungskompass einsetzen, mit dessen Hilfe wir ruhigen Schrittes in das Labyrinth eintreten und mit dem wir uns beharrlich weiter hineinwagen können. Dieser Kompass wird die Geschichte des Menschen sein: die Geschichte des Menschen, nicht nur bezogen auf seine Entwicklung als einzelnes und einmaliges Individuum, wie es in der Psychiatrie üblich ist. Wir werden vor allem seine andere Geschichte, die von der Psychiatrie fast durchgehend unbeachtet bleibt, betrachten. Gemeint ist die von uns allen geteilte evolutionäre Geschichte unseres Seins. Alle Menschen, ob gesund oder krank, teilen einen uralten, viele Millionen Jahre umfassenden evolutionären Entwicklungsprozess, der das Potential aufgeschichtet hat, uns zu dem zu machen, was wir heute sind und sein können.

Evolutionäres Denken, bezogen auf die Psychopathologie des Menschen, spielt in der aktuellen Psychiatrie keinerlei nennenswerte Rolle. Dies ist umso erstaunlicher, da der Mensch doch zweifelsfrei das Produkt einer evolutionären Entwicklung ist. Bezogen auf alle seine Organe wird niemand abstreiten können, dass ihre Funktionsweise durch einen evolutionären Prozess entstanden ist. Nur dem Gehirn, welches, wie niemand anzweifeln wird, der Ort unseres Denkens und Fühlens ist, wird diese evolutionäre Bedeutung nicht im gleichen Maße zugebilligt. Wir glauben unabhängig geworden zu sein von unserem evolutionären Erbe, da wir unsere Kulturfähigkeit in einem langen kulturellen Prozess als Komplementärwahrheit zu unserer biologischen Evolution entworfen haben. Zwar ist so gut wie jedem klar, dass Charles Darwin die Evolutionstheorie begründet hat und der Mensch aus einer evolutionären Linie hervorgegangen ist, die eine gemeinsame Wurzel mit den heute lebenden Menschenaffen besitzt. Aber haben wir diesen Gedanken wirklich in der ihm zukommenden Tiefe konsequent verinnerlicht? Halten wir uns nicht doch weiterhin für etwas Besonderes, etwas auf dieser Erde Einzigartiges, zu dem die Entwicklung des Lebens fast zwangsläufig hingestrebt ist? Haben wir nicht mit unserer Kulturfähigkeit eine scharfe Trennlinie errichtet zwischen uns und den anderen Lebewesen dieses Planeten?

Letztlich bleiben wir mit solchen weitverbreiteten Ansichten trotz aller wissenschaftlichen Aufklärung in einer christlichen Kulturgrammatik hängen, die dem Menschen nach der christlichen Sonder*schöpfung* weiterhin eine einzigartige Sonder*stellung* zubilligt. Kann ich nicht mehr das Zentralgeschehen einer göttlichen Schöpfung darstellen, so möchte ich als Entschädigung doch mindestens die

Krone der Evolution sein, die sich selbst kulturelle Flügel verleiht, mit denen ich mich aufschwinge, fort von den Niederungen biologisch evolutionärer Verwurzelung. Dass diese Flügel der Kulturfähigkeit ebenfalls das Ergebnis eines evolutionären Prozesses sind, unterschlagen wir nur allzu gerne und gleichen damit einem Piloten, der vergisst, dass er nur fliegen kann, weil Ingenieure und Techniker ihm ein Flugzeug gebaut haben.

Ein sehr gut nachvollziehbarer Grund für die hartnäckige Negierung evolutionären Denkens in der Psychiatrie liegt allerdings in der unsäglichen sozialdarwinistischen Vulgarisierung biologischen Denkens, beginnend in den 1880er-Jahren, an der sich selbst führende Psychiater beteiligten, und in der katastrophalen Realisation pseudowissenschaftlicher Erkenntnisse durch die Nationalsozialisten in ihrer »Rassenhygiene« und Mord-»Euthanasie« an psychisch Kranken. Dies hat als verständliche Gegenbewegung die nachfolgenden, klinisch tätigen Behandlergenerationen äußerst misstrauisch bis feindselig gegenüber evolutionären Gedanken innerhalb des eigenen Fachgebietes werden lassen. Man ging medizinisch-wissenschaftlich kollektiv auf großen Abstand gegenüber der Evolutionstheorie. Die Individualgeschichte rückte somit ganz in den Vordergrund und verdeckte jahrzehntelang das gemeinsam geteilte evolutionäre Erbe und dessen Beteiligung bei der Entstehung der menschlichen Psychopathologie. Erst in den letzten Jahren verringert sich in der Medizin generell diese Distanz auf die Reichweite eines Diskretionsabstandes, und zumindest in der somatischen Medizin darf mittlerweile Erkenntnis bringend evolutionär gedacht werden.[2]

Die aus den erwähnten Gründen entstandene Blindheit, bezogen auf unsere evolutionäre Realität als Menschen, ist nur zu verständlich, kann und darf aber nicht mehr aufrechterhalten werden, da wir uns ansonsten selbst fortgesetzt nur rudimentär verstehen können und fehlinterpretieren. Dies gilt für unseren somatischen Aufbau und uneingeschränkt genauso für die Funktion unseres Gehirns.

Hier soll der Versuch gewagt werden, genau jenen bisher vernachlässigten Aspekt menschlichen Seins, seine evolutionäre Geschichte, in das Zentrum der Aufmerksamkeit zu rücken und mit der schon immer sichtbaren

Individualgeschichte zu vereinen. Erst dann kann das Phänomen Psychopathologie auch mit dem Phänomen psychischer »Normalität« im doppelten Sinne des Wortes »natürlich« zusammengedacht werden. Dieses »Zusammendenken« kann allerdings im Verlauf des Buches nicht nur rein logisch erfolgen. Wir werden es mit Sachverhalten zu tun bekommen, die so tief in das Menschsein hineinreichen, dass klare Logik kaum ausreicht, um diese ausreichend zu beleuchten. Bei aller Klarheit in der Darstellung der Zusammenhänge, um die sich die folgende Darstellung bemüht, wird es deshalb immer wieder auch um ein atmosphärisches Verstehen der menschlichen Problemlagen gehen, um ein intuitives Herantasten an spezifische Brisanzfelder, die uns alle durchziehen.

Der erste Schritt einer Reise soll oftmals der schwerste sein. Dies gilt auch für unser Unternehmen. Der erste Schritt hin auf das dunkle Seelenlabyrinth ist nicht in Form eines Lernprozesses zu tun, sondern in Form eines Verlernungsprozesses. Ein Verlernungsprozess, bei dem wir unser Reisegepäck erleichtern müssen von starken kulturellen und fachmedizinischen Prägungen, die außerhalb des Labyrinthes ein guter Reiseproviant sein mögen, uns als Höhlenforscher aber unnötig belasten und unsere Beweglichkeit empfindlich einschränken würden. *Lassen wir die Vorstellung, dass der Mensch prinzipiell etwas anderes sei als seine evolutionären Vorfahren oder seine lebenden Primatenvettern, am Höhleneingang zurück.*

Das vergessene Hilfsmittel der Psychiatrie, der Orientierungskompass »Evolutionstheorie«, ist außerhalb der Interpretation des menschlichen Seins, bezogen auf alle anderen Lebewesen, eine wissenschaftliche Erfolgsgeschichte. Dieser Kompass wird auch uns bei der folgenden Labyrinthuntersuchung gute Dienste leisten.

Teil I

Der Schlüssel zum Seelenlabyrinth

Die menschliche Kindheit und die Kindheit der Menschheit

1. Wege der Evolution
Wozu brauchen wir Gefühle?

Wir Menschen stehen am vielleicht endgültigen Ende einer evolutionären Entwicklung, die uns mit verschiedenen Fähigkeiten ausgestattet hat. Eine, die augenfälligste, weil sie das Antlitz unseres Planeten verändert hat und permanent weiter verändert, ist unsere kognitive Intelligenz. Wir sind in der Lage, die Welt um uns herum zu verändern und sie unseren Bedürfnissen nach zu manipulieren. Wir sind klug. Aber dies ist nur eine der zentralen Fähigkeiten, welche die Evolution in uns aufgehäuft hat. Die andere zentrale Fähigkeit ist unsere ausgeprägte Emotionalität. Wir sind z.B. in der Lage zu lachen, zu weinen oder traurig zu sein. Daneben gibt es viele weitere Emotionen in allen möglichen Schattierungen und Mischzuständen. Wir sind auf der emotionalen Ebene permanent unruhebereit. Jeder spürt sofort eine innere Stellungnahme zu der Frage: »Wie geht es dir?«, auch wenn diese Stellungnahme manchmal schwer in Worte zu fassen ist.

Manche Emotionen fühlen sich gut an, manche sind schrecklich, andere sogar unerträglich. Oft bremsen uns die Emotionen im Alltag aus. Wir sind in tiefer Trauer nach dem Verlust eines Menschen, und das Leben scheint für immer stillzustehen. Ängste lähmen uns manchmal und lassen uns vor Herausforderungen zurückschrecken, von denen wir wissen, dass wir sie eigentlich bewältigen könnten. Wir sind emotional angreifbar und sehr verletzlich für das, was andere uns sagen. Ein rügendes Wort des Vorgesetzten kann schlaflose Nächte der Verärgerung nach sich ziehen. Darauf würde man gerne verzichten. Warum mutet uns die Evolution eigentlich Emotionen zu? Warum sind wir nicht einfach nur im Weltverständnis immer klüger geworden? Das sollte doch genügen, der Welt habhaft zu werden und sie unseren Bedürfnissen nach zuzuschneiden.

Warum evolvierten sich auch unsere emotionalen Kapazitäten zu einem schwindelerregend hohen Turm, der in uns viel zu oft gewaltig zu schwanken beginnt und noch viel höher ist als bei unseren Primatenvettern? Wir wollen zu Beginn unserer Reise versuchen, hierauf eine Antwort zu finden. Dies ist notwendig, weil alle psychiatrischen Störungen[3] letztlich Seinskrisen sind. Und alle Seinskrisen sind Sinnkrisen. Das Sein des Menschen gelingt nämlich nicht mehr in allen seinen Entfaltungsmöglichkeiten, wenn wir in einer schweren seelischen Krise sind. Wir verlieren vielmehr Bewertungs- und Handlungsoptionen in solchen Krisenzeiten und bleiben eingeklemmt und gefangen in ganz bestimmten Aktionsengpässen. Damit wackeln aber nicht nur die Wände des Seins um uns herum. Auch der Sinn, mit dem wir diese »Wände« zusammenhalten, beginnt zu bröckeln und bricht manchmal schließlich ganz zusammen. Am deutlichsten ist dies bei schweren depressiven Erkrankungen, in deren Verlauf lebensmüde Gedanken auftauchen können und sogar unter Umständen das eigene, schließlich unerträglich leer und paradoxerweise unerträglich belastbar gewordene Leben durch Suizid beendet wird. Die unerträgliche Schwere des Nichts erdrückt dabei erst das Sein und dann den Sinn des depressiv gewordenen Menschen.

Die evolutionäre Bedeutung von Emotionen: Zu Besuch bei Mr. Spock

Die Realisierung einer Sinnkrise geschieht dabei im gesunden Erleben wie in den psychopathologischen Phänomenen durch Störungen der emotionalen Kapazitäten. Keine psychiatrische Störung ist frei von Auffälligkeiten im emotionalen Bereich. Die zentrale Funktion der Emotionen in ihrer evolutionären Bedeutung zu ergründen heißt, eine der zentralen Säulen des menschlichen Seins in ihrer Tragefunktion zu verstehen und sich den Voraussetzungen für psychopathologische Modulationen in einem großen Verständnisschritt zu nähern.

1966 wurde das einzige menschartige Individuum geboren, das ganz frei von der Gefahr ist, als Reaktion auf äußere Ereignisse psychisch aus dem Gleichgewicht zu geraten. Alles, was uns anderen das Leben schwer macht, ist ihm in seiner unerschütterlichen Souveränität fremd: Er ist weder von traurigen Gefühlen beeinflusst, die einem fast die Brust erdrücken, noch schaudert ihn etwas oder ließe sein Herz vor Angst bis zum Halse hochschlagen. Nie ist er nervös, immer bleibt er gelassen und behält den Überblick, sodass seine Entscheidungen stets messerscharf sind. Er hat gute Argumente, er hat einen beneidenswerten Intellekt. Er hat viele Eigenschaften, die eine Person in führender Position im Umgang mit Menschen benötigt. Aber eines hat er nicht. Er kennt keine Gefühle.

Bei einer Raumschiffcrew von 400 Besatzungsmitgliedern ist der Erste Offizier der 1966 gestarteten Science-Fiction-Fernsehserie »Raumschiff Enterprise«, Mr. Spock, der einzige Menschenartige, der nicht von der Erde stammt. Präziser gesagt: Er hat zwar eine irdische Mutter, sein Vater jedoch stammt vom Planeten Vulkan. Auf dem Vulkan werden Ereignisse bekanntlich durch die menschenähnlichen Bewohner nicht emotional etikettiert, Vulkanier erleben Kausalketten allenfalls als »faszinierend«. Ganz ungetrübt von emotionaler Einfärbung ihrer Entscheidungen, lassen sich Vulkanier in der Bewertung von Zusammenhängen alleine von der nüchternen Logik leiten. Dies bringt einen der sehr emotional und humanistisch motivierten Protagonisten, den Schiffsarzt des Raumschiffs Enterprise, Dr. McCoy, regelmäßig zur Weißglut, kann er doch die Gefühlskälte Spocks, seine mangelnde Anteilnahme und »Herzlosigkeit« nicht nachvollziehen. McCoy vermutet, dass sich Spock verstellt und seine menschliche irdische Hälfte unterdrückt, was Spock stets abstreitet. Wenn sich McCoy in einer der Serienfolgen nicht gerade wieder einmal über ein unbekanntes Crewmitglied, welches kurz zuvor für eine gefährliche Aufgabe ausgewählt wurde, beugt und den Satz spricht: »Jim, er ist tot«, streitet er mit irdisch-menschlicher Leidenschaft vehement mit Spock über das Für und Wider von Emotionen. Und Dr. McCoy bekommt im späteren Verlauf der Fernsehserie Recht. Um Spock nicht langweilig werden zu lassen, wurden den Vulkaniern durch die Drehbuchautoren irgendwann doch Emotionen zugeschrieben. In der kulturell-technischen Entwicklung ihres Heimatplaneten soll es aufgrund destruktiver Emotionen wie Hass und Neid zu einem schwerwiegenden Bürgerkrieg gekommen sein, der beinahe zum Untergang des gesamten Planeten geführt hatte. Darauf entwickelten die Vulkanier als friedenssichernde Maßnahme ein emotionales Abrüsten, ermöglicht durch spezielle Meditationstechniken, mit deren Hilfe sie ihre Emotionen auszuschalten vermochten. Aber leider nicht nur die destruktiven, sondern gleich sämtliche. Trotzdem leugnet Spock lange Zeit seine Veranlagung zu emotionalem Erleben.

McCoy würde als Schiffsarzt natürlich auch im Jahr 2200, in dem die Science-Fiction-Serie spielt, die Evolutionstheorie kennen. Zwar liefert er in seiner Auseinandersetzung mit Spock nie ein evolutionäres Argument, er hätte es aber vorbringen können und er hätte Spock mit Hilfe dessen eigener unbestechlicher Logik beweisen können, dass er Emotionen haben muss, selbst wenn er deren Existenz nicht zugibt. Durch welche Argumentationskette? Begeben wir uns für die Länge einer Filmszene auf die Brücke des Raumschiffs Enterprise: Spock sitzt als Erster Offizier auf dem Stuhl des befehlshabenden Offiziers:

Spock: »Computerlogbuch der Enterprise. Sternzeit siebeneinskommadreivier. Wir befinden uns seit 3,7 Sterntagen und 34 Sternenminuten im Orbit des bisher unbekannten Planeten 14-5G6 im Sternensystem Celia. Ein auf die Planetenoberfläche gebeamtes fünfköpfiges Erkundungsteam hat kurz nach seiner Ankunft auf dem Planeten den Funkkontakt zur Enterprise verloren. Der Versuch, den Erkundungstrupp zurückzubeamen, scheiterte. Captain Kirk hat daraufhin in einem Flugshuttle mit einem Suchtrupp aus neunzehn Sicherheitsoffizieren die Enterprise verlassen und ist auf 14-5G6 gelandet. Auch zum Suchtrupp brach der Kontakt kurz nach der Landungsbestätigung ab. Aufgrund einer kosmogeologischen Malkonstellation wird sich die Enterprise nur noch für 2,124678 Sternenstunden im Orbit des Planeten halten können. Wir stehen vor der Entscheidung, das Sonnensystem aus Sicherheitsgründen zu verlassen und keine weiteren Suchtrupps loszuschicken oder das Leben weiterer Besatzungsmitglieder, vielleicht sogar der ganzen Enterprise und ihrer Crew, zu gefährden. Logbuch Ende.«

McCoy: »Was werden Sie tun, Spock?«

Spock: »Lieutenant Uhura! Haben Sie Funkkontakt zu unseren Erkundungsteams aufnehmen können?«

Uhura: »Nein, Sir. Ich habe es auf allen Notfrequenzen versucht, aber es antwortet niemand. Eine Fehlfunktion der Systeme ist ausgeschlossen.«

Spock: »Mr. Chekov! Was melden die Tricordersysteme?«

Chekov: »Alle Tricorderabtastmeldungen der Planetenoberfläche negativ, Sir!«

Spock: »Mr. Sulu! Bereiten Sie das Schiff auf einen Kurswechsel vor. Wir verlassen den Orbit auf mein Kommando.«

McCoy: »Spock! Das dürfen Sie nicht tun! Wir können den Captain und die anderen nicht auf dem Planeten zurücklassen. Wir müssen ein weiteres Team auf den Planeten schicken.«

Spock: »Dr. McCoy. 25 Mitglieder unserer Besatzung sind bereits verschollen. Aufgrund Ihrer Emotionen, die die notwendige sachliche Beurteilung des vorliegenden Sachverhaltes eintrüben, begehen Sie einen typischen Logikfehler. Bereits seit dem 21. Jahrhundert ist das Transrapid-Dilemma bekannt. Es besagt, dass Menschen dazu neigen, aufgrund einer wiederholt geleisteten finanziellen oder auch anders gearteten kostspieligen Investition fortgesetzt bereit sind, in ein Unternehmen zu investieren, welches eigentlich keinen Erfolg mehr verspricht. Man plante in Bayern damals, einen städtischen Flughafen und die wenige Kilometer entfernt liegende Innenstadt mit der technisch revolutionären Hochgeschwindigkeitsmagnetschwebebahn zu verbinden, obwohl die Fahrstrecke …«

McCoy: »Sparen Sie sich Ihre Belehrungen, Spock! Wir haben keine Zeit für Ihre Erzählungen. Da unten wartet vielleicht Captain Kirk auf uns. Er ist wahrscheinlich in Gefahr und ich will mich herunterbeamen lassen und ihm helfen, Sie Spitzohr mit Ihrer verdammten Logik!«

Spock: »Dr. McCoy. Angenommen, wir schicken ein weiteres Team auf die Planetenoberfläche. Nehmen wir an, auch dieses Team verliert den Kontakt zu uns. Dann kommt ein Freund eines der Teammitglieder und verlangt ebenfalls, seinen Freund zu retten und auf den Planeten gebeamt zu werden. Dann folgen ein weiteres Team, ein weiterer Freund und wieder ein Team und wieder ein Freund. Wann wollen wir aufhören, in dieses Unternehmen zu investieren? Wenn wir 50 Mann der Besatzung verloren haben? Bei 100 Mann? Bei 200? Ihre Emotionen verleiten Sie zu dem Fehler, das Transrapid-Dilemma durch immer weitere und unnütze Investitionen lösen zu wollen. Es machte aber bereits im frühen 21. Jahrhundert keinen Sinn, für 30 Kilometer konventionelle Bahnstrecke einen Zug zu bauen, der 400 Stundenkilometer Höchstgeschwindigkeit hat, bloß damit Milliarden von teueren Investitionsgeldern endlich an einem Projekt realisiert werden können. Nennen Sie mir einen logischen Grund, warum wir das Planetensystem nicht verlassen sollten, warum wir ein weiteres Risiko eingehen sollten. Wenn Sie mich überzeugen, bleiben wir im Orbit und suchen weiter.«

McCoy: »Spock. Er würde das Gleiche für mich tun. Er ist mein Freund. Und Jim würde auch alles tun, um Sie zu retten. Weil Sie sein Freund sind. Das ist eine andere Logik, als Ihr Rechenschieberverstand sie versteht. Es ist logisch, dass wir Menschenartigen so fühlen. Verstehen Sie das nicht? Menschen sind füreinander da. Sie helfen sich gegenseitig, weil sie etwas füreinander empfinden. Sie haben auch diese Gefühle, Spock. Sie sind klug und das Produkt einer Evolution, die auf dem Vulkan auch nicht anderen Prinzipien gefolgt ist als auf der Erde. Zwar haben sie nicht rotes Blut, sondern grünes, weil Ihr Sauerstoff transportierendes Blutmolekül nicht eisenhaltiges Hämoglobin ist, sondern Kupfer. Aber der Weg, auf dem Kupfer in den Organismus Ihrer Vorfahren gelangte und eine Rolle im Sauerstofftransport spielen lernte, ist sicherlich nach evolutionären Prinzipien erfolgt. Und jetzt hören Sie zu, Spock …«

0,23 Sternenstunden später sitzt Mr. Spock sichtlich irritiert im Commandersessel des Raumschiffs Enterprise, gibt schließlich den Befehl, alle Vorbereitungen für das Beamen eines weiteren Rettungsteams zu treffen und eilt mit Dr. McCoy zum Transporterdeck, um Captain Kirk zu retten.

Verlassen wir nun Spock und das Raumschiff Enterprise und hoffen, dass diese erfundene Folge gut ausgeht.

Was hat McCoy Spock zu sagen gehabt? Mit welchen evolutionären Argumenten hat er Spock bewiesen, dass dieser Emotionen haben muss? *Diesen zwingenden Zusammenhang zwischen beträchtlicher Intelligenz und beträchtlicher Emotionalität*, vereint im Menschen, evolutionär erklärt zu verstehen, ist für unser Thema außerordentlich wichtig, da alle psychischen Erkrankungen in irgendeiner Weise mit Emotionen zu tun haben. Außerdem reißt die Gefühlswelt schon in der Psychologie der Alltagserfahrung die »Denkwelt« mit sich und lenkt diese in eine besondere Richtung, führt uns hier- oder dorthin, lässt uns dieses aufsuchen und jenes meiden. Warum nur hat uns die Evolution nicht frei gemacht von schwer erträglichen Gefühlslagen? Warum sind wir keine emotionslosen Spocklogiker?

Warum wachsende Intelligenz wachsende Emotionalität benötigt

Betrachtet man den Menschen mit den vergleichenden Augen eines pedantischen Zoologen, fällt natürlich vor allem die bezogen auf das Körpergewicht immense Gehirngröße auf. Warum haben wir ein solch großes Gehirn? Offensichtlich ist es nahrungsgierig. Das Gehirn verbraucht mindestens zwanzig Prozent unseres Energiehaushaltes. Es ist zwar unter unserer Schädeldecke gut geschützt, wie alle komplizierten Systeme aber sehr sensibel und fehleranfällig. Dennoch ist die evolutionäre Tendenz hin zu einer zunehmenden Gehirngröße im humanoiden Evolutionsprozess in den letzten 3,5 Millionen Jahren offensichtlich, gut belegbar durch Fossilienreste.[4]

Größere Gehirne besitzen eine größere Lernfähigkeit als kleine Gehirne. Größere Lernfähigkeit bedeutet größere Fähigkeit zum Einlernen neuer, nicht genetisch bereits determinierter Handlungsoptionen und somit das Erlangen größerer Flexibilität. Bei unseren Primatenvorfahren wie auch den evolutionären Vorfahren des »Homo sapiens vulkani« führte dies zu einem Problem. Wenn ein Individuum sehr lernfähig ist, benötigt es bereits bei der Geburt einen relativ großen Kopf mit einem relativ großen Gehirn. Das große Gehirn kann dann außerhalb des Mutterleibes von Anfang an viele Informationen aufnehmen, einlernen, verarbeiten und zunehmend selbstbestimmt anwenden. Die Lernfähigen treten allerdings bezogen auf die Wettbewerbsressource »Flexibilitätspotenz durch Lernfähigkeit« lebensbegleitend in eine Konkurrenzsituation mit anderen. Nämlich mit anderen Individuen ihrer Art. Es war nicht mehr nur in der Partnerwahl zur Reproduktion interessant, wer der Größte und der Kräftigste, sondern eher wer der Klügste und Lernfähigste war.

Einfacher ausgedrückt: Je größer der Intelligenzpfauenschwanz war, desto stärker wurden potentielle Reproduktionspartner beeindruckt und der »Träger« des »Intelligenzpfauenschwanz« als Sexualpartner bevorzugt. Nach den gleichen Mechanismen, mit denen bei vielen Arten auf physische Stärke evolviert wurde, evolvierten die Vorfahren des Menschen auf psychische Lernstärke, da diese die Überlebensfähigkeit in einer komplexen Umwelt erhöhte.

Große Köpfe zur Geburt stellen die Mutter aber vor das Problem, einen großen Geburtskanal zur Verfügung stellen zu müssen, jedenfalls in Zeiten, in denen keine moderne medizinische Geburtshilfe und somit kein Kaiserschnitt möglich war. Ein sehr breites Becken ist jedoch mit den statischen Erfordernissen eines aufrechten Ganges, der, einmal evolutionär etabliert, nicht mehr aufgegeben werden konnte, nicht vereinbar. Also schwankt die Evolution gefährlich taumelig auf dem Kompromissgrad zwischen zu kleinem Becken bei großem Kopf mit tödlich endendem Geburtsrisiko und kleinem Kopf bei geringerer Lernkapazität mit mangelnder Konkurrenzfähigkeit im anschließenden nachgeburtlichen »Draußen«. Stabilisierung erfährt das Evolutionsproblem »Kopfgröße des Kindes« auf dem schmalen Kompromissgrad mit der Zeit durch einen evolutionär entstandenen »Trick«. Kinder kommen erst dann zur Welt, wenn sie gerade noch durch den Geburtskanal gelangen können, ohne Rücksicht auf die für die Mutter damit entstehenden Schmerzen. Ein längeres Verbleiben in der Gebärmutter würde aufgrund der Kopfgröße zu einem geburtsunmöglichen Zustand führen. Ein früheres, bezogen auf den Geburtsvorgang weniger gefährliches In-die-Welt-Kommen würde hingegen einen körperlich außerordentlich labilen Organismus aussetzen, der mit dem Umzug vom mütterlichen geborgenen Innensein im Uterus hin in die feindliche Außenwelt überfordert wäre. Erst moderne apparative Neonatologie gestaltet das »Draußensein« in einer Weise, dass ein Überleben der Frühankömmlinge gesichert werden kann.

Großes Gehirn, große Abhängigkeit

Der Auszug aus der Mutter findet biologisch determiniert und evolutionär datiert dann statt, wenn das Kind zu einer Widerstandsfähigkeit herangereift ist, die eine gute Überlebenschance ermöglicht. Dafür sind die Neuankömmlinge im Draußen aber hochgradig versorgungsbedürftig. Für den jungen Menschen kann das neue In-den-Armen-eines-anderen-Sein nur eine diskret veränderte Fortsetzung der vorher erlebten uterinen Situation mit anderen Mitteln sein. Der dabei zu bewältigende Entwicklungssprung darf in dieser ersten Schwellensituation des Lebens nur so groß sein, dass er auch mit hoher Wahrscheinlichkeit bewältigt werden kann.

Die Geburtsrisikoschwelle wird dabei aber knapp überschritten. Es ist besser, der Mutter Schmerzen zuzumuten und ein gewisses Geburtsrisiko einzugehen, als dies durch einen kleinen Kopf zu verhindern, da diese Risikovermeidung später im Wettstreit der »Großkopferten« teuer bezahlt werden muss. Ein zu riskantes Zugeständnis an die Kopfgröße wiederum kann sich nicht evolutionär stabil entwickeln, da der Preis einer Totgeburt oder mütterlicherseits tödlicher Komplikationen zu hoch ist. Dieses *kompromisshafte Einpendeln zwischen unterschiedlichen Erfordernissen* wird uns im Verlauf unserer Untersuchung immer wieder begegnen.

Draußen und hilflos-schwächlich sein kennzeichnet also den Sieger von morgen. Wie aber im Draußen überleben, physisch und auch psychisch unreif für die Welt? Die Neuankömmlinge sind unerbittlich, soll heißen im realdramatischen Sinne der Redewendung »auf Gedeih und Verderb« angewiesen auf einen prothetisch wirksamen »Ergänzer«:

Wer noch nicht laufen kann, muss als Ersatzprothese die Beine eines anderen benutzen und durch die Welt getragen werden. Wer seine Nahrung noch nicht selbst finden und zubereiten kann, dem muss sie durch einen anderen, der sich zwischen ihm und der Welt bewegt, zubereitet und gebracht werden. Wer noch nicht sprechen kann, braucht einen anderen, der ihn anspricht und für ihn ausspricht. Wer sich selbst noch nicht beruhigen kann, braucht einen anderen, der beruhigend auf ihn einwirkt. Wer die Welt noch nicht versteht, braucht einen Vermittler, um in ihr zu überleben, *einen Vermittler, der vorläufig noch das ersetzt oder ergänzt, was mir noch fehlt.* Ohne Ergänzer kein Überleben nach dem Auszug, kein erfolgreiches Ankommen im gefährlichen Außen, das die unbekannte, noch zu erforschende Welt ist.

Und hier kommt unsere gesuchte Begründung über den evolutionären Zusammenhang von beträchtlicher Intelligenz und beträchtlicher Emotionalität in das Blickfeld. Wer alles Wichtige noch nicht kann, braucht nachgeburtlich jemanden, der für ihn da ist, eine Pflegeperson, nämlich den Ergänzer, und dieser muss intrinsisch motiviert sein und sich unaufgefordert aufgefordert fühlen, für den Neuankömmling bereit zu sein. Dabei ganz von eigenen Bedürfnissen zurückzutreten, ohne dies als einen Verlust zu bilanzieren. Mensch werden bedeutet, »Höhepunkt« einer evolutionären Strategie zu sein, welche hilft, dass die vom physischen wie psychischen Untergang bedrohten Neuankömmlinge überleben, da sie im gefährlichen Draußen sofort hereingeholt werden in ein Rettungsboot. Hereingeholt in ein Rettungsboot aus Liebe, das nichts anderes ist als die wärmenden, realen und virtuellen Arme eines Ergänzers.

Wer es pathetisch und mehr im Zeitgeistjargon ausdrücken will, könnte sagen: hereingeholt werden in ein Rettungsboot, dessen Innenwände ausgekleidet sind mit farbenfrohen Werbeplakaten für das Leben, auf denen steht: »Du bist mein Superstar!«[5]

Freude als Lohn für die »Ergänzer«

Die Motivation zum Einlassen auf den Angekommenen war nur durch die gleichzeitig mit der Lernfähigkeit angestiegene Emotionskapazität abzusichern. Die immense Anstrengung der Ergänzertätigkeit ist nur aufzubringen über das Erlebnis, dass der Neuankömmling etwas als Gastgeschenk mitbringt, was für die Anstrengung entschädigt. Das Gastgeschenk ist die immense Freude, die im Ergänzer ausgelöst wird, alleine schon im Ansehen des Kindes. Das Gesicht eines Neugeborenen besitzt deshalb magnetisch-magische Anziehungskraft für die Blicke der Erwachsenen. Kinder machen Freude und diese Freude entschädigt für die Anstrengung, die sie mit sich bringen. Kurzum: *Ein großer Kopf braucht ein großes Herz, welches ihn empfängt.*

Werfen wir noch schnell einen Blick auf den Planeten 14-5G6. Captain Kirk ist sprachlos erstaunt, als Spock ihm nach einer gefährlichen Rettungsaktion unter Tränen in die Arme fällt. Dr. McCoy als Kenner der Evolutionstheorie erstaunt das nicht. Unser Ausflug auf den Planeten 14-5G6 hat uns gezeigt, dass der Mensch auf zwei Beinen des Weltverständnisses durch sein Leben geht: Das eine ist das kognitive, das andere das emotionale. Erst die gelungene Abstimmung beider miteinander macht uns zu dem, was wir sind, und ermöglicht eine Verständniswanderschaft, die, zumindest unter den Erdbewohnern, einmalig weite Erkenntnishorizonte erreicht. Aber die Wanderschaft birgt, wie uns das nächste Kapitel zeigt, Gefahren der Fehlinterpretation, sowohl im kognitiven wie auch im emotionalen Bereich.

Eine Evolutionsgeschichte des Menschen, die versuchen würde zu verdeutlichen, warum Kognitionspotenz und Emotionspotenz bei uns Menschen koevolvieren mussten, also sich evolutionär gegründet jeweilig wachsend und sich gegenseitig verstärkend an die Hand nahmen, könnte überschrieben werden mit dem Titel: »Spocks Tränen«. Wir wissen jetzt warum.

2. Sein im Raum: Im Zentrum des Seelenlabyrinths

Im vorangegangenen Kapitel haben wir gesehen, warum unsere Vorfahren im Verlauf der Evolution nicht nur immer klüger wurden, sondern auch emotional ansprechbarer und differenzierter werden mussten. Erst der Zusammenklang der emotionalen und der kognitiven Fähigkeiten macht uns zu dem, was wir sind. Wir verstehen die Welt nicht nur auf einer theoretisch abstrakten Ebene, wir durchdringen sie auch mit unseren Emotionen, mit unseren Gefühlen, und bewerten sie damit in einer sprachfernen, zusätzlichen Ebene. Wenn wir verstehen wollen, *wie der Mensch eigentlich seelisch funktioniert, wie er durch die Welt navigiert, was ihn dabei ausmacht und gefährdet*, dann können wir uns nicht alleine mit seinen kognitiven Fähigkeiten beschäftigen. Vielmehr müssen wir uns auch mit seinen emotionalen Befindlichkeitsmöglichkeiten und seinen Ängsten auseinandersetzen und konfrontieren. Diese Befindlichkeitsmöglichkeiten sind aber aufgrund ihrer frühen evolutionären Entstehungszeit, die viele Millionen Jahre zurückreicht, sprachfern und in gewisser Weise existentielldringlicher als die kognitiven Kapazitäten, mit denen wir die Welt verstehen und die, zumindest auf den Spracherwerb bezogen, eine relativ junge evolutionäre »Erfindung« sind. Emotionen sind oft heikler und unangenehmer als das, was in Sprache fassbar ist. Manche Emotionen lassen uns deshalb regelrecht verstummen. Gibt es z.B. treffende Worte bei der Kondolierung am Grab für die Hinterbliebenen? Ein Blick der Anteilnahme sagt hier doch viel mehr als tausend Worte.

In diesem Kapitel begegnen wir nun erstmalig ungeschminkt unserer emotionalen Seite. Das wird nicht immer angenehm sein. Wir betreten ein Themenfeld des Seelenlabyrinths, das unheimliche Qualitäten besitzt, die wir vielleicht lieber umgehen würden. Wenn wir sie aber aussparten, würden wir nie das Grundprinzip des Seelenlabyrinths verstehen können, wir blieben Schön-Wetter-Forscher, denen aufgrund ihrer mangelnden Einsatzbereitschaft Wesentliches entgeht. Sollte am Ende dieses Kapitels eine sprachlich kaum ausdrückbare, aber emotional gewichtige Botschaft im Leser angekommen sein, die ihm hilft, »zu verstehen«, welche Bedeutungen die Emotionen für unser Überleben besitzen und welche Gefährdungsmomente sich in ihrem Zusammenhang ergeben, dann wäre die verfolgte Absicht des Kapitels erreicht.

Der Beginn unseres Lebens im Innenraum eines anderen Menschen

Lassen Sie für einen Moment die folgenden Zeilen auf sich wirken:

»Plötzlich ist man wach. Selbst weit geöffnete Augen vermögen nichts zu sehen. Es herrscht eine alles verschlingende Finsternis. Aber es liegt sich doch auf weichen Kissen? Blind tasten die Hände in das schweigende Dunkle. Stoßen schon dicht vor dem Gesicht auf etwas. Aber das Etwas lässt sich nicht verschieben. Eine steif-weiche Barriere, nah am Körper, überall schon da, wohin die bald hastig um sich schlagenden Hände flüchten. Der Atem rast. Die Fäuste trommeln an die ringsum gestellten Wände. Mit einem Mal schlägt sich die Erkenntnis wie ein Axthieb in das Bewusstsein: Begraben! Lebendig begraben! Eine namenlose Angst lähmt alles ...«

Wo hinein haben wir uns mit dieser Stimmung verirrt? Unmerklich, nur weil wir uns mit Spocks Tränen beschäftigt haben, sind wir in das Seelenlabyrinth hineingeraten. Wir befinden uns unvermittelt schon in seinem Zentrum. Unser Blick war im vergangenen Kapitel so gebannt auf unseren Evolutionskompass gerichtet, dass wir gar nicht bemerkten, wie wir uns durch das Nadelöhr des Eingangs hineingezwängt haben.

Klaustrophobische Enge umgibt uns jetzt. Wir sehen nichts, wir können nicht um Hilfe rufen. Uns umgibt in allen Richtungen eine unüberwindbare Barriere. Warum befinden wir uns hier? Warum ist dies das Zentrum des Seelenlabyrinths? Wir befinden uns im Zentrum des Seelenlabyrinths, weil wir uns im Zentrum menschlicher Beziehungserfahrungen befinden. Dieses Beziehungszentrum ist geprägt von der Atmosphäre und dem Ort, in dem wir alle entstanden sind: dem Uterus. In der Gebärmutter erblicken wir aufgrund der dort herrschenden Dunkelheit und der anfänglichen Unreife unserer Augen zwar nicht das Licht der Welt, aber erspüren erstmals unser Sein. Unser erstes Sein ist dabei bereits ein Sein in einem Raum: ein Raum, den die Gebärmutter für uns bildet. *Unsere Existenz hängt von Anfang an mit einem Raumverhältnis zusammen, das von einem anderen Menschen erzeugt wird.* Alle anderen menschlichen Beziehungssetzungen sind, wie wir später sehen werden, vor allem Raumverhältnissetzungen mit anderen Menschen und in gewisser Weise immer eine Abwandlung dieser ersten Beziehungssetzung. Dies gilt für die schützend bergenden Anteile, die ein Aufenthalt in einem Uterus mit sich bringt, wie auch für die entstehenden Gefahren eines solchen Bergungsverhältnisses, auf die wir gleich eingehen werden. Zunächst aber müssen wir uns verdeutlichen, dass entwicklungskompetente Psychomasse, wie sie im Embryo angelegt ist, angewiesen ist auf sie umgebende und brütungsbereite Biomasse. Und dies gilt nicht nur in diesem frühen konkreten Sein. Auch später ist der Mensch permanent angewiesen auf andere Menschen, die mit ihrem Sein seine Psyche inspirieren.

Wenn wir uns nun als Seelenlabyrinthforscher in diesem frühen und ersten Bergungsverhältnis aufhalten, ist es hier zu eng, um uns mit unseren Autonomieerfahrungen, die wir im postuterinen Draußen gewonnen hatten, wieder so wohl wie einst fühlen zu können. Wir, die wir im Draußen Beziehungsalternativen zu diesem ersten Miteinandersein und den süßen Geschmack der Unabhängigkeit kosten durften, wollen wieder heraus in die Welt, die uns ein anderes, ein geweitetes Sein im Raum ermöglicht. Was aber wäre, wenn man hier nicht mehr herauskäme? Wenn man hier für immer feststecken würde? Für immer gefangen bliebe?

Die Angst, lebendig begraben zu sein

Wir spüren, dass die Taphephobie[6] die intuitiv verständlichste aller Phobien ist. Intuitiv fürchterlich verständlich, weil ihr Thema von einem atmosphärischen Déjà-vu erzählt: der Angst vor dem Steckenbleibenkönnen beim Herauswollen aus der zu eng gewordenen primären Schutzkapsel. Es gibt in uns kein explizites Erinnern dieser Situation, wir können nicht anekdotisch schwärmen: »Wir sind dabei gewesen!« Doch wer sich aus eigenem Antrieb, verbunden mit der unerbittlich assistierenden mütterlichen Umgebungsperistaltik, aus dem ersten Eingeschlossensein glücklich herausgetrieben hat, trägt diesen Drang als zutiefst verankerten Vermeidungsimperativ für den Rest seines Lebens in sich: Nie wieder sollen wir eingesperrt sein in einem Engeverhältnis, das uns unüberwindlich umschließt.

Wir erinnern uns, dass wir am Beispiel Spocks gelernt haben, dass in der evolutionären Entwicklung hin zum Menschen die Engeverhältnisse am Ende der evolutionär strategisch »erfundenen« Innenbebrütung immer stringierender zugenommen haben und zunehmen mussten. Daher stammen unsere Ängste vor engen Räumen, die zu einer ausweglosen Falle werden können. Viele Menschen spüren ein Unbehagen vor solchen Räumen, wie etwa Fahrstühlen, und meiden sie, wo sie nur können. Diese Vermeidung bezieht sich aber nicht nur auf die konkrete Seite der ersten Beziehungserfahrung, die im Uterus beginnt und real-konkret dort einen mich umschließenden Raum bedeutet. Den Raum bildet ja ein Mensch und somit existiert schon in der ersten Situation, im ersten uterin gelebten Miteinander, auch eine unkonkrete »Raumbeziehung« zwischen dem Embryo und seiner Mutter. Im späteren Leben können deshalb zwischenmenschliche Beziehungen, die sehr eng werden, sich wie ein Gefängnis anfühlen, dem man entgehen will und das man meiden muss. Bergungsbereitschaften, die ein anderer für mich bereithält, können mir dann wie eine mit süßen Versprechen getarnte Falle erscheinen, die zuschnappt und mich gefangen hält, wenn ich mich auf sie einlasse. Beziehungsambivalenzen, wie sie sich beispielsweise bei der Frage nach Heiratsbereitschaft hochschaukeln können, sind hier begründet.

Der Mensch als innenbrütendes »Plazenta-Tier«

Bleiben wir aber einen Moment noch ruhig im Zentrum menschlicher Beziehung liegen. Erinnern wir uns im Folgenden immer daran, dass wir uns auch hier vornehmen, kulturelle Einflüsterungen von Draußen zu überhören. Vergessen wir für einen Augenblick unseren Individualfetischismus. Vergessen wir die Texte der modernen Freiheitshymnen und ihrer Schwester, der Abhängigkeitsphobie.

Dann wandelt sich der Ort unvermittelt zur Leichtigkeit.

Dann ist da kein Wollen
Kein Gestern, kein Morgen
Nur ein Schweben, ein wiegendes Weben
ein wortloses Weilen und doch sanftes Enteilen
ein Sichverschließen und ein Sich-selbst-Wiederfinden
eine ständige Rast ohne Hast
ein dauerndes Gastsein
ein Dauern
ohne Bedauern
ohne Licht ohne Pflicht
verschmelzen Zeit und Traum
und gerinnen ohne Erinnern
zu Sein im Raum

Es bräuchte die Begabung eines Lyriker, der stumm seine Lesung hält, um diese Stimmung treffend zu beschreiben …

Bevor wir uns aber ganz zu verlieren drohen, greifen wir als rettende Orientierungshilfe zu unserem Evolutionskompass:

Erdgeschichtlich betrachtet befinden wir uns in der Zeit vor etwa 100 bis 150 Millionen Jahren. Die Evolution hat gerade Plazenta-Tiere »erfunden«, also Tiere, die die Ablage ihrer befruchteten Eier nicht mehr in das Draußen betreiben, sondern in das Innen. Ein enormer Nachteil, weil die mütterlichen Organismen von da an einen Nachwuchsparasiten mit sich herumtragen, der über die gesamte Tragzeit seine Ansprüche unmittelbar mit der Mutter aushandelt. Gleichzeitig (natürlich) ein noch viel größerer Vorteil: Durch die Eiablage und Nidation in das Innere eines Warmblüters findet das befruchtete Ei ein konstantes Milieu vor. Dies erleichtert wesentlich die Embryonalentwicklung eines Lebewesens. Warum?

Um dies zu beantworten, machen wir einen Sprung in die heimatliche Alltagserfahrung des Lesers. Es verhält sich nämlich mit den Vorteilen der Innenbebrütung des Nachwuchses nicht viel anders als mit gewissen Vorgängen in Ihrer Küche. Legt ein Tier seine Eier im Außen ab, wie es die Evolution über viele Hundertmillionen Jahre alternativlos durchführen ließ, ist das Ei einer Reihe von Gefahren und unvorhersehbaren Einflüssen ausgesetzt. Vor allem für eine Schwankung sind biologische Entwicklungsprozesse besonders anfällig und dies sind unvorhersehbare Temperaturänderungen.

Stellen sie sich vor, Sie wollten in Ihrer Küche etwas backen, vielleicht einen Kuchen. Sie werden sicherlich ein Rezept benutzen, das einer relativ einfachen Basisregel folgt: »Heizen Sie den Ofen auf 180 Grad vor.« Haben Sie die Zutaten verrührt und den Teig in die Form gefüllt, schieben Sie alles in den Backofen. Dann backen Sie den Kuchen ca. 40 Minuten. So machen es die Plazentaren: »Ausbacken« des Nachwuchses bei gleichbleibender Temperatur.

Die Alternative sieht folgendermaßen aus: »Wenn der Ofen eine Ausgangstemperatur von 100° Grad erreicht hat, beginne mit dem Backen. Sollte die Temperatur bei 100° Grad bleiben, nehme von Zutat 1 die Menge X. Sollte die Temperatur um 20° Grad im Verlauf ansteigen, nehme zusätzlich noch 10 Prozent von X. Halbiere dann aber Zutat 2 um 30 Prozent. Zutat 3 vermische mit Zutat 4 im Verhältnis 1 zu 1, wenn die Umgebungstemperatur um 30° Grad steigt …« usw.

Konstante Temperaturen ermöglichen ein übersichtliches Backrezept. Unvorhersehbare Temperaturen verkomplizieren das Backrezept um ein Vielfaches. Aus diesem Grund haben einfache Organismen häufig eine viel höhere DNA-Menge in ihrem Zellkern als komplexere Lebewesen. Schildkröten, die ihre Eier nicht bebrüten, sondern einfach im Sand vergraben, tragen viermal so viel DNA in ihren Zellkernen wie der Mensch. Sie sind so flexibel in ihrer Reaktion auf die Außentemperaturen, dass sogar das Geschlecht des schließlich schlüpfenden Schildkrötenbabys von dem Verlauf der Außentemperaturen während der Reifezeit im Ei abhängig ist. Oberhalb eines bis heute noch nicht ganz genau bestimmten Temperaturscheitelpunktes schlüpfen nur Weibchen. Aber diese Flexibilität benötigt eben viel Kochrezept, also viel DNA.

Es gibt demnach keine wirkliche Korrelation zwischen evolutionär erworbener Komplexität eines Organismus und seiner DNA-Menge im Zellkern.[7] Die Evolution betreibt also ihr Anliegen nicht damit, dass sie immer mehr DNA in einer Art anhäuft, sondern eher, indem sie Entwicklungsprozesse vereinfacht, die Entwicklungsergebnisse neu strukturiert und dies vor allem mit Hilfe von genetischer Rekombination durch Sexualität ermöglicht. Ähnlich wie ein Autohersteller durch Fließbandarbeit den Herstellungsprozess rationalisiert und perfektioniert, so optimiert die Evolution Organismen. Sie optimiert aber nicht optimal, sondern nur hinreichend – so wie kein Auto ideal oder perfekt angepasst an den natürlichen »Lebensraum« Straße ist, sondern sich dann verkaufen lässt, wenn es verglichen mit anderen »Autoarten« hinlänglich gut konstruiert erscheint. Die Optimierung des Herstellungsprozesses führt verständlicherweise dazu, dass immer weniger Arbeiter gebraucht werden. Ebenso braucht ein höher strukturierter Organismus immer weniger DNA-Arbeiter. Allerdings muss die Zelle selbst immer leistungsfähiger werden, ähnlich wie das Fließband in der Autoherstellung immer komplexer und leistungsfähiger wird.

Werden psychische Störungen durch Vulnerabilitätsgene ausgelöst?

Was bedeutet dieser Zusammenhang für unser Thema der menschlichen Psychopathologie und ihr Verhältnis zur evolutionären Geschichte? Die gängige Vorstellung der biologischen Psychiatrie geht davon aus, dass bestimmte Gene, sogenannte Vulnerabilitätsgene, dafür verantwortlich seien, dass Menschen psychisch krank werden.

Die Träger dieser Gene werden, so die Theorie, nicht mit einer Wahrscheinlichkeit von hundert Prozent krank, diese Gene »schwächen« aber die psychische Robustheit gegen Stress und erhöhen die Bereitschaft für den entsprechenden Menschen, diese oder jene psychiatrische Krankheit zu entwickeln. Vulnerabilitätsgene würden z. B. Stoffwechselprozesse im Gehirn so beeinflussen, dass Menschen anfangen, sich verfolgt zu fühlen oder Stimmen zu hören, eine Symptomeinheit, die dann als paranoid-halluzinatorische Psychose bezeichnet wird. Tritt diese Störung wiederholt im Leben auf, spricht man von einer Schizophrenie. Die Schizophrenie gilt als die schwerste der psychiatrischen Erkrankungen (mit Ausnahme der psychiatrischen Krankheitsbilder, bei denen das Gehirn selbst z.B. in der Folge von Infektionserkrankungen geschädigt wird). Gerade bei der Schizophrenie sollen die Vulnerabilitätsgene die entscheidende Rolle bei der Entstehung der Krankheit spielen.

Die krankmachenden Gene führten somit den Menschen fort von dem, was sein Gehirn humanspezifisch eigentlich leistet und wie es arbeitet. Vergleichbar mit einem Computervirus, der sich unerwünscht einschleicht, den Ablauf der Computerprogramme stört und die Computerfunktion behindert oder gar zerstört, »zerstören« die Vulnerabilitätsgene die Gehirnfunktion. Die Eliminierung des Computervirus stellt dann die Funktion unter Umständen wieder her. Die Genforschung verspricht, diese Gene ausfindig machen und dann durch pränatale Genanalysen entsprechende Gene frühzeitig identifizieren zu können und den Eltern entsprechende Handlungs- und Entscheidungsmöglichkeiten zu geben. Aber kann das sein? Wenn es der Evolution gar nicht um Anhäufung von DNA geht, diese nicht die Basis von Komplexität ist, evolutionäre Prozesse vielmehr die DNA-Menge verschmälern können, woher kommen dann die Vulnerabilitätsgene menschlicher Psychopathologie? Wie sollen Gene dann dafür verantwortlich sein, dass Funktionsstörungen des Gehirns auftreten, welche die Gehirnfunktion von ihrer eigentlichen Arbeitsweise distanzieren?

Absonderlich erscheint das Bemühen, die Phänomenologie psychischer Erkrankungen, also die Art und Weise, wie sich psychopathologische Phänomene zeigen, im Basisverständnis auf der Ebene der DNA-Struktur dingfest machen zu wollen. Davon abgesehen ist jegliches Forschungsbemühen der letzten zwanzig Jahre, die für das Auftreten der Schizophrenie verantwortlichen Gene zu identifizieren, gescheitert.[8] Nicht eine der enorm teueren und hochrangig publizierten Erfolgsmeldungen, die jeweilig verkündeten, die entsprechenden Kandidatengene, die für das Auftreten der Schizophrenie verantwortlich sein sollen, identifiziert zu haben, konnte bei entsprechenden Nachuntersuchungen bestätigt werden. Dennoch läuft die Forschung genau in diese Richtung weiter. Das Human-Genom-Projekt, in dessen Verlauf das menschliche Erbgut durch eine internationale Forschergruppe entschlüsselt wurde, hat gezeigt, dass der Mensch aus der Informationsvorlage von weniger als 25.000 Genen »zusammengebaut« wird und nicht aus 100.000, wie man zuvor angenommen hatte. Allerdings ist weiterhin unklar, was die einzelnen Gene eigentlich machen und wie sie sich gegenseitig beeinflussen. Für die Gehirnentwicklung sind, und das ist interessant, nur etwa 9000 Gene verantwortlich. Diese geringe Zahl von 9000 Genen legt den Grundstein für die komplizierteste Struktur, die es auf der Erde gibt: unser Gehirn.

Das fehlerfreundliche Gehirn

Diese komplizierteste uns bekannte Struktur, das menschliche Gehirn, ist vor allem eines: Sie ist fehlerfreundlich. Die Fehlerfreundlichkeit, die sich in der menschlichen Psychopathologie zeigt, entfremdet das Gehirn jedoch nicht von seiner Funktion, wie die biologisch orientierte Psychiatrie vermittelt. Sie offenbart vielmehr seine Funktionsweise, indem einzelne »Subprogramme« die Oberhand gewinnen und alle anderen Funktionen in ihren Bann zwingen. Damit der Fötus erfolgreich aus der Gebärmutter herausfindet, benötigt er Gene, die sein Gehirn so differenzieren, dass ihm als handlungsbereites Individuum ein Aktionspotential zur Verfügung steht, das »anspringt« und »abläuft«, damit er herauskommt. Was ihn dazu motiviert, ist wahrscheinlich vor allem Angst. Angst nicht herauszukommen, steckenbleiben zu können, gefangen zu sein. *Und diese Angstbereitschaft bleibt in uns*, auch wenn wir längst heraus sind, da das Gehirn diese Angstbereitschaft zwar überlernt, aber nicht wirklich »vergisst«. Menschen, die unter einer Klaustrophobie leiden, also sich vor engen Räumen fürchten und eine mit Todesangst einhergehende Panikattacke erleiden, nur weil in dem Zimmer, in dem sie sich befinden, die Tür geschlossen wird, tragen keine absonderlichen »Phobiegene« in sich, nach denen aber fieberhaft geforscht wird. Natürlich ohne nennenswertes Ergebnis.

Selbstverständlich spielen die Gene eine Rolle und selbstverständlich gibt es Vulnerabilitätsgene. Aber nicht im Sinne von eingeschlichenen Computerviren, die man nur aus dem menschlichen Genpool eliminieren muss, damit Erkrankungen wie die Schizophrenie oder die Klaustrophobie verschwinden. Die Menge der menschlichen Vulnerabilitätsgene ist ziemlich genau zu bestimmen. Sie liegt bei 9000. Sie ist deckungsgleich mit der Anzahl der Gene des menschlichen Genoms, die an der Entstehung und Reifung des menschlichen Gehirns beteiligt sind.

Unsere eigene Entwicklung trägt uns aus der Kurve

Vielleicht hilft folgender Vergleich zur Verdeutlichung: Bei der Formel 1 gehen Autos an den Start, die im Wettbewerb miteinander stehen und unter denen der Sieger ermittelt wird. Dies ist natürlich das Auto mit seinem Fahrer, das als erstes am Ziel ist. Die Autokonstrukteure sind deshalb bemüht, die Autos immer schneller zu machen. Dazu werden raffinierte Mechanismen ersonnen, welche helfen, die Fahrzeuggeschwindigkeit von Saison zu Saison immer weiter zu erhöhen. Das steigert zwar die Erfolgsaussichten zu gewinnen, gleichzeitig erhöht sich aber auch das Risiko für jedes Fahrzeug, von der Straße abzukommen, beispielsweise bei einer Kurve aus der Bahn getragen zu werden. Wenn dies geschieht, liegt dies nicht daran, dass sich etwas Störendes in die Fahrzeugkonstruktion eingeschlichen hat. Das Unfallrisiko liegt in der Konstruktion des Fahrzeugs selbst. Es ist absichtslos in ihm angelegt. Erfolgreiche Unfallanalyse ist dann aussichtslos, wenn man davon ausgeht, dass der Unfall mit dem Wagen und seiner Konstruktion nichts zu tun hat. Man wird bei der Fehlersuche nicht fündig, wenn man unterstellt, dass Unfälle hauptsächlich durch konstruktionsfremde Ursachen ausgelöst werden.

Im evolutionären Prozess der Menschlichkeitsentwicklung ist etwas Ähnliches passiert. Im Wettbewerb untereinander wurden unsere Gehirne durch die Evolution immer komplexer strukturiert und immer leistungsfähiger. Wer hier nicht »mitzog«, hatte keine Erfolgsaussichten, als »Sieger« hervorzugehen, was in der Evolution heißt, seine Gene erfolgreich zu reproduzieren. Damit stieg aber auch das Unfallrisiko. Von der Straße abzukommen heißt für uns Menschen, psychopathologische Symptome zu entwickeln. Unnötige Angst zu haben, Panikzustände zu erleiden, depressiv niedergeschlagen zu sein und vieles mehr. Unsere Gehirnstruktur mit seinen Fähigkeiten ist selbst das Hauptrisiko zu »verunglücken«. Bei der Formel 1 wird das Unfallrisiko durch das Reglement reduziert, dann wird beispielsweise die PS-Höhe der Fahrzeuge verbindlich für alle Rennställe nach oben begrenzt, damit nicht zu viele Unfälle geschehen. Eine solche Reglementierung kennt die Evolution nicht. Aus diesem Grund ist die Psychopathologiekompetenz in jedem Menschen angelegt, egal welche Gene er im Einzelnen in sich trägt. Psychisch Kranke und »Gesunde« sind nicht durch ihre Genausstattung voneinander getrennt. Vielmehr eint sie das menschlich-menschliche Unfallrisiko. Die einen sind schon einmal ins Schleudern geraten, die anderen nicht, oder besser gesagt: noch nicht.

Jeder neuen evolutionären Entwicklungsstufe lässt sich ein neues Psychopathologierisiko zuordnen

Im Verlaufe des Buches werden wir die evolutionär begründete »Geschwindigkeitsbeschleunigung« der menschlichen Art und ihrer Vorstufen durchleuchten. Mit jedem evolutionären Schritt hin zu uns, mit jeder Geschwindigkeitserhöhung gesellten sich neue Formen von Unfallrisiken zu unserem Sein. Die Beschleunigung verlief über Uterus, säugende Brust, Ergänzer, Doppelergänzer, Gruppenbildung, aufrechter Gang, Handgeschick und Sprache. Jede dieser Stufen ist mit bestimmten Psychopathologien verknüpft, die, wie wir sehen werden, fälschlicherweise für Krankheitseinheiten, vergleichbar mit den Krankheitseinheiten der somatischen Medizin, gehalten werden. Und jede dieser Psychopathologierisiken und ihr Auftreten bei einem Menschen verraten uns allen, welches Thema die jeweilige evolutionäre Geschwindigkeitsbeschleunigung besaß und wie wir sie in unser aller Alltag auch heute noch nutzen und umsetzen.

3. Raumgefahren: Was Schizophrenie mit dem Erleben im Mutterleib zu tun hat

Nachdem wir uns damit beschäftigt haben, wie der Zusammenhang zwischen dem evolutionären Prozess unserer Art, unserer Genausstattung, Gehirngröße, Gehirnfunktion, den verschiedenen Beziehungsräumen und der Psychopathologie geknüpft wurde und wird, sind wir in der Lage, den Grundansatz des Buches anhand einer psychiatrischen Erkrankung auf Stimmigkeit zu überprüfen. Vorher fassen wir, jetzt eher atmosphärisch, die uterine Situation noch einmal zusammen.

Der Uterus: Vom Paradies zur Todesgefahr

Sein im Raum. Das heranwachsende Leben, das auf dem Wege zu seinen Welteroberungsmöglichkeiten ist, wird zu Beginn seines Werdens umgeben von einer biologischen Apparatur, die ihm Schutzhülle und darauf nach 40 Wochen Gefängnis ist. Das hier geborgene Sein verfügt über atmosphärische Ahnungskompetenzen, die stetig anwachsen, aber zunächst ausgerichtet bleiben auf ein unveränderliches Um-das-Sein-Herum. Dem Herum, dem Uterus, wird keine *persönliche* Kernstruktur beigeordnet, sondern nur ein selbstverständliches Da-Sein zugewiesen. Das ist die Erfahrung dieses sich entwickelnden Wesens: Sein im Raum.

Was den Embryo angeht, der dann nach der zehnten Woche als Fötus bezeichnet wird, so gibt es vermutlich zwei Ahnungen: einmal das in ihm prickelnd sich Äußernde und Entstehende in seiner wachsenden Intensität und zum Zweiten das Herum, welches überall schon da ist, wo der Fötus hinreicht.

Das Herum ist die höchste und konkreteste Form des Ergänzens, die perfekteste Prothesenfunktion biologischer Natur. Sie kümmert sich um alles: um Nahrung, um Sauerstoff, um Wärme, um Schutz.

Im Verlauf wird dieses »Paradies« jedoch am Ende der Schwangerschaft zur fürchterlichsten und Todesangst provozierenden Gegnerschaft für den Fötus. Der Geburtsvorgang ist der Umschlagpunkt, wo das ewig scheinende Versprechen, Schutzhülle zu sein, als Fruchthülle platzt und eine Trennung einleitet, die aber durch die Aufnahme in den erweiterten Schutzraum »Love boat« entschädigt wird. Bei der Geburt wird erstmalig ein Abstrich gemacht von konkreter Ergänzertätigkeit weg hin zu Symbolvorstufen und Selbstergänzungen: Beruhigungen mit dem ganzen Körper werden eingetauscht gegen Teilkörperberuhigungen. Die Hand des Ergänzers auf dem Kopf des Kindes ist haptisch bedeutend weniger als die Umfangenheit durch den Uterus und das Ganzkörperbad im Fruchtwasser. Die uterin gelebte und gebotene Vollversorgung wird reduziert und der Fähigkeit zur beginnenden Selbstversorgung Platz gemacht. Das Es, das jetzt ein Kind ist und das einen Namen erhält, so als habe es schon Persönlichkeit, muss/kann von nun an selbst atmen, selbst trinken, selbst essen und selbst durch Rufen Hilfe einfordern. Aber vieles Wichtige kann es noch nicht.

Von nun an herrscht ein anderes Sein in einem anderen Raum. Ein erweitertes Sein in einem erweiterten Raum, in dem vieles zunächst unbekannt ist und nicht alles einladend wirkt. Die Eroberung des Fremden bedarf einer Selbstsicherheit, die anfänglich noch von einem anderen gespendet wird. Erziehung heißt dann später auch in Wiederholung des ersten Austreibungsvorgangs vor allem Trennungs- und Distanzertragungskompetenzen zu vermitteln, damit der Überstieg in geweiterte und rauere Räume, wie er lebensbegleitend immer wieder erforderlich ist, möglich wird.[9] Neues willkommen heißen können hat das Abschiednehmen immer als Vorbedingung.

Schizophrenie als Rückkehr in die allererste Todesangst

Wenn unsere These stimmt, dass Psychopathologie erklärlich ist durch den binokularen Blick, evolutionäre Prozesse auf dem einen Auge sowie Individualentwicklung auf dem anderen Auge, dann muss die tiefste psychische Störung ein Scheitern des ersten Trennungsereignisses zitieren. Dann muss es eine psychopathologische »Krankheits«-Einheit geben, in der die Patienten die taphephobie-motivierte uterine Sein-Raum-Situation der ersten Trennungssituation neu durchleiden. Sie müssen wie noch innen verblieben sein und vor der Hürde der ersten Trennung verzweifeln. Sie sollten das Herum wie einen unpersönlichen, diffusen, ausschnittslosen Universalschreck erleben, dem gegenüber es kein Behaupten gibt. Sie sollten, da noch innen, nicht essen, nicht trinken und nicht rufen können. Nur wer schon draußen ist, kann sich vokal sirenenhaft mitteilen. Und nur wer schon draußen ist, die erste Trennung kompetent überwunden hat, kann das »Love boat« herbeirufen. Sie sollten wie gelähmt das Mitmachen im Austreibungsversuch verweigern. Sie sollten Stimmen hören, da das einzige Menschenverhältnis, in dem Stimmen gehört werden, die nicht zugewiesen werden können, in der ersten Sein-Raum-Situation – und nur dort – »natürlich« ist. Nur im Uterus vernimmt der Mensch Stimmen, die durch die Bauchdecke in den Uterus hineindringen können, ohne dass der von der Stimme erreichte Mensch diesen Stimmen eine Person zuordnen kann. Er weiß ja noch nicht, was eine Person überhaupt ist. Der postulierte psychiatrische Krankheitszustand sollte plötzlich umschlagen können in ein verzweifeltes Sich-mit-aller-Kraft-zur-Wehr-Setzen, ohne Rücksicht auf Verluste, ein schonungsloses Wüten, ein letztes Alle-Mittel-an-die-taphephobische-Front-Werfen, gegen die Vernichtungsübermacht, nur um doch vielleicht noch herauszukommen und sollte man selbst durch den entwickelten Kraftverschleiß verglühen.

Der Extremzustand: Katatone Schizophrenie

Die schwerwiegendste und mitunter trotz intensivmedizinischer Behandlung tödlich endende psychiatrische Erkrankung ist die katatone Schizophrenie.[10] Sie ist in der Psychopharmakologieära seit den 70er-Jahren durch die beruhigende und angstlösende Wirkung der Neuroleptika und Benzodiazepine extrem selten geworden. Früher galt sie als äußerst gefährliches Krankheitsbild, da die Patienten im psychomotorischen Erregungszustand sich selbst oder andere lebensbedrohlich gefährden konnten. Der katatone Stupor mündete trotz diverser Therapieversuche nicht selten in einem tödlichen Multiorganversagen. Auch heute noch ist der katatone Stupor eine Indikation für die verzweifeltste und unerbittlichste aller Behandlungsinterventionen in der Psychiatrie: die Elektrokrampftherapie.

Die Patienten liegen da, im Stupor regungslos und stumm, mitunter mit offenen Augen und merklich hellwach. Es wird kein fester Punkt fixiert, dargereichte Dinge werden nicht neugierig mit den Augen abgetastet. Versucht man Blickkontakt aufzunehmen, weicht der Blick langsam gleitend weg. Auf Ansprache wird nicht merklich reagiert. Die Patienten können weder aus eigenem Antrieb essen noch trinken. Jeglicher Versuch, etwas anzureichen, wird negativistisch zurückweichend verweigert. Auf Berührung oder Ansprache erfolgt keine Reaktion. Außer dem Luftaustausch bei der Atmung wird jedes aktive Hin und Her mit dem Außen unterlassen. Bewegt man die Patienten passiv, spürt man einen wächsernen Widerstand der Muskulatur, als sei der Patient eingefroren (die sogenannte *Flexibilitas cerea*). Entweder fällt eine passiv bewegte Extremität dann schlaff zurück (passiver Stupor) oder sie verbleibt in einer ihr gegebenen Position und möge sie noch so unbequem sein (Katalepsie).

Das klinische Bild kann auch beherrscht sein vom Gegenteil dieser unheimlichen Ruhe. Plötzlich auftretende Erregungsstürme, in denen der Patient sich selbst und andere massiv körperlich schädigt, beherrschen dann die Szene. Ein wütendes gegen die Umgebungssituation Anstürmen, welches fast unmenschlich erscheinende Kräfte mobilisiert.

Wenn die Patienten psychopathologisch im Laufe der Behandlung gebessert sind und sie dann Auskunft über ihre Erlebnisse während dieser Zeit geben können, berichten sie von ungeheuerer Vernichtungsangst und einem traumähnlichen irrealen Erleben der Außenwelt. Ein Patient schilderte mir einmal, es sei ihm während des Stupors vorgekommen, als sehe ihn ein riesiges Etwas ohne Augen an, das ihn vernichten wolle. Die halluzinierten Stimmen sind akustische Halluzinationen, deren semantische Bedeutung nicht verstanden wird, die vielmehr nur wie vokale Drohgebärden erscheinen. Die Nahrungsaufnahme findet nicht mehr statt, da der eigene Körper nicht wie ein gänzlich zu einem selbst gehöriges Meinsein erlebt wird, sondern wie ein Etwas, das eine Ahnung von Meinsein ausdrückt. Ein Bekümmernmüssen um dieses angedeutete Meinsein ist auf dieser Stufe nicht erforderlich. Ähnlich wie ein Embryo, dem man im Uterus eine Trinkflasche hinhielte, damit nichts anzufangen wüsste, da seine Ernährung via Nabelschnur noch ganz dem Totalergänzer überlassen wird, muss der Mensch im Zustand des Stupors keine, oder besser gesagt, wieder keine Nahrung mehr aufnehmen.

Die Parallelen zwischen der uterinen Situation und dem Erleben der Patienten sowie ihr Verhalten während der Katatonie sind offensichtlich. Beide befinden sich auf dem ursprünglichsten Niveau menschlicher Konfliktlagen sowie menschlicher Erlebnisweisen und Verhaltensoptionen. *Eine bestimmte Seinstruktur des Menschen korrespondiert dabei mit einer bestimmten Raumstruktur.* Dieser Raum hat bezogen auf den Fötus oder den kataton erkrankten Patienten eine ultrakurze Distanz, er ist unmittelbar dicht da. Hinter ihm gibt es noch nichts, er ist noch kein Vorbote anderer Horizonte, er ist unklares und diffuses Gegenüber und nicht mehr und nicht weniger. Entweder lähmt seine bedrohliche Übermacht total und es herrscht absolute aktive Bewegungsunfähigkeit, oder es wird totale Energie in einem Erregungssturm mobilisiert, um der Vernichtung durch das ewige Eingesperrtsein zu entgehen.

Das Binnenvolumen: Wenn die Angst wächst und die Welt schrumpft

Wir sind bei unseren Betrachtungen nun an einem ganz entscheidenden Punkt angelangt. Wir sehen: *Das menschliche Sein, der umgebende Raum und die mobilisierte Angst sind miteinander verwoben.* Zu einer bestimmten, von unserem Gehirn als bedeutsam erlebten Raumgestaltung und -distanz gehören ein bestimmter Funktionszustand unseres Organismus, also unseres Körpers und vor allem unseres zentralen Nervensystems, sowie ein ganz bestimmtes Angstvolumen. Alle drei sind aufeinander abgestimmt. *Den dynamisch beweglichen Funktionszustand des menschlichen Nervensystems, der unterschiedliche Ausdehnungen und Weltverständnisausmaße annehmen kann, nenne ich hier und in der Folge das »Binnenvolumen«.* Die Angst, die der Fötus mobilisieren muss, damit er motiviert ist, sich aktiv aus seinem Paradiesgefängnis herauszuwühlen, konzentriert ihn erfolgreich auf den Umgebungsraum Uterus und Geburtskanal und hilft ihm, die Gefahr des Steckenbleibens zu überwinden. *Zur Symptombildung der Katatonie kommt es, wenn in einem längst erwachsenen Menschen aus welchen Gründen auch immer eine solch enorme Angst mobilisiert wird, dass deren Ausmaß der ersten erlebten Todesangst gleicht.* Das dynamische Binnenvolumen des betroffenen Menschen verringert seine Größe angstbedingt auf ein sehr kleines Ausmaß und die dann vom Gehirn erlebte Umweltrelation gleicht der uterinen Gefahrensituation in der Austreibungsphase der Schwangerschaft. Diese Gefahr kann nur bewältigt werden durch totale Verweigerung, sichtbar in der Unbeweglichkeit der Patienten oder durch totalen Bewegungsdrang gegen das feindliche Außen.

Wollte man einen Lehr- und Lernsatz kreieren, könnte man sagen: *Je größer die Angst, desto kleiner das Binnenvolumen und desto näher der erlebte Raum.* Diesem Phänomen werden wir immer wieder begegnen.

Wir benötigen auch bei der katatonen Schizophrenie keine krankmachenden Gene, die uns erklären, warum Menschen den zutiefst existentiellen Erlebnissen der Katatonie ausgeliefert sein können.

Wir brauchen nur einen evolutionären Entwicklungsschritt, seine Notwendigkeit und seine Folgen für unser Sein verstehen, in diesem Fall die »Erfindung« des Uterus mit der resultierenden Bedeutung für die Individualentwicklung eines Menschen. Dann erkennen wir in einer neuen optischen Seelentiefenschärfe, falls wir uns unbeeindruckt zeigen von den für real gehaltenen Krankheitskonzepten der Lehrbücher und Ausbildungsseminare, dass wir alle notgedrungen schizophrene Wanderer waren, als wir in der ersten Trennungssituation unseres Lebens durch das erste Tor hindurchmussten.

Die großartige, konkret gelebte Liebeserklärung »Wo du nicht bist, kann ich nicht sein!« ist nach 40 Wochen Tragzeit zu Ende. In der normalpsychologischen Entwicklung gibt es keine Rückkehr, denn danach gilt für den Rest des Lebens das Beschwerliche: »Wo finde ich dein Du in dieser weiten Welt?«

Wer bei anstehenden oder aufgezwungenen Schwellensituationen des Lebens mit seinen Trennungskompetenzen angstdurchflutet überfordert ist, der schwebt unter Umständen wieder als stummer Pilger vor dem ersten Tor.

4. Reisen im Raum

Psychopathologische Phänomene als Ausdruck eines fehlalarmierten Gehirns

Hinter dem ersten Tor erwartet uns eine Welt, die zu weit und zu bedrohlich ist, um sich ungeschützt in ihr bewegen zu können. Es gibt mehr Gefahren, als man alleine abwehren kann, es gibt mehr, als sich erfolgreich verleugnen oder verdrängen ließe.

Deshalb befinden wir uns nachgeburtlich nicht im unendlichen Raum, sondern in einem erweiterten zweiten Raum des Seelenlabyrinths, den ein anderer für uns bildet. Die Reminiszenzen des ersten Raumbedürfnisses werden wir allerdings nie mehr los. *Der Mensch ist dazu veranlagt und verurteilt, Sein-Raum-Verhältnisse herzustellen und sich in ihnen einzurichten. Das primäre Primatenproblem, dem wir auch als Kulturmenschen verpflichtet bleiben, besteht darin, dass wir dazu andere Vertreter unserer Art benötigen.*

Im zweiten Raum ist die Anwesenheit eines empfangsbereiten Anderen durch das selbstverständliche Interesse dieses, dann als Ergänzer fungierenden Mitbewohners, gewiss. Die Dramatik des Lebens besteht auch darin, dass jene vom anderen selbstauferlegte Selbstverständlichkeit, für uns da zu sein, im späteren Lebensverlauf immer weiter abnimmt. Nicht selbstverständliche Beziehungen aktiv suchen, finden, gestalten und als selbstverständlich leben können, ohne bei deren Infragestellung auf frühere, bereits überwundene Beziehungsbedürfnisse zurückzurutschen, gehört zu den stets unterschwellig vorhandenen und zu leistenden menschlichen Grundanstrengungen.

Jetzt, wo wir das Zentrum des Seelenlabyrinths erfolgreich verlassen haben und zum ersten Mal in einem lichtem Raum zur Besinnung kommen, wollen wir mit entspanntem Sicherheitsabstand noch einmal zum Zentrum zurückschauen. Hier und nur hier können wir lernen, welchen strukturellen Aufbaugesetzen die anthropologische Matrix gehorcht, deren Verständnis für unser Unterfangen, Psychopathologie aus der Funktion des Gesunden heraus zu verstehen, so außerordentlich wichtig ist:

Die Strukturgesetze unseres Gefahrenabwehrsystems

Das Binnenvolumen, jener dynamisch bewegliche Funktionszustand des menschlichen Nervensystems, korrespondiert mit einer bestimmten Situation im Außen. Der Organismus versteht von sich so viel, wie er braucht, um mit einer bestimmten Gefahrensituation zurechtzukommen, auf die dann seine ganze Aufmerksamkeit gerichtet ist. Diese Gefahrensituation ist im Lebensverlauf oder in unserer evolutionären Entwicklung irgendwann physiologisch konkret gewesen. In unserem gerade beschriebenen Beispiel war das die gefährliche Austreibungsphase zum Ende der Schwangerschaft. Eine Gefahr, mit der die Plazenta-Tiere umzugehen lernen mussten. Das konkrete Gefahrenmoment hinterlässt nach seiner Bewältigung einen Gefahrenvermeidungsimperativ, der den Organismus schützt, sich in ähnliche Wiederholungsgefahr zu begeben. In unserem Beispiel die Taphephobie, die davor schützt, sich in engen, kleinen Räumen aufzuhalten, die zu quasiuterinen Fallen werden könnten. In der modernen Welt wird diese pränatale Primärangst z.B. zitiert beim Unbehagen in Fahrstühlen oder bei Tunnelfahrten. Enge und versperrte Auswege schaffen Beklemmungen, die sich zur unerträglichen Angst steigern können.

Was aber geschieht genau, wenn Angst mobilisiert wird? Welche Auswirkungen hat das auf die Weltinterpretation und auf die innerpsychische Funktionalität im normalpsychologischen Erleben? Dazu ein kleines Selbsterfahrungsbeispiel.

Steckenbleiben im Fahrstuhl

Stellen Sie sich vor, sie würden in einem Hochhausfahrstuhl alleine durch die Stockwerke fahren. Vielleicht denken Sie gerade über verschiedene Probleme Ihres Lebens nach. Etwa die Steuererklärung, die Sie noch unbedingt abzugeben haben. Oder Sie sind beschäftigt mit einem Beziehungsproblem eines Freundes, in dessen Lage Sie sich gerade nachdenklich versetzen. Plötzlich bleibt der Aufzug mit einem Ruck stehen und das Licht erlischt. Blitzartig ist es finster. Die Steuererklärung wird schlagartig uninteressant. Auch die Probleme Ihres Freundes treten gänzlich in den Hintergrund. Ihre ganze Aufmerksamkeit und Ihr ganzes biologisches Sein ist allein fokussiert auf diese Panik auslösende Gefahrensituation und die Frage: Wie komme ich hier heraus?

An diesem Beispiel sehen wir, dass das Auftreten der Gefahr unmittelbar zu einer Reduktion des Binnenvolumens führt und führen muss. Die Frage nach der Steuererklärung, die gerade noch brisant war und in höheren Binnenschichten bewegt wurde, wird abgeschaltet, damit kein unnötiger Beschäftigungsballast die Überwindung der jetzt ganz dringlichen und konkreten Gefahrensituation stört. An den Freund wird kein Gedanke mehr »verschwendet«. Unser Einfühlungsvermögen in andere endet bei jeder Form der Ängstlichkeit relativ früh. Uns gelingt kein Überstieg zu den Sorgen der anderen, wenn wir selbst zu sehr in Sorge sind. Deshalb heißt psychisch Kranksein immer auch Entkoppelung von anderen und der Verlust von Gemeinsamkeitsthemen.[11]

Die Panik, die Sie mit voller emotionaler Wucht ergriffen hat, lässt sich als Alarm verstehen, der in Ihrem Gehirn ausgelöst wurde, um unmittelbar und »unüberfühlbar« zu informieren: »Achtung, Gefahr! Drohende quasiuterine, ausweglose Umrundungssituation!« Dieser Alarm wird durch einen evolvierten Mechanismus gegeben, der rasch auftritt und den Organismus dringlichst und sehr erfolgreich in seinen Bann zwingt: die Angst.

Kurz gefasst: Die Situation löst einen Angstalarm aus, der Angstalarm führt zur Reduktion des Binnenvolumens, und es entsteht die erwähnte Hochzeit von Sein und Raum. Ist die Gefahr endlich bewältigt, wurde man aus dem Fahrstuhl gerettet, organisiert sich das Binnenvolumen, sich ausdehnend, wieder auf sein altes Funktionsniveau zurück. Irgendwann kann man sich dann auch wieder entängstigt mit der Steuererklärung beschäftigen, sie dann hoffentlich auch bald erledigen und dem Freund mit Rat und Tat emotional eingefühlt zur Seite stehen.

Schizophrenie: Bewältigungsversuch nach einer Fehlalarmierung

Binnenvolumen und beigeordneter Gefahrenhorizont sind erkennbar durch das Phänomen Angst miteinander verklebt. Was aber, wenn dieser Mechanismus eine Fehlfunktion aufweist? *Beim schizophrenen Stupor wird ganz offensichtlich die beschriebene Sein-Raum-Gefahrensituation alarmiert und ausgelöst, ohne dass die Gefahrensituation tatsächlich konkret vorhanden ist.* Können wir noch andere Psychopathologien zum ersten Sein-Raum zuordnen?

Wir werden gleich auf diese Frage zurückkommen. Werfen wir aber noch schnell einen Seitenblick auf die schon besprochenen psychopathologischen Phänomene. Wir haben gerade gesehen, dass der katatone Stupor für die Patienten eine Sein-Raum-Gefahrensituation simuliert, deren Notwendigkeit im Außen für andere so nicht erkennbar ist. Ist ein Mensch aufgrund seiner unzureichend stabilisierten seelischen Verfassung nicht in der Lage, einen bestimmten humanspezifischen Entwicklungsschritt mit einem erträglichen Maß an Ängstlichkeit durchzustehen (beispielsweise der Auszug aus dem Elternhaus, wie er in der Adoleszenz ansteht), vermehrt sich die Angst zu einer alles übersteigenden Vernichtungsangst. Das seelische Binnenvolumen des Betroffenen schnurrt zusammen, und der korrespondierende, eigentlich nicht existente Gefahrenhorizont wird von den Betroffenen »erfunden«. Es wird somit *die* Umweltgefahrensituation vom Nervensystem in die Welt projiziert und ihr unterstellt, die wesenhaft dem Binnenvolumen entspricht.

Noch einmal, denn dieser Punkt ist für unsere Untersuchung wichtig: *Die übermächtige Angst des betroffenen Menschen zwingt das Binnenvolumen in eine Volumenreduktion, aus der heraus abgeleitet nur noch eine ganz bestimmte Umweltrelation, eine ganz bestimmte Gefahrenthematik möglich ist, unabhängig davon, ob die Gefahr tatsächlich vorhanden ist.* Sie wird »gesehen« und als real existent erlebt. Gleich einem Filmprojektor projiziert das reduzierte Binnenvolumen die Gefahr in den Welthintergrund. Löst sich der Alarm auslösende Anlass in Wohlgefallen auf, lässt die Angst nach und löst sich schließlich auf, und die eben noch mit aller Dringlichkeit beschworene Gefahrenthematik kann innerlich verlassen werden. Das Gehirn blickt dann mit anderen Augen in die Welt, die jetzt wieder geweitet und vielschichtig in Erscheinung treten kann.

Das Krankhafte beim schizophrenen Stupor ist demnach nicht das reduzierte Binnenvolumen und der vermutete Gefahrenhorizont dicht am Individuum. Das Krankhafte sind nicht die motorische Unbeweglichkeit, das Verweigern der Nahrung, das Sichenthalten jeder Wechselhaftigkeit mit dem Außen. Auch nicht die Befremdlichkeit gegenüber dem eigenen Körper. Auch nicht das Stimmenhören, ebenfalls nicht das zu einer diffusen Gegnerschaft zusammengeschmolzene Drumherum, also das Paranoide. Alles Erwähnte ist *Resultat der Alarmierungssituation und gehört zum dynamisch organisierten und zielgerichteten Bewältigungsversuch des Organismus,* der sich genau auf der Höhe des sich eingestellten, sehr reduzierten Binnenvolumens befindet.

Krankhaft ist vielmehr der anhaltende Verlust höherer, teilweise humanspezifisch-anthropologischer Schichten; dementsprechend das Im-Bann-Bleiben der Angst und das Abgeschaltetbleiben höherer Funktion, die wir benötigen, um zu den anderen zu gelangen und uns den Lebensherausforderungen im Miteinander stellen zu können.

Aus diesem Grund gibt es keine pathologischen Gene, die aus ihrer Funktion heraus das Stimmenhören oder das paranoide Erleben selbst auslösen. Es gibt auch keine Funktionsanomalie des Gehirns, welche diese sogenannten psychotischen Symptome verursacht. Jede Forschung in diese Richtung muss unweigerlich ins Leere laufen, und sie tut es ja auch.

Es gibt nur ein bewegliches, evolutionär gewachsenes Gefahrensystem mit verschiedenen Binnenvolumen und entsprechenden Gefahrenhorizonten in uns, wobei ein spezifisches Binnenvolumen die Oberhand gewinnen kann und alles andere mit sich reißt. Den Aufbau dieses Gefahrenabwehrsystems und sein Verhältnis zur Psychopathologie werden wir im Verlauf unserer Untersuchung des Seelenlabyrinths immer besser kennen und verstehen lernen.

Nun wollen wir aber zunächst versuchen, an unserem Beispiel die Grundstruktur und damit die Grundidee noch besser zu erfassen. Zurück zu der obigen Frage: Können wir noch andere Psychopathologien zugehörig beim ersten Sein-Raum einordnen?

Wenn unsere Grundannahme stimmt, *dass sich ein seelisches Periodensystem erstellen lässt, in dem die bisher in der aktuellen Psychiatrielehre bezugslos nebeneinander stehenden Psychopathologien neu geordnet und übersichtlich sortiert werden können*, dann müssten wir fündig werden. Wir müssten Binnenvolumenreduktionen finden, die sich um das gleiche niedrige bzw. frühe Binnenniveau herum einpendeln, aber aus ganz unterschiedlichen Gründen auf dieses »absinken«. Dass dies so ist, wollen wir anhand eines authentischen Falles, wie er mir bei meiner psychiatrischen Arbeit begegnet ist, kennenlernen.[12]

Der Fall Naseberg

Ein 40-jähriger Patient wird mit dem Rettungswagen in die zentrale Notaufnahme des Krankenhauses gebracht. Passanten hatten den Mann regungslos und nicht ansprechbar auf einem Bürgersteig liegend aufgefunden und besorgt den Rettungsdienst der Feuerwehr alarmiert. Als der Patient im Krankenhaus ankommt, ist er weiterhin nicht ansprechbar. Gelegentlich öffnet er die Augen, reagiert aber weder auf Ansprache noch auf milde Schmerzreize. Die Kreislaufparameter und die Atmung sind durchgehend stabil. Die internistischen Kollegen vermuten eine Intoxikation, also eine Vergiftung, und veranlassen einen Alkoholtest sowie ein Drogenscreening. Beide zeigen negative Befunde. Der konsiliarisch bemühte Neurologe führt eine neurologische Untersuchung durch. Der Patient zeigt schlaffe Lähmungen an allen Extremitäten. Pathologische Reflexe, die auf eine zentrale Schädigung des Nervensystems, also auf einen Defekt im Gehirn oder im Rückenmark, hinweisen könnten, fehlen. Mit Verdacht auf das Vorliegen eines zu klärenden neurologischen Prozesses, der das klinische Bild des Patienten verursacht, wird eine Computertomografie des Schädels durchgeführt. Diese Untersuchung ergibt keinen Hinweis auf ein neurologisches Krankheitsbild. Der Zustand des Patienten bleibt allerdings unverändert.

Schließlich erfolgt eine Lumbalpunktion, bei der mit Hilfe einer Nadel im Lendenbereich der Wirbelsäule Liquorflüssigkeit aus dem Rückenmarkskanal gewonnen wird. Dies geschieht zum Ausschluss einer in der Hirnstammregion liegenden Subarachnoidalblutung, welche im Computertomogramm nicht sichtbar sein kann, sowie zum Ausschluss entzündlicher Prozesse des Nervensystems. Bei der durchaus unangenehmen Punktion zeigt der Patient erstmals eine Schmerzreaktion, allerdings nur sehr verhalten. Der Liquor ist von gesunder klarer Farbe, die detaillierte Auswertung des Liquorbefundes ebenfalls negativ. Mit dem Verdacht auf das Vorliegen eines postiktalen Zustandes, eine Art Dämmerzustand, der manchmal nach einem generalisierten Krampfanfall auftritt (wobei kein typischerweise dann auftretendes Einnässen, Einkoten oder ein Zungenbiss vorliegt), erfolgt die Verlegung des Patienten aus der zentralen Notaufnahme in die Neurologie. Da der Patient weiterhin keine Nahrung zu sich nimmt, wird eine Infusion gegeben. Das veranlasste EEG gibt keinen Hinweis auf ein abgelaufenes Krampfgeschehen.

Am nächsten Tag ist der Patient ansprechbar. Auf Anrede reagiert er mit Kopfbewegungen, beantwortet so durch Nicken oder Kopfschütteln einfache Fragen, bleibt weiterhin stumm. Auffällig ist ein Ansteigen des Blutdrucks und der Pulsfrequenz. Die Ganzkörperlähmung bildet sich allmählich etwas zurück. Mit der rechten Hand kann der Patient am dritten Tag des stationären Aufenthalts selbständig eine Tasse zum Mund führen. Auch das rechte Bein lässt sich aktiv etwas bewegen. Die linke Körperhälfte wird eigentümlich vernachlässigt. Der Blutdruck steigt weiter an, ebenso der Puls, und der Patient wird etwas schweißig. Am vierten Tag ist er an der Bettkante mobilisiert und kann mit Unterstützung einige Schritte gehen. Endlich beginnt er leise und langsam zu sprechen. Sein Name ist Naseberg. Er erinnert sich, seine Wohnung verlassen zu haben, danach hat er einen Filmriss und die Erinnerung setzte erst am Vortage wieder ein. Warum er nicht habe sprechen können, kann er nicht angeben. Er beklagt einen diffusen Ganzkörperschmerz und erhält Schmerzmittel. Diese helfen wenig und es erfolgt eine Steigerung der Schmerzmedikation und ein Wechsel auf immer stärker wirkende Mittel. In der Nacht trifft ihn die Nachtschwester bei ihrem Routinedurchgang tränenlos weinend im Bett liegend an. Im Halbschlaf murmelt er verzweifelt: »Alle tot.«

Am nächsten Tag wird der Psychiater um ein Konsil gebeten. Da jeder Hinweis auf eine somatische oder neurologische Erkrankung fehlt, soll der Psychiater helfen, im Gespräch mit dem Patienten eine mögliche psychische Ursache für die Symptomatik zu finden. Im Verlauf des psychiatrischen Konsils antwortet der Patient auf gezielte Fragen entweder gar nicht oder zeigt eine deutliche Aversion, über seine Anamnese zu berichten. Nachdem aber schließlich genug Vertrauen aufgebaut werden konnte, berichtet der Patient von seiner Vorgeschichte.

Der Bericht wird dabei kühl und sachlich gegeben, ein adäquater Affekt fehlt. Seit drei Monaten sei sein ganzes Leben zerstört. Während eines Rundflugs in Frankreich, an dem er eigentlich habe teilnehmen wollen, sei es zu einem Unfall gekommen. Dabei sei das Flugzeug abgestürzt und ausgebrannt. Niemand habe überlebt. In dem Flugzeug seien seine Frau, seine beiden Kinder, seine Eltern und seine Schwiegereltern verbrannt. Auch er hätte eigentlich unter den Opfern sein müssen. Er sei sofort nach Frankreich gereist und habe anhand der im Hotel hinterlassenen Koffer und Kleidungsreste die Identität seiner Verwandten bestätigen müssen. Mit Hilfe der deutschen Botschaft wurden die Überreste seiner Familie dann nach Deutschland überführt und schließlich auf einem Friedhof gemeinsam bestattet.

Beim Patienten wird eine »konversionsneurotische Hemiparese mit somatiformer Schmerzstörung auf dem Boden einer pathologischen Trauerreaktion bei multiplem realem Objektverlust« diagnostiziert und die Verlegung in die Psychiatrie empfohlen. In der Diagnose wird fachterminologisch ausgedrückt, dass der Patient durch den Tod seiner Angehörigen und dem damit verbundenen Verlust eine solche heftige emotionale Reaktion entwickelte, dass diese letztlich unerträglich wurde. Ein psychodynamisches Symptomverständnis erklärt sich die Symptome des Patienten mit der Verschiebung, eben Konversion, von emotionalen Inhalten in das körperliche Erleben. Der psychische Schmerz ist so groß, dass er zur Entlastung der Psyche in den Körper überschwappt und dort gebunden wird. Psychisch geht es den Menschen dann besser, sie weinen aber mit dem Körper. Die Folge dieses Entlastungsvorgangs sind nämlich die körperlichen Symptome wie Schmerzen oder eben Lähmungen. Zwei Tage später wird der Patient verlegt. Zu diesem Zeitpunkt erhält er bereits durch die Neurologen veranlasst eine Opiatperfusion als Dauerbehandlung gegen die Schmerzsymptomatik, mit gutem Erfolg. Blutdruck und Puls haben sich normalisiert, der Patient erscheint vegetativ stabilisiert. Herr Naseberg ist mit Hilfe einer Gehstütze bei immer noch bestehender Halbseitensymptomatik auch außerhalb des Bettes mobilisiert.

Das ganze Stationsteam nimmt Anteil an der furchtbaren Vorgeschichte des Patienten. Herr Naseberg selbst bleibt weiterhin emotional stumpf und affektlos. In den psychotherapeutischen Einzelgesprächen versucht der behandelnde Psychologe, sich dem Traumatisierungsgeschehen des Patienten anzunähern. Lange Zeit wehrt der Patient dies ab, erscheint nicht zu den vereinbarten Gesprächen, entzieht sich den Visiten, klagt über Zunahme der Schmerzen, die Halbseitensymptomatik akzentuiert sich wiederholt bis zur Bettlägerigkeit. Schließlich wird ein Hausbesuch in Begleitung eines Krankenpflegers vereinbart. Der Patient soll Erinnerungsfotos mit in die Klinik bringen und diese bei seinem Therapeuten deponieren. Man hofft, über die Bilder eine Annäherung an die verlorenen Familienmitglieder zu ermöglichen und dadurch einen normalisierten Trauerprozess einzuleiten. Der Krankenpfleger berichtet von katastrophal unordentlichen Verhältnissen in der vom Patienten bewohnten Einzimmerwohnung. Herr Naseberg gibt an, er sei nach dem Flugzeugabsturz nicht mehr in der Lage gewesen, in dem vorher gemeinsam bewohnten Haus zu bleiben. Auch habe er seine Stelle gekündigt. Er, der zu Unrecht habe weiterleben dürfen, habe nichts anderes verdient, als in einer schäbigen Einzimmerwohnung zu hausen. Psychopharmakologische Behandlung lehnt Herr Naseberg durchgehend ab, alleine die weitergegebene Opiatmedikation wird von ihm toleriert. Bei Reduktionsversuchen reagiert er mit Verstärkung der konversionsneurotischen Symptomatik und kann dann für Tage das Bett nicht mehr verlassen. Die Opiatdosis wird dann wiederholt wieder erhöht.

Eine weitere außerklinische Aktivität führt zu dem Friedhof, in dem die Verwandten bestattet sind. Herr Naseberg zeigt dem wieder begleitenden Bezugspfleger das anonyme Bestattungsfeld. Hier seien sie beerdigt. Auch an diesem Ort bleibt der Patient frei von emotionalen Trauerregungen. Nach mehreren Wochen fruchtloser Behandlungen mit Einzelgesprächen, Visiten, Fallbesprechungen und Supervisionen regen sich bei verschiedenen Mitarbeitern leise Zweifel an der Geschichte des Patienten. Unabhängig voneinander recherchieren sie im Internet und überprüfen über Zeitungsonlinemeldungen Ort und Zeitpunkt des berichteten Unfallgeschehens. Tatsächlich gab es zum angegebenen Zeitpunkt verschiedene Kleinflugzeugabstürze in Europa mit Todesfolgen. Das vom Patienten mit Ort und Zeitpunkt datierte Unglück in Frankreich lässt sich nicht bestätigen. Die Behandler, die sich über ihre Zweifel austauschen, werden jetzt gegenüber dem Patienten fordernder. Die Opiatmedikation wird unter lautem Protest reduziert. Der Patient beschwert sich bei seinen stationären Mitpatienten, die wiederum den Behandlern aufgrund ihrer vermeintlichen Kaltherzigkeit Vorwürfe machen. Die Stimmung knistert auf der Station. Herr Naseberg wird im Kontakt mit den Behandlern zunehmend gereizt und vorwürflich. Mittlerweile hat sich das übergroße Mitleid der Behandler jedoch aufgezehrt. Bei einer ärztlichen Visite wird Herr Naseberg dann über die Zweifel der

Behandler informiert, und es werden »Beweise« für seine Behauptungen eingefordert. Empört verlässt der Patient, schwer auf seiner Krücke gestützt, humpelnd sein Zimmer und lässt die Visitierenden stehen. Er kehrt nicht auf die Station zurück. Seine Krücke finden Mitarbeiter im Gebüsch in der Nähe des Klinikausgangs. Einen Tag später, nach mehrwöchiger stationärer Behandlung, trifft die Nachricht der Krankenkasse des Patienten ein, dass dieser bereits seit vielen Monaten keinen Versicherungsschutz bei ihnen mehr genieße. Aufgrund wiederholter Erschleichung von Krankenhausleistungen zur Befriedigung seines Opiathungers war Herrn Naseberg von seiner Krankenkasse gekündigt worden. Tatsächlich hatte er eine psychiatrische Erkrankung, nämlich eine Opiatabhängigkeit, auf diese die Behandler jedoch, geblendet durch die emotionale Wucht der erfundenen Schicksalsgeschichte, nicht gekommen waren. Herr Naseberg hatte alle Beteiligten über Wochen an der Nase herumgeführt. Der auf Station zuständige Psychologe fasste den Fall Naseberg mit einem Wort treffend zusammen: »Er ist ein Emotionsbetrüger.«

Operationalisierung der Pyschopathologie: Symptome statt Ursachen im Blick

Der Fallbericht zeigt uns verdichtet an einem Patienten die Differentialdiagnosen der stuporösen Phänomene. Die Vorgehensweise der Ärzte bei der Diagnosefindung hat nämlich versucht, Schritt für Schritt verschiedene Ursachen des bestehenden klinischen Bildes auszuschließen.

Eine reale Funktionsstörung des Gehirns, beispielsweise eine Encephalitis oder ein Gehirntumor, kann zu einer funktionell begründeten Reduktion des Binnenvolumens führen. Der krankhafte Prozess im Gehirn hindert dieses daran, voll zu arbeiten, und das Gehirn ist nur noch »auf Sparflamme« tätig. Dieser Krankheitsursache verwandt ist eine sogenannte »symptomatische Mitreaktion« des Gehirns, also eine Funktionsstörung des Gehirns bei Krankheitsprozessen, die außerhalb des Gehirns liegen, wie etwa die stuporösen

Zustände bei hohem Fieber. Säuglinge und Kleinkinder, deren Gehirnfunktionen generell noch sehr sensibel sind, entwickeln im Rahmen von Fiebererkrankungen nicht selten psychische Ausnahmezustände. Die kleinen Patienten wirken wie in Trance, weggetreten und nicht richtig erreichbar. Auch eine Intoxikation durch Drogen, Alkohol oder Psychopharmaka in unphysiologisch hohen Dosierungen beraubt das Gehirn seines ausgedehnten Binnenvolumens und kann ein reduziertes Binnenvolumen mit stuporösem Aussehen provozieren. Bei allen drei genannten Ursachen spricht man am besten von »körperlich begründbaren Psychosen«. Eine Psychose meint immer krankheitsverursacht eine tiefgreifende Veränderung des Erlebens, Denkens und Handelns eines Menschen. Im Falle Naseberg hatte die apparative Diagnostik nach und nach alle somatischen Krankheitsursachen ausgeschlossen. Blieb nur noch eine psychische Ursache.

Ist die Gefahr im Außen real und wirklich existenziell bedrohlich, z.B. bei Kriegserlebnissen oder Naturkatastrophen, kann ebenfalls kurzfristig angstbedingt auf ein sehr kleines Binnenvolumen heruntergeschaltet werden, und es entsteht das Phänomen des psychogenen Stupors: ein Krankheitsbild, das heute zu den dissoziativen Zuständen gezählt wird. Phänomenologisch, also nach außen für den Betrachter, erscheint der psychogene Stupor genau wie der schizophrene oder der gerade beschriebene körperlich begründbare. Die Patienten schildern nach Besserung aber einen geringeren Zerfall der Außenrealität. Menschen werden wahrgenommen, der Raum besitzt nicht die gleiche Vernichtungsqualität wie beim schizophrenen Stupor, die Fähigkeit, etwas im Raum zu bewirken oder aus dem Raum etwas anzunehmen, ist jedoch ähnlich beeinträchtigt. Die Prognose dieser Schreckerlebnisreaktion ist viel günstiger, da nach Abklingen der Angst machenden Situation die Binnenstruktur auch wieder rascher aufgebaut werden kann und schneller eine Entängstigung gelingt, da es ja einen guten Grund für die Vernichtungsangst gab, die mit dem Verschwinden der Situation auch wieder rückläufig sein kann.

Schließlich kann sich, und das wurde dann bei Herrn Naseberg vermutet, mit einer zeitlichen Latenz zu einem einschneidenden Lebensereignis eine sogenannte dissoziative Bewegungsstörung entwickeln, die jede eigentlich bewusst durchführbare motorische Funktion schachmatt setzt und verhindert. Es kann zu Teil- oder Ganzkörperlähmungen kommen und selbst das Sprechen, das ja auch von Muskelbewegungen abhängig ist, kann unmöglich werden. Die Patienten schweigen, der Fachausdruck lautet Mutismus. Ein alter Begriff für diese Verkörperlichung psychischer Spannung und psychischen Leidens war der der Konversionsneurose oder Konversionshysterie. Dieser findet aber heute aufgrund der damit verbundenen Theorieassoziation mit der Psychoanalyse keine Anwendung mehr in den atheoretischen Diagnosemanualen, die nur die Symptome beschreiben und sich nicht an eine Ursachentheorie anlehnen wollen.

Entscheidend ist Folgendes: Wir sehen als Ärzte im klinischen Alltag ständig psychopathologische Phänomene, auf deren nosologischen, das heißt krankheitsursächlichen Grund, wir allein angesichts ihres Erscheinungsbildes nicht automatisch und fehlerfrei schließen können. Ein Auto kann aus unterschiedlichsten Gründen nicht anspringen. Vielleicht ist gar kein Benzin im Tank, vielleicht ist der Anlasser defekt oder vielleicht zünden die Zündkerzen nicht. Das Ergebnis ist immer das gleiche, der Wagen springt nicht an. An der Tatsache des Nichtanspringens ist die Ursache selbst jedoch nicht ablesbar. Zur Klärung der Ursache müssen »Untersuchungen« erfolgen. Die Tankanzeige muss überprüft werden, die Zündkerzen gereinigt oder der Anlasser kontrolliert werden. *Dass wir in der Medizin ähnlich vorgehen und dabei Ursachenalternativen für vergleichbare Binnenvolumen und Sein-Raum-Verhältnisse suchen, ist uns nicht mit aller Deutlichkeit klar.* Dies liegt vor allem an der Theorieentwicklung der Psychiatrie in den letzten Jahrzehnten, die sich zunehmend von ideologiform gefärbten Theoriekonstrukten, zu denen man auch die Psychoanalyse zählen kann, entfernt und in Richtung Operationalisierung entwickelt hat. Operationalisierung bedeutet, Symptomchecklisten zu erstellen, an die sich dann auch alle Diagnostiker halten. Der Vorteil ist, dass verschiedene Untersucher auch beim selben Patienten dieselbe Diagnose stellen und nicht verleitet werden, dem Patienten ihr Theoriekonzept überzustülpen. Ein großer Vorteil, allerdings gleichzeitig eine »Entseelung« der Psychiatrie, da die definierten Symptome und Krankheiten sich zu voneinander unabhängigen »Realitäten« wandeln und für echt gehalten werden. *Die Möglichkeit, die wir auch hier versuchen, anhand vergleichbarer psychopathologischer Zustände auf den seelischen Strukturaufbau rückzuschließen, geht durch Operationalisierung verloren.*

Gefahrenabwehr: Wenn der Organismus mit dem Moment verschmilzt

Der Psychiater Karl Bonhoeffer veröffentlichte schon 1917 sein Modell der exogenen Reaktionstypen.[13] Darin beschreibt er die diversen Funktionsstörungen des Gehirns bei exogenen (wie auch symptomatischen und primären) Hirnerkrankungen als unspezifische Prägnanztypen. Exogen bedeutet eine stoffliche Schädigungsursache, die ursprünglich außerhalb des Körpers lag. Eine Alkoholintoxikation wäre z.B. eine exogen verursachte Störung. Als reaktiv bezeichnet man eine psychische Erkrankung dann, wenn die Ursache im Außen begründet, aber nicht stofflich ist, ein Beispiel wäre die depressive Reaktion nach unfreiwilliger Trennung. Die verschiedenen Auslösungsgründe für psychische Krisen sind theoretisch unendlich. Das Gehirn hat aber nicht unendlich viele Reaktionsmöglichkeiten, um auf potentiell unendlich viele Schädigungsprozesse zu reagieren, sondern wenige, in unserer Sprache, Binnenvolumen-Raum-Konfigurationen, die sich zeigen, wenn das Gehirn »überstresst« reagiert. Auf die Existenz der Binnenvolumen-Raum-Konfigurationen als seelisches Strukturgerüst lässt sich zwingend schließen, wenn man über den Operationalisierungs-Tellerrand hinausschaut und psychiatrischen Erkrankungen vergleichend analysiert.

Dehnen wir nun einfach diese bis heute nicht wirklich in aller Tragweite in die Psychiatrie vorgedrungene Erkenntnis auf die reaktiven, psychogenen, neurotischen und psychotischen Krankheitsbilder aus. Wir sagen: *Alle psychischen Erkrankungen beinhalten ein Binnenvolumen-Raum-Verhältnis, das den Betroffenen helfen soll, eine bestimmte Gefahrensituation zu bestehen, schwächen aber gleichzeitig das*

Individuum aufgrund eines alarmbedingten Haftenbleibens in diesen Binnenvolumen-Raum-Verhältnissen.

Viele Wege können in das Zentrum einer Stadt führen und viele nosologische Wege können, das sollte an den differentialdiagnostischen Überlegungen am Fall Naseberg gezeigt werden, in das Zentrum des Seelenlabyrinths führen. Einmal im Zentrum angekommen, befindet man sich an einem bestimmten Ort und hat eine bestimmte Umgebungssituation, egal von welcher nosologischen »Himmelsrichtung« man angereist war.

Dieses Kapitel hat versucht, zentrale Wesensarten des Seelenlabyrinths zu erkunden. Wir sehen, noch verschwommen, aber in ersten Umrissen, dass das Labyrinth einer geordneten Struktur gleicht. Es geht um unterscheidbare Binnenvolumen-Raum-Verhältnisse mit unterschiedlichen Binnenvolumen und unterschiedlichen, darauf abgestimmten Raumhorizonten. *Reduktion des Binnenvolumens geschieht bei Alarmierung zur Bewältigung eines bestimmten Gefahrenhorizontes, und der Angst kommt als Alarmgeber eine zentrale Rolle zu.*

Nervensysteme sind somit so etwas wie Projektoren, die ihre Umgebungssituation in sich simulieren. Wir nehmen Informationen aus der Welt auf, verarbeiten sie in unserem Gehirn und setzen diese Informationen zu einem subjektiven Bild zusammen. Eine gelungene Simulation ermöglicht dem Organismus durch sein Nervensystem eine hinlänglich ausreichende und zutreffende Selbsttäuschung über das, was um ihn herum gerade geschieht. Und simuliert hoffentlich zutreffend Gefahrenmomente, die außen vorhanden sind. Allerdings kann man sich täuschen. Angeleitet durch zu viel Angst kann etwas simuliert werden, das so gar nicht als Gefahr existent ist. *Psychopathologische Phänomene sind Ausdruck einer Fehlalarmierung und einer unzutreffenden Selbsttäuschung im Simulationsprozess des Weltverständnisses.*

Zunächst wollen wir es, etwas erschöpft von den neuen Eindrücken, hierbei belassen und im folgenden Kapitel den zweiten Raum ausführlicher erkunden und uns dabei vor allem den Aufgaben der ersten Ergänzer zuwenden. Diese besitzen zentrale Funktionen im Einüben von Gefahrensituationen und sind jahrelang tätig an der Geschmeidigmachung und Treffsicherheit des dynamisch operierenden Binnenvolumens.

Doch eine Erkenntnis wollen wir noch mit hinüberretten. Im ersten Raum, im Zentrum, ist alles so, wie es ist, oder es ist nicht da. Nichts gibt sich den Anschein von etwas. Beispielsweise fließt Blut durch die Nabelschnur oder eben nicht. Es gibt keine Täuschungsmöglichkeit und Ehrlichkeitsunschärfen im ersten Verhältnis. Dass die Dinge in den Menschenverhältnissen auch anders sein können, als es den Anschein hat, also nasebergsche, betrügerische Unschärfen erscheinen, davon gibt erst der Aufenthalt im zweiten Raum uns Menschen eine Ahnung. Glücklich, wer hier nicht allzu früh Erfahrung sammelt.

5. Der geteilte Raum

Gefahrenmomente des menschlichen Aufeinander-angewiesen-Seins

Im optimalen Fall wartet hinter dem ersten Tor das bergungsbereite Rettungsboot, das den Namen »Love boat« trägt. Von nun an beginnt das verwobene Aufeinandereinspielen des zum Kind gewordenen »Es« mit dem jetzt biologisch reduziert auftretenden Ergänzer. War das Verhältnis zwischen »Es« und dem Ergänzer bisher ultranah konkret, so ist es jetzt räumlich distanzierter, vielschichtiger und somit auch undurchsichtiger. Vom Ergänzer wird trotz dieser Distanz aber noch mehr persönliches Einlassen durch das ehemalige »Es« abgefordert. Das Kind greift nun viel aktiver in die Lebensumstände des Ergänzers ein, als es dies im uterinen Verhältnis vermochte. Das Kind liegt jetzt sichtbar da und kann seine Bedürfnisse unüberhörbar einfordern.[14] Aber auch der Ergänzer fordert das Kind mehr und fördert es im Rahmen der Möglichkeiten, die das Kind in seinem jeweiligen Entwicklungsabschnitt besitzt.

Der zweite Raum des Seelenlabyrinths

Die uterine Situation war das erste Miteinander in den Menschenverhältnissen und formte das Zentrum, den ersten Raum des Seelenlabyrinths. Der zweite Raum der Menschenverhältnisse ist jetzt betreten. Das Kind entwickelt hier die zweite Stufe des Binnenvolumens, das nun mehr Funktionen aufweist, stetig von der Welt lernt und stetig mehr verstehen muss, um darin zu überleben. Das Binnenvolumen des Kindes ist nun nicht mehr nur konzentriert auf das belebte ultranahe »Uterusobjekt«, sondern auch auf die unbelebten Objekte, die sich in der Nähe befinden. Das Kind greift nach Objekten, die sich in unmittelbarer Reichweite befinden, betastet sie und führt sie zum Mund, der wie eine dritte Hand fungiert. Alles, was sich innerhalb eines Abstandes von etwa 30 Zentimetern befindet und sich bewegt, ist interessant. Vor allem ein Gesicht, das sich hier zeigt, wird angesehen und mit den Augen erkundet. Eltern wissen dies instinktiv und bringen ihr Gesicht deshalb dicht vor das des Kindes, wenn sie es ansprechen. Alles, was noch weiter weg ist, interessiert das neugeborene Leben nicht, mit Ausnahme akustisch wahrnehmbarer Signale. Lärm stört extrem und führt zu Angst und Weinen.

Wir können leider ein Kind nicht fragen, wie es auf dieser Entwicklungsstufe die Welt erlebt, und wir selbst haben keine abrufbaren Erinnerungen an diese Zeit. Vermutlich – und wie wir sehen werden, geben uns ganz bestimmte Psychopathologien hier Hinweise – wird die Welt durch den Säugling noch nicht scharf in einzelne Teile zerlegt. Wir sind in der Lage zu sagen: Das ist ein Tisch, das ist die Wand, der Hintergrund des Tisches, da steht ein Mensch usw. Dem Säugling erscheint die Welt vermutlich hingegen wie ein Ereignismeer, aus dem manchmal etwas auftaucht, sich merkwürdig hervorhebt und schließlich wieder darin eintaucht und verschwindet. Im Uterus hatte der Ergänzer für den Fötus noch keinerlei Personalität, im zweiten Raum steigen hingegen erstmalig Personalitätsblasen auf, die allerdings immer wieder zerplatzen. Der zweite Raum ist nur rudimentär mit einem anderen Menschen besetzt, der Ergänzer ist weiterhin mehr Raumbegrenzer als Teilnehmer eines geteilten Raums. Psychopathologien, die das Verhältnis des zweiten Raums zitieren, haben deshalb auch keine konkreten Personen zum Inhalt, allenfalls »Personenchiffren«. Vielmehr spielen hauptsächlich unbelebte Objekte eine Rolle und die Frage nach der Grenze zwischen mir und einem anderen, wie sie im zweiten Raum natürlicherweise noch nicht deutlich beantwortet werden kann. *Entsprechend sind Psychopathologien des zweiten Raumverhältnisses, wie wir später noch genauer sehen werden, Erkrankungen, bei denen die ansonsten scharfe Grenze zwischen mir und den anderen durchlässig wird und schließlich fällt.*

Die Erweiterung des Raumhorizonts

Das Kind ist der Welt schutzlos ausgeliefert und könnte in ihr nicht überleben, stünde nicht schützend und bergend der Ergänzer zwischen ihm und der Welt. Er formt mit seiner Anwesenheit den zweiten Raum. Und er ernährt das Kind. Die sich im zweiten Raum des Seelenlabyrinths einstellende Distanz zwischen den Beteiligten wird immer wieder unterbrochen von ultranahen, beruhigenden Situationen, in denen, ähnlich wie im Uterus, konkret biologisch ergänzt wird. Das Stillen ist, neben der Funktion der Nahrungsaufnahme, ein Näheritual, in dem sich der Säugling von seiner Exploration im zweiten Raum, also der Erkundung im Fremden, ausruht und erholt. Aber kann der Säugling unterscheiden, ob diese Brust, die ihn stillt, zu ihm »gehört« oder zur Welt? Dies kann er vermutlich noch nicht und dies muss er auch noch nicht können.

Jedoch: Die Erweiterung des Raumhorizontes durch den Umzug in den zweiten Raum ist ein Entwicklungsschritt, der neue Gefahren bereithält. Das rechtzeitige Erkennen dieser Gefahren und die entsprechenden Gefahrenabwehrversuche sind, ebenso wie wir es schon für die Gefahrenabwehr im Uterus sehen konnten, im Binnenvolumen des Säuglings evolutionär begründet hinterlegt.

Die Hauptangst gilt dabei dem Ergänzer, da von ihm die Hauptgefahr ausgeht. Ebenso wie der Uterus schützende Bergungshülle und unbarmherziges Gefängnis zugleich sein kann, besitzt der Ergänzer im zweiten Raum ein gefährliches Doppelgesicht: Anfänglich beginnen nämlich entweder nur zwei Schritte von ihm entfernt für den Säugling unerträgliche Einsamkeiten oder, wird die Explorationsfreudigkeit des Säuglings durch den Ergänzer stetig verhindert, in dessen ununterbrochener Nähe unerträgliche Wachstumsverhinderungen.

Gefahren der zweiten Beziehungssituation

Was genau vollzieht sich zwischen dem Ergänzer und dem Kind?

In diesem Kapitel wird es weniger darum gehen, klare Antworten auf diese Frage zu finden. Vielmehr wollen wir die Atmosphäre und Gefahrenmomente des Mit- und Ineinanderverwobenseins der zweiten Beziehungssituation genauer betrachten und auf uns wirken lassen. Die Empfindlichkeiten dieses zwischenmenschlichen Brisanzfeldes verinnerlicht zu haben, wird uns helfen, das spezifisch Menschliche unserer Primatenart besser zu verstehen – in seinen Leistungen wie in seinen Leistungseinschränkungen.

Was vollzieht sich also zwischen dem Ergänzer und dem Kind?

Hier sind zwei Perspektiven möglich: die des Ergänzers wie die des Kindes, welche wir nacheinander einnehmen wollen. Zur Verdeutlichung dieser Perspektiven bedienen wir uns zweier Bezugsquellen, die jeder von uns in sich trägt und deren robuste Existenz im Kollektivgedächtnis einer Gesellschaft als ein Hinweis für ihre Deutungskraft gelten kann. Wir werden ein bekanntes Märchen untersuchen, um die Position des Ergänzers zu verstehen. Danach erfolgt die Betrachtung eines berühmten Werkes der Literaturgeschichte, welches aufgrund seiner Transformation von einer Erwachsenenlektüre hin zum Kinderbuch die These zulässt, dass diese Verwandlung dann stattfindet, wenn Generationen von Kindern einen Lesestoff vorfinden, der ihnen eine nützliche implizite Wahrheit mitteilt, die zwischen dem Erzählstoff geheimnisvoll hindurchschimmert.

Die Perspektive der Ergänzer: »Hänsel und Gretel«

1814 erschien die Sammlung Kinder- und Hausmärchen der Gebrüder Grimm. Eines der zentralen Märchen ist »Hänsel und Gretel«. Trotz der Bekanntheit sei es hier kurz nacherzählt:

Hänsel und Gretel sind die Kinder eines armen Holzfällers, der mit seiner Frau im Wald lebt.[15] Als die ökonomische Not zu groß wird, überredet die Frau ihren Mann, die beiden Kinder nach der Arbeit im

Wald zurückzulassen. Der Holzfäller führt die beiden am nächsten Tag in den Wald. Doch Hänsel hat die Eltern belauscht und legt eine Spur aus kleinen weißen Steinen, anhand derer die Kinder zurückfinden. So kommt es, dass der Plan der Mutter scheitert. Doch der zweite Versuch gelingt: Dieses Mal haben Hänsel und Gretel nur eine Scheibe Brot dabei, die Hänsel zerbröckelt, um eine Spur zu legen. Diese wird jedoch von Vögeln gefressen. Die Kinder finden nicht mehr nach Hause und verirren sich. Am dritten Tag entdecken die beiden ein Häuschen, das ganz aus Brot, Kuchen und Zucker hergestellt ist. Zunächst brechen sie Teile des Hauses ab, um ihren Hunger zu stillen. In diesem Haus lebt jedoch eine Hexe, die eine Menschenfresserin ist. Die Hexe lockt die beiden in ihr Haus, macht Gretel zu ihrer Dienstmagd und mästet Hänsel in einem Käfig, um ihn später zu verspeisen. Um zu überprüfen, ob der Junge dazu schon dick genug ist, befühlt die halbblinde Hexe jeden Tag seinen Finger. Hänsel wendet jedoch eine List an. Anstatt seines Fingers streckt er ihr an jedem Tag einen kleinen Knochen entgegen, den die Hexe unzufrieden betastet. Als sie erkennt, dass der Junge nicht fett zu werden scheint, verliert sie die Geduld und will ihn dann doch im Ofen braten. Die Hexe verlangt von Gretel, in den Ofen zu sehen, ob dieser schon heiß sei. Aber Gretel behauptet, dass sie zu klein wäre, um tief genug in den Ofen blicken zu können. Deshalb muss die Hexe selbst nachsehen. Als sie den Ofen öffnet, stößt Gretel die böse Hexe in den Ofen, in dem diese verbrennt. Die Kinder nehmen Schätze aus dem Hexenhaus mit und finden den Weg zurück zum Vater. Die Mutter ist inzwischen gestorben. Nun leben sie glücklich und leiden keine Not mehr.

In den hier für uns wichtigen Zusammenhängen sind nicht Hänsel und Gretel die Hauptfiguren der Geschichte, sondern die Ergänzer, insbesondere die Mutterfiguren. *Die Mutter und die böse Hexe sind zwei Extreme einer missglückten Ergänzerfunktion.*[16] Aufgrund ihrer eigenen Not, entstanden durch mangelnden innerlichen Reichtum, sieht sich die Mutter nicht in der Lage, den Kindern ausreichende Ergänzerfunktion zur Verfügung zu stellen. Bleiben die Kinder im Haus und sie in der Versorgungspflicht, sieht sie sich im Kern ihrer

Person von den Kindern tödlich bedroht, im Märchen durch den Hungertod konkretisiert. Sie kann deshalb den Kindern nicht die für deren seelische Entwicklung und körperliches Überleben notwendige Prothesenfunktion zukommen lassen. Stattdessen setzt sie die Kinder einer Autonomieforderung und Pseudofreiheit aus, der diese gar nicht gewachsen sind. Passenderweise ist es der Vater, der gewöhnlich in der Erziehung eher drängend die Autonomie fördert und fordert, der die Kinder in den Wald führt und dort aussetzt. Dort haben die Kinder alle Freiheiten, niemand sagt ihnen, was sie tun oder lassen sollen, gleichzeitig genießen sie aber auch keinen Schutz mehr vor den Gefahren des Waldes. Auf sich allein gestellt, sind sie von der Freiheit der Selbstbestimmung überfordert.

Überforderung durch zu frühe Selbständigkeit: Die »böse« Mutter

Ergänzer, die sich von ihren Kindern nicht ausreichend bereichert fühlen, erleben eher den Beraubungsaspekt, den die Ergänzertätigkeit auch mit sich bringt. Dieser Gesichtspunkt wird von den einschlägigen Erziehungsratgebern meist vollkommen übersehen. Familien sind nicht in erster Linie Zweiheiten, die aus Erziehern und zu Erziehenden bestehen. In erster Linie sind Familien Einheiten, die sich aus Menschen zusammensetzen, die miteinander leben dürfen und müssen. Jenseits von permanenten Erziehungsaufgaben der Eltern muss das Miteinanderleben und seine Abläufe verhandelt und realisiert werden. Ergänzer, die selbst in ihrer Kindheit ausreichend ergänzt worden sind, können den Kraftaufwand aufbringen und sind flexibel genug, sich von ihren Kindern permanent in und von ihren eigenen Bedürfnissen beschneiden und berauben zu lassen. Dieses Verhältnis ist jedoch auch von Seiten der Ergänzer nicht durchgehend frei von sogenannten »negativen« Emotionen wie Ärger, Wut und manchmal auch Hass.

Emotionen dieser Art zulassen können und sich von ihnen nicht bedroht fühlen, ist von selbst erlebten Ergänzererfahrungen abhängig. Immer wieder sieht man als Psychiater Mütter, die Angst davor haben, ihren Kindern etwas antun zu können. Angst vor Impulskontrollverlust tritt dann beispielsweise bei Ansicht eines Haushaltsmessers auf und die Befürchtung, plötzlich »willenlos« nach dem Messer greifen zu müssen und zustechen zu können. Dass Wutemotionen ganz normal sind und im seelischen Haushalt integriert werden können, haben diese Mütter offensichtlich in ihrer eigenen Kindheit aus unterschiedlichen Gründen nicht kennenlernen dürfen.

Fokussiert ausgedrückt: Kinder sind auch immer wieder unendlich nervtötende Mitbewohner, die aber »leider« einen Dauermietvertrag besitzen. In der Realität der gesellschaftlichen Jetztsituation kommt es immer häufiger zu Kündigung des Mietverhältnisses durch einen Ergänzer aufgrund wiederentdeckten Eigenbedarfs. Patchworkbiografien mit Umzügen in wechselnde WGs des Lebens werden Normalität. Die von Psychiatern bezogen auf diese gesellschaftliche Realität weiterhin ganz naiv vorgebrachte Frage: »Wie war das Verhältnis zu Ihrem Vater?«, wird zunehmend mit Gegenfragen beantwortet: »Welchen meinen Sie? Den biologischen Vater, den ich nicht kannte? Den ersten Vater, der bei uns von meinem dritten bis neunten Lebensjahr lebte und mit dem meine Mutter ein weiteres Kind hatte? Oder meinen Sie den zweiten Vater, vom elften bis siebzehnten Lebensjahr, zu dem ich keinen Kontakt mehr habe?«

Was dies für die später unter Umständen zu erbringende Ergänzerkompetenz und ihre Anwendung an den Kindern für die gesellschaftliche Entwicklung bedeutet, wird sich bald zeigen. Erste Ahnungen geben die notwendig werdenden Ganztagsbetreuungsangebote in Kindergärten und Schulen. Die primäre Ergänzerfunktion selbst muss vermutlich zukünftig immer stärker durch staatlich institutionalisierte Ergänzerergänzerfunktionen ergänzt werden.

Mütter oder Väter, deren Halte- und Ertragungskapazitäten rasch erschöpft sind, stoßen Kinder von sich weg, fordern sie in der Folge zu früh und geben ihnen nicht genug Sicherheitsabstand zu im Innen und Außen liegenden »Waldgefahren«. Diesen können sich die Kinder aber noch nicht alleine stellen und sie werden von den Umständen überfordert. Sie benötigen die Eltern noch als Ereignispuffer,

Entängstigungsagens und emotionalen Simultanübersetzer. *Anstatt diesen Funktionen nachzukommen, halten die erschöpften und überforderten Eltern einen für sie selbst notwendigen Sicherheitsabstand genau zu denen ein, die auf das Fehlen dieses Abstandes angewiesen sind.*

Fatale Vereinnahmung: Die Hexe

Ähnlich und doch ganz anders die Ergänzertätigkeit der Hexe. Auch sie ist hungrig wie die Mutter. Allerdings »anorektiert« sie sich nicht in der Begegnung zum Kind, sondern »bulimiert« das Kind als Seelennahrung. Verstehen wir also Mutter und Hexe als die beiden Aspekte einer Ergänzerin, die selbst nicht ausreichend genährt wurde, so können wir sagen: Entfernt sich das Kind zu weit, gewinnt es also zu viel Selbständigkeit, ist die Mutter, die selbst keine ausreichende Trennungs- und Distanzaushaltungskompetenz besitzt, in ihrem eigenen seelischen Überleben bedroht. Deshalb sperrt sie das Kind in einen Bekümmerungs- und Abhängigkeitskäfig, aus dem dieses nicht entkommen kann. Wachstum, im Märchen konkretisiert durch Gewichtszunahme, wird von dem Kind notgedrungen verheimlicht. Es wächst nicht nach außen, angespornt durch die Freude der Mutter, sondern allenfalls still nach innen, abgetrennt von der notwendigen und liebevollen Rückkopplung mit dem Ergänzer. Größen- und Kleinheitsfantasien, die in der kindlichen Entwicklung bedeutsam sind und ganz natürlich auftreten, werden bei ungestörter Erziehung hilfreich durch Kommunikation mit dem Außen abgemildert. Das Kind lernt durch die Kommunikation sich selbst einzuschätzen, angemessen stolz zu sein und Frustrationen auszuhalten. Fehlt diese Rückkopplung mit dem Ergänzer, verharrt das Selbstwertgefühl in seinem Wachstum auf einer rudimentären und wackligen Ebene. Werden diese Kinder erwachsen, ringen sie in einer Permanentanstrengung lebenslänglich mit ihrem Selbstwertgefühl und den sozialen Situationen, die das Selbstwertgefühl in Spannung bringen.

Auch die Hexe hält einen, wenn auch anderen Sicherheitsabstand zu dem Kind ein, an dessen Entwicklung sie nicht wirklich interessiert oder beteiligt ist und sein darf, sonst könnte sie das Kind im Verlauf loslassen und damit an die Welt verlieren. Das Kind wird nicht darauf vorbereitet, irgendwann seinen Ergänzer zu verlassen, vielmehr soll es vernichtet werden, bevor es selbständig (ausreichend mit Fettreserven ausgestattet, um sich in der weiten Welt aus dem eigenen Depot versorgen zu können) aus dem Hexenhaus ausziehen könnte. *Die Hexe benötigt zu sehr das Kind selbst als eine Prothese zum Ausgleich des eigenen Mangels, es kommt zur fatalen Ergänzerumkehrsituation, in der das Kind für die Mutter da ist und nicht die Mutter für das Kind.* Junge Erwachsene, die diese Situation z.B. wegen einer Suchterkrankung der Mutter kennenlernen mussten, wirken sonderbar ernst und erwachsen aufgrund der frühen, überlebensnotwendigen Notreifung, die auf Kosten ihrer Genussfähigkeit und einer spielerischen Unernsthaftigkeit gegenüber dem Leben ging.

Hänsels psychische Entwicklung entfaltet sich also an den Extremalternativen einer mütterlichen »Zuwendung« mit den Polen des Erfrierens im Einsamkeitswald und dem Verbrennen im symbiotischen Ofenfeuer. Sowohl die Hexe wie die böse Mutter müssen sterben, damit die Kinder glücklich leben können. Das Märchen unterstreicht am Ende die Rolle des Vaters, der als weiterer Ergänzer eine wichtige Funktion in der Beziehungsregulation zwischen Mutter und Kind spielen kann.

Die Perspektive des Kindes: »Robinson Crusoe«

Wenden wir uns nun der ersten interpersonellen Begegnungssituation aus der Sicht des Kindes zu. Auch hier wollen wir eine allgemein bekannte Geschichte als Metapher dieser Perspektive benutzen.

1719 erschien der erste Roman der englischen Literaturgeschichte. Daniel Defoe schildert darin die Abenteuer des schiffbrüchigen Robinson. Der Titel der Originalausgabe übersetzt, liest sich wie eine kurze Inhaltsangabe: »Das Leben und die seltsamen, überraschenden Abenteuer des Robinson Crusoe aus York, Seemann, der 28 Jahre allein auf einer unbewohnten Insel an der Küste von Amerika lebte, in der Nähe der Mündung des großen Flusses Oroonoque; durch einen Schiffbruch an Land gespült, bei dem alle außer ihm ums Leben kamen. Mit einer Aufzeichnung, wie er endlich seltsam aus den Händen von Piraten befreit wurde. Geschrieben von ihm selbst.«

Die Geschichte in Kürze: Robinson Crusoe wird 1632 in York geboren. Gegen den Rat seines Vaters heuert Robinson als Seemann an und wird auf einer seiner ersten Fahrten vor der Küste Nordafrikas von Piraten überfallen und versklavt. Erst nach zweijähriger Gefangenschaft gelingt ihm zusammen mit einem ebenfalls versklavten Jungen die Flucht. Beide segeln entlang der afrikanischen Atlantikküste nach Süden. Schließlich werden sie auf hoher See aufgenommen und über den Ozean nach Brasilien gebracht. In Brasilien kommt Robinson durch geschicktes Handeln schnell zu Geld. Er erwirbt eine eigene Plantage und bewirtschaftet diese. Doch bald treibt es ihn erneut zur See, um schwarze Sklaven für seine und andere Plantagen aus Guinea in Afrika zu holen. Auf dieser Fahrt erleidet er bei einem Sturm in der Karibik Schiffbruch und strandet an einer abgelegenen Insel. Kein anderes Mitglied der Besatzung überlebt. Crusoe kann an den folgenden Tagen mit einem selbstgebauten Floß noch verschiedene Ausrüstungsgegenstände von seinem Schiff retten, bevor er eines Morgens feststellen muss, dass es nach einem weiteren Sturm verschwunden ist. Robinson baut sich eine Festung, in deren Schutz er lebt. Etwa am zwölften Tag seit seiner Landung auf der Insel errichtet er ein großes Kreuz, in das er den 30. September 1659 als Datum seiner Ankunft einritzt, und er beschließt, fortan an jedem Tag eine Kerbe in das Kreuz zu ritzen. Dass er schließlich 28 Jahre auf der Insel verbringen wird, ahnt er zu diesem Zeitpunkt noch nicht. Er beginnt, Getreide anzubauen, zu jagen und Kleidung aus Ziegenfellen herzustellen. Seine Festung rüstet er mit von dem Schiff stammenden Musketen aus. All dies tut er mit äußerster Vorsicht, da er sich auf der Insel nicht sicher fühlt. Auf der Insel gefangene Ziegen verwendet er zur Zucht und gelangt so zu einer eigenen Ziegenherde. Er leidet enorm unter seiner Einsamkeit, unter der fehlenden Begegnung mit anderen im Gespräch oder einfach nur im Beisammensein. In guten und selbstsicheren Tagen bezeichnet er sich als Gouverneur der Insel, deren einziger Bewohner er ist.

Eines Tages entdeckt er im Sand am Strand Fußabdrücke, die er zunächst für seine eigenen hält. Ein Größenvergleich aber verschafft ihm Gewissheit, dass es sich nicht um seinen eigenen Fußabdruck handeln kann. Robinson, der sich nichts mehr wünscht, als dass seine Einsamkeit beendet würde und der keinen weiteren Hinweis auf den Urheber des Fußabdruckes besitzt, als diesen selbst, erfasst panische Angst. Er flieht Hals über Kopf in seine Festung, in der er sich bis an die Zähne bewaffnet für Tage verschanzt. Bekanntlich befreit er später einen »Wilden« aus den Händen eines Kannibalenstammes, nennt diesen in Gedenken an den Befreiungstag »Freitag« und lebt mit Freitag noch über Jahre gemeinsam auf der Insel, bis sie schließlich gerettet werden. Danach durchlebt Robinson noch einige weitere Abenteuer, die aber für unsere Belange nicht mehr von Interesse sind.

Angst vor Einsamkeit vs. Angst vor dem Verschlungenwerden

Der zentrale Moment des Romans ist der Augenblick, in dem Robinson am Strand zufällig Fußabdrücke entdeckt.[17]

Interpersonelle Begegnungen sind von der ersten Situation nach der Geburt an Hochrisikounternehmen für das auf ein Du angewiesene neue Leben. *Zu Beginn hängt das physische Überleben alleinig von einem zum Wir bereiten Du ab. Später, wenn das physische Leben als Erwachsener selbst sichergestellt werden kann, ist das fruchtbare, befriedigende psychische Bestehen aber weiterhin von einer gelungenen Wir-Bildung mit anderen Menschen abhängig.*

Die Entstehung von Einsamkeitsmomenten, wie sie Robinson durchleidet, ist in der Menschheitsgeschichte ein äußerst junges Phänomen und setzte erst mit der Sesshaftwerdung ein. In den frühen Hochkulturen mit ihren imposanten Stadtbildungen schaukelte sich erstmals verschärfte Isolation zu Einsamkeitserfahrungen hoch, die vorher über Millionen von Jahren Hominiden fremd waren, in den westlichen Gesellschaften hingegen heute zum »way of life« gehören. *Diese neuen Isolations- und Einsamkeitserfahrungen ermöglichten neue Entfaltungsgrade der menschlichen Psychopathologie.* Aufgrund der verloren gegangenen Gegenseitigkeit sind diese neuen Räume der Stille Brutkästen positiver wie negativer menschlicher Kreativität.

In der langen Menschheitsentwicklungsgeschichte haben sich unsere Vorfahren hingegen, vermutlich aufgrund der überall lauernden Raubtiergefahren, nur in Hör- und Rufweite von den übrigen Gruppenmitgliedern entfernt. Das Beziehungsband zum anderen kann über Berührung, Sichtkontakt, aber auch über Sprache geknüpft werden und reisst erst ab, wenn der andere nicht mehr gehört werden kann. Hier finden wir erste Hinweise auf eine dem Menschen eigene, lebendige akustische Sicherheitsglocke namens Sprache, in die Menschen eingesponnen sind. In diesem Zusammenhang betrachtet ist es befremdlich, dass heutzutage das Hüsteln des Nachbarn durch die Zimmerwand bereits eine unerträgliche Zumutung darstellen kann.

Robinsons Angst in der Einsamkeitserfahrung symbolisiert die ersten und somit frühesten Beziehungsängste interpersoneller Begegnung. Zum einen ist da die frühe Angst, nicht gesehen oder verlassen zu werden. Bereits das gerade Neugeborene ruft mit einem Initialschrei nach der Mutter, sucht mit pendelnden Kopfbewegungen nach der Brust und beruhigt sich seelisch und physisch durch den nährenden Körperkontakt mit der Mutter. Jede ungewollte Trennung, zu der noch keine Aushaltungsbereitschaft besteht, rekapituliert diese Angstsituation und muss zunächst auf ein Minimum von Abwesenheit reduziert bleiben. Trotz aller erreichbaren seelischen Stabilität bleibt die permanente Sorge des Verlassen-werden-Könnens in uns präsent.

Ständig suchen Robinsons Augen den Horizont ab, immer in der Erwartung, endlich das rettende Schiff, das ihn aus der Einsamkeit erlösen würde, erspähen zu können. Zum anderen aber ist er besessen von der Angst, wilden Kannibalen in die Hände zu fallen, was die zweite primäre Beziehungsangst konkretisiert. Die Fußabdrücke geben keinen Hinweis auf den Verursacher, ob Menschenfresser oder Retter, die Angst, von den Kannibalen gefunden und gefressen zu werden, ist jedoch größer als die Hoffnung, endlich aus der Einsamkeit erlöst zu werden. Deshalb tritt Robinson lieber die Flucht in seine Festung an und versteckt sich in ihr, auch auf die Gefahr hin, dadurch von möglichen Rettern unentdeckt zu bleiben. Ebenso kann das Neugeborene auf den Ergänzer nicht verzichten, hat aber auch Angst vor der verschlingenden Omnipotenz des diffus wahrgenommenen Gegenübers und benötigt Abstandszeiten des »bei sich seins«. Geübte Ergänzer spüren den Erschöpfungsmoment des Säuglings in Beziehungssituationen und erlauben ihm ungekränkt, sich zurückzuziehen. Interessanterweise gibt es hier Geschlechtsdifferenzen. Mütter erlauben eher den Söhnen, den Blickkontakt abzubrechen, und bemühen sich häufiger, die Töchter durch wiederholtes Weiterspielen in die Beziehungssituation zurückzuholen.[18] Anscheinend wissen sie »erfahrungs-anlage-intuitiv«, dass die Begegnungsmomente für die männlichen Säuglinge anstrengender sind als für die weiblichen. Ein Nichttolerieren dieses Rückzugswunsches verschärft das vage und überfordernde Omnipotenzerleben des Ergänzers durch den Säugling und somit seine Beziehungsangst, »kannibalenhaft« verschlungen zu werden.

Die Fußabdrücke geben nebenbei gesagt keinen Hinweis auf das Geschlecht des Verursachers. Wir befinden uns auf einer noch nicht geschlechtlichen Beziehungsebene. Gefahr geht schon von der wie auch immer geschlechtlich gearteten Präsenz eines jeden Gegenübers aus. Erst in reiferen Phasen des Lebens, mit der Pubertät, wird die Begegnung mit den anderen durch Geschlechtsdifferenzierungen entscheidend und aufregend verkompliziert.

Die Kunst des In-Beziehung-bei-sich-bleiben-Könnens

Fassen wir zusammen: *Menschen sind auf eine dramatische Art Beziehungswesen, wie es mit keiner anderen Spezies vergleichbar ist.* Es ist deshalb verständlich, dass Psychopathologien immer auch schattengleich von Beziehungspathologien begleitet werden müssen. *Wenn in der Anfangssituation interpersoneller Erfahrungen, im zweiten Raum des*

Seelenlabyrinths, die heikle Balance zwischen Nähe und Distanz nicht befriedigend gelingt, dann fallen auch spätere Entwicklungsschritte noch schwerer, als sie sowieso schon sind. Das zur Welt gekommene Kind namens Gretel oder Hänsel Crusoe und seine Ergänzer treffen sich auf der Spitze eines über Millionen von Jahren aufgetürmten, evolutionär gewachsenen, heiklen Verhandlungsturms, der eine labil-stabil-labile Plattform bereithält, auf der das Geschehen des Begegnens seine Bühne findet. *Gehirne stehen in Wechselwirkung und stetiger Austauschbereitschaft miteinander und gleichen aufgrund unserer Emotionalität weniger getrennten Feststoffkörpern als vielmehr ineinander verwirbelten Rauchschwaden, die vor allem die Kunst erlernen müssen, im Verwirbeln bei sich bleiben zu können.* Sowohl Ergänzer wie auch das Kind bringen evolutionär gewachsenes Vorwissen mit auf die Beziehungsplattform. Man könnte sagen, sie sind anlagebefähigte Schauspieler, die aber erst noch miteinander und voneinander ihre Rolle lernen müssen. Von der früh erlebten Regiekompetenz hängt für den Säuglingsschauspieler vieles ab, denn wie gut er seine Lebensrolle beherrschen wird und wie stabil er dabei mit anderen Schauspielern ein Ensemble bildet, wird in seiner Grundausbildung nuanciert. Nur wenn es gelungen ist, die frühen hier beschriebenen »Lampenfieberängste« zu überwinden, sind wir gestärkt für die Rollen von »Romeo und Julia« bis »Faust«, welche uns das Leben mit seinen tragischen Komödien und komischen Tragödien zuweist. Im folgenden Kapitel sehen wir uns genauer an, wie die Evolution in dieser Schauspielerausbildung ihr Regiewerk verrichtet.

6. Wie funktioniert Evolution?
Wer keine Angst kennt, stirbt

Wäre dieses Buchunternehmen eine Jungfernfahrt, dann hätten wir jetzt erfolgreich den Stapellauf überstanden, hätten das Hafenbecken verlassen und würden in diesem Augenblick, hinter dem Bug noch die Küstenlinie in Sichtweite, Fahrt auf das offene Meer aufnehmen. Das Themenmeer aber ist weit und es fehlt an Orientierung. Zu diesem Zeitpunkt müssen wir auf unseren Kompass achten und uns etwas vertieft mit der Evolutionstheorie selbst beschäftigen.

Bücher über die Evolutionstheorie füllen ganze Bibliotheken. Seit ihrer Entdeckung und Erstbeschreibung durch Charles Darwin im Jahre 1859 in seinem Buch Die *Entstehung der Arten*[19] war die Evolutionstheorie selbst einem Entwicklungs- und Verständnisprozess unterworfen, der bis heute nicht abgeschlossen ist. Eine Reihe von Ergänzungen wurde in die Theoriebildung aufgenommen, anderes wurde wieder verworfen. Entgegen der allgemeinen Ansicht ist die Evolutionstheorie nicht leicht zu verstehen. Jeder Versuch, sie mit einfachen Begriffen und Schlagworten verständlich zu machen, birgt das Risiko einer entstellenden Simplifikation. Selbst führende Theoretiker werfen sich im Eifer des wissenschaftlichen Gefechts manchmal gegenseitig vor, die Evolutionstheorie nicht wirklich verstanden zu haben.[20] Kein ernstzunehmender biologisch orientierter Wissenschaftler zweifelt jedoch daran, dass das Leben in seiner heutigen Erscheinungsvielfalt durch Evolution entstanden ist. Die Indizien und Beweise sind einfach zu erdrückend.

Im Weiteren wollen wir mit der Unbekümmertheit und Leichtsinnigkeit eines interessierten Laien an das komplexe Thema herangehen, um Wesentliches zu erkennen. Detailfragen wollen wir entschieden übersehen. Wir brauchen nicht zu wissen, wie unser Kompass eigentlich physikalisch ganz genau arbeitet oder wie er im Detail aufgebaut ist, es genügt, ihn als theoretisches Rüstzeug dabeizuhaben und ihn, wenn es darauf ankommt, anwenden zu können. Um dies während unserer fortschreitenden Erkundigung im Seelenlabyrinth tun zu können, wenden wir aus Sparsamkeitsgründen einen Trick an. Wir beschäftigen uns nicht damit, wie die Evolution eigentlich funktioniert und arbeitet, das überlassen wir den Fachleuten. Wir wollen uns mit ihrem *Ergebnis* beschäftigen, also vor allem mit der Folge evolutionärer Prozesse. Wir werden eher wie ein Autofahrer sein, der nicht zu verstehen braucht, wie sein Fahrzeugmotor eigentlich die Antriebsleistung hervorbringt, und weniger wie ein Mechaniker, den genau dies brennend interessiert.

Ein Beispiel zu diesem Ansatz. Man könnte fragen: »Wie ist das menschliche Bewusstsein entstanden?« Es könnte die Schilderung eines gängigen Szenarios folgen, in dem Begriffe wie Selektion, Variation, Population, Gendrift, erweiterter Phänotyp und Elterninvestment vorkommen, was alles wissenschaftlich zutreffend sein könnte, uns jedoch durch die dann entstehenden Detailfragen nur ablenkt.

Wir gehen anders vor. Theoretische Einzelfragen evolutionärer Prinzipien lassen wir zunächst beiseite. Die Frage »Wie ist das menschliche Bewusstsein entstanden?« beantworten wir in unserem Ansatz so: »Ganz einfach. Das Bewusstsein des Menschen ist über die Mechanismen der Evolutionsprinzipien allmählich aus dem Bewusstsein der Tiere entstanden.«[21]

Wie dies im Einzelnen stattfand, auf welcher Funktionsebene die Evolution wirksam wird, lassen wir unberücksichtigt, da es im Grunde für unsere Belange unerheblich ist. Uns interessiert nicht der theoretische Streit der Populationsgenetiker, Gruppenselektionsbefürworter, Genegoismusvertreter und Organismusanhänger untereinander, uns interessiert, dass die Evolution ganz offensichtlich stattgefunden hat, Organismen verändert, physische wie psychische Merkmale hervorruft und Spuren in der anthropologischen Matrix hinterließ.

Die Grundvoraussetzungen evolutionärer Prozesse

Darwin war nicht der erste Forscher, der an eine stetige Entwicklung und Veränderung der Arten glaubte und diese zu belegen suchte. Jean-Baptiste Lamarck, der bedeutendste Biologe zu Beginn des 19. Jahrhunderts, hatte bereits vor Darwin in seinem Hauptwerk *Philosophie Zoologique* 1809 eine Evolutionstheorie vorgelegt. Die Vielzahl der Lebensformen führte er auf einen natürlichen Entwicklungsprozess zurück, der sehr langsam vonstatten gegangen sei. Verwandlungen der Arten in neue Arten sei geschehen, da zum einen dem Leben ein natürliches Bestreben nach Vollkommenheit innewohne und zum anderen erworbene Fähigkeiten an die Nachkommen weitervererbt werden könnten. Darwins großes Verdienst liegt in seiner Erkenntnis, die Evolution entgegen der Lamarckschen Vererbungstheorie als einen Prozess erkannt zu haben, bei dem der Zufall eine entscheidende Rolle spielt. Neben Darwin erarbeitete zeitgleich und unabhängig Alfred Russel Wallace (1823–1913) ebenfalls eine Evolutionstheorie, die in den entscheidenden Punkten mit Darwins Vorstellungen übereinstimmt. Beide trugen am 1. Juli 1858 ihre Theorie gemeinsam vor der hoch angesehenen Linné-Gesellschaft in London vor. Der Jahresbericht der Linné-Gesellschaft des gleichen Jahres berichtet, dass »in diesem Jahr keine bedeutsame Entdeckung zu verzeichnen gewesen ist«. Wie wir heute wissen, einer der größten Wissenschaftsirrtümer aller Zeiten. Zu den Ungerechtigkeiten des kollektiven Gedächtnisses gehört es außerdem, dass Darwin heute weltbekannt ist, wohingegen Wallace weitgehend in der Erinnerungsversenkung verschwunden ist. Darwins Evolutionstheorie sei in wenigen Sätzen trotz ihrer Bekanntheit an dieser Stelle erläutert.

Die Verwandlung der Arten über große Zeiträume hinweg nannte Darwin »natürliche Selektion«. Diese hat vier Grundvoraussetzungen. Erstens muss es überhaupt Fortpflanzung, also »Reproduktion« geben. Zweitens muss »Vererbung« stattfinden, Nachkommen müssen deshalb ihren Eltern in manchen Merkmalen ähnlicher sein können als anderen Mitgliedern ihrer Art. Die dritte Voraussetzung für die Evolution ist »Variation« innerhalb einer Art, was ausdrückt, dass sich Mitglieder einer Art in Merkmalen leichtgradig unterscheiden können. Schließlich muss es als vierte Voraussetzung »Konkurrenz« innerhalb der Art geben. Diese führt dazu, dass nicht alle Mitglieder der Art gleich erfolgreich in der Reproduktion sein können: Die besser Angepassten, oder eingedeutscht »Fittesten«, überleben und haben mehr Nachkommen als die weniger gut angepassten Artgenossen. Die Entstehung der Arten folgt diesen Grundmechanismen und wird durch sie ermöglicht.

So viel zu Darwins Evolutionstheorie und seiner Nomenklatur. Was fangen wir jetzt damit an? Für unsere Zwecke ist diese Theoriesprache im Moment noch zu sperrig und verbirgt mehr, als sie offenlegen soll. Wir werden deshalb auf eine Metapher zurückgreifen, um dann mit ihrer Hilfe die modernen evolutionstheoretischen Konzepte vorzustellen, die wir benötigen, um menschliche Psychopathologie und ihre evolutionären Wurzeln begreifbarer zu machen.

Dass jede Metapher hinkt, wie auch die folgende, versteht sich von alleine.

Alles einsteigen in den Evolutionszug

Wie funktioniert Evolution?

Über solche Fragen denke ich gerne nach, während ich mit öffentlichen Verkehrsmitteln in die Klinik fahre. Dazu muss ich von einer U-Bahn am Hauptbahnhof in eine S-Bahn umsteigen. Die von mir zu nehmende S-Bahn ist aber jeden Morgen zur gleichen Zeit durch die hohe Anzahl an Berufspendlern und Schülern hoffnungslos überfüllt. Jeden Morgen bleiben einige enttäuschte Fahrgäste am Bahnsteig zurück, da aufgrund mangelnder Kapazitäten der Züge nicht alle mitfahren können. Und jeden Morgen wiederholt sich das gleiche »Drama«. Die Anzeigentafel informiert darüber, dass in acht Minuten eine weitere S-Bahn in den Bahnhof einfahren wird. Sollte man nicht mitkommen, muss man wiederum acht Minuten auf die nächste warten. Noch fünf Minuten. Langsam füllt sich der Bahnsteig. Einige plaudern noch angeregt miteinander. Noch vier Minuten. Die Gruppe von Wartenden kommt in Bewegung. Noch drei Minuten. Die Gespräche verstummen allmählich, man bringt sich in Stellung. Manche positionieren sich entlang des Bahnsteiges an den Standorten, wo sich die Türen der angehaltenen S-Bahn gewöhnlich öffnen werden, um dadurch einen Wettbewerbsvorteil zu erreichen. Manche drängen rücksichtslos nach vorne, egal ob andere dagegen protestieren.

Noch zwei Minuten. Jetzt wird es langsam ernst. Niemand liest mehr Zeitung oder ein Buch. Keiner sitzt mehr auf den wenigen Wartesitzplätzen. Eine kompakt dastehende Menschentraube besetzt den Bahnsteig. Manche schummeln sich, anstatt sich hinten anzustellen, in die erste Reihe, indem sie von außen die Gruppe umgehen und sich zwischen diese und den Bahnsteig zwängen. Dies ist, ich muss es gestehen, auch meine bevorzugte Mitfahrstrategie. Ich nenne sie die »Von-außen-reinschummeln-Strategie«. Wir »Reinschummler« kommen dabei der Bahnsteigkante nicht ganz ungefährlich nahe. Dafür stehen wir aber jetzt in der ersten Reihe, selbstsicher, auch diesmal wieder mitzukommen und sogar einen der begehrten Sitzplätze zu ergattern. Andere Reisende ziehen sich zurück, ihnen ist das Gedränge zu rücksichtslos, sie warten lieber auf die nächste S-Bahn und werden dann vielleicht die ersten Einsteiger sein. Noch eine Minute. Alle blicken nach rechts, entlang der Bahnsteigkante. Sieht man schon die S-Bahn einfahren? Man drängelt jetzt noch mehr nach vorne und steht ganz dicht beengt. Auch diesmal, wie an jedem Morgen, zeigen sich verschiedene Strategien mit unterschiedlicher Risikobereitschaft und Erfolgsaussicht, alle entwickelt, um möglichst dem Problem, zurückgelassen zu werden, zu entgehen. »Einfahrt sofort« tönt es aus dem Lautsprecher. Die Cleversten und Wagemutigsten werden die ersten Einsteiger sein. Vor allem wir »Von-außen-Reinschummler« werden diesmal wieder dabei sein. Die lang erprobten Strategien werden sich auch diesmal bewähren. Einige trostlose Verlierer stehen in der letzten Reihe, sie werden zurückbleiben.

»Achtung, Achtung, eine Durchsage« ertönt es plötzlich aus dem Lautsprecher. »Der Zug der Linie 3 fährt heute außerfahrplanmäßig vom Gleis 2 ab, dem Bahnsteig gegenüber.« Für einen Moment sind alle irritiert und ratlos. Dann drehen sich alle Wartenden um 180 Grad und die Bahn fährt ein. Die ganze Gruppe wälzt sich schiebend und drängelnd hinüber, und ausgerechnet die ehemals letzten der Gruppe stehen nun in der ersten Reihe. Die Bahn hält, die Türen öffnen sich, Fahrgäste strömen heraus, die Ersten, ehemals die sicheren Nichtmitfahrer, steigen ein. Die Türen schließen sich, »Bitte zurücktreten!« ertönt es aus dem Lautsprecher, die Bahn fährt ab und die Risikofreudigsten, die immer mitkamen, die Gewinner von gestern und vorgestern, bleiben jetzt als Verlierer am Bahnsteig zurück. Sonst hatten wir, die »Von-außen-Reinschummler«, immer die beste Strategie. Die Bedingungen haben sich jedoch unvorhersehbar geändert und diesmal fahren wir nicht mit.

Als sich vor mir die Türen der S-Bahn schließen und ich frustriert und frierend auf dem kalten Bahnsteig zurückbleibe, kommt mir auf einmal die Erkenntnis: So funktioniert die Evolution!

Durch Anpassung und Zufall im »Zeitzug« Evolution vorankommen

Was hat mein Bahnhofserlebnis mit Evolution zu tun? Evolution ist ebenfalls eine Art Reise. Aber nicht von Bahnstation zu Bahnstation, sondern eine Reise durch die Zeit. Die Reise von einem Ort zum anderen, von einer Bahnstation zur nächsten, geschieht über Reproduktion, also über die Zeugung von Nachkommen. Gene werden an die Nachkommen weitergegeben, diese geben sie wieder weiter. Jedenfalls wenn alles gut geht und so reisen die Gene durch die Zeit, und jeder Halt an einer Station ist der Versuch, mit der nächsten Generation über Individuen, die die Genträger sind, weiterzukommen. Sehen wir jeden Fahrgast als einen Genträger an. Sein Ziel ist es, »mitzufahren«, also seine Gene im »Zeitzug« unterzubringen, folglich Nachkommen zu haben. Da nicht jeder mitfahren kann, notgedrungen aufgrund beschränkter Ressourcen manche nicht erfolgreiche Teilnehmer sein werden (es gibt nicht genug Zugkapazitäten), werden Strategien gebildet, die die Wahrscheinlichkeit mitzufahren erhöhen. Diese Strategien nennt man »Anpassung«. Die Strategien werden durch Zufall in der Genausstattung verankert und befähigen ihren Träger, sich entsprechend angepasst zu verhalten oder entsprechend angepasst im Körperbau zu sein. Die Anpassung wird durch das »Überleben« der Gene »belohnt«.

Wer möglichst risikoreich handelt, sich also besonders gut anpasst, wird seine Gene im Zeitzug unterbringen. Jedenfalls solange die Umstände so bleiben, wie sie waren. Ändern sich die Randbedingungen unerwartet, fährt der Zeitzug also plötzlich wider Erwarten vom gegenüberliegenden Bahnsteig ab, dann nutzt die Anpassung an die alten Bedingungen nichts mehr, im Gegenteil, sie ist eher hinderlich. Belohnt werden dann die, die nicht so stark angepasst waren, da sie sich dadurch eine gewisse Entwicklungsflexibilität erhalten konnten. Unerwartet können die vermeintlichen Verlierer plötzlich die Gewinner sein und mit Hilfe des Zeitzuges ihre Gene erfolgreich an die nächste Generation weitergeben.

Die Randbedingungen, zwischen denen sich das biologische Dasein entfaltete, änderten sich in den 3,5 Milliarden Jahren, seit denen Leben existiert, immer wieder. Plötzlich auftretende Klimaveränderungen etwa lassen den Zeitzug von einem anderen Bahnsteig abfahren, da sie das gesamte Ökosystem beeinflussen und über Veränderungen der Umgebungstemperatur z.B. das Nahrungsangebot eines Organismus empfindlich reduzieren können. Neu entstandene eingewanderte Arten, mit denen um die gleiche Nahrung konkurriert wird, sind ebenso eine unerwartete Verlegung des Abfahrtsgleises. Die schwerwiegendste Veränderung aber sind geologische Katastrophen. Mindestens dreimal kam es bisher zu solchen Katastrophen, in deren Folge jeweils ein massenhaftes Artensterben einsetzte.[22]

Resümieren wir: Evolution führt zu Ausbildung von physischen wie psychischen Merkmalen und Strategien. Diese Merkmale und Strategien können z.B. das Verhalten betreffen, den Körperbau, die Wahrnehmungsbefähigung, das innerliche Erleben oder das Handeln. Anpassung birgt Gefahren, spätestens dann, wenn sich die Umgebungsbedingungen unvorhersehbar verändern. Das Vehikel der

Evolution sind die Gene, die sich auf einer Reise durch die Zeit befinden und dabei durch Zufall immer neue Veränderungen entwickeln, von denen einige die Träger der Gene, die Individuen, geeigneter und strategisch geschickter machen und ihnen helfen, mit den Umgebungsbedingungen besser zurechtzukommen. Dies ist mit dem berühmten Wort der »Fitness« gemeint. Die Fitness entsteht dabei nur durch Zufall. *Anders als wir, die Bahnreisenden, denkt die Evolution ja nicht über eine Strategie nach. Sie hat keine Richtung, sie schreitet langsam in alle Richtungen voran.* Durch Anpassung und Glück kommen manche dabei weiter als andere. Es ist, als würfe das Leben und seine Umstände ständig einen Würfel und die Individuen erführen erst nachdem der Würfel gefallen ist, ob die nach oben liegende Augenzahl ihnen hilft, mit dem nächsten Zug weiterzukommen oder sie auf ein Feld bringt mit der Aufschrift: »Du bist ausgeschieden.« Schätzungen nach sind seit der Entstehung des Lebens über 99 Prozent aller jemals existierender Arten heute ausgestorben.

Veränderung durch Wettbewerb und sich ändernde Umweltbezüge

Das Beispiel mit den Zugreisenden trifft den evolutionären Prozess natürlich nicht wirklich. Will man sich der Evolution und dem Aspekt des Wettbewerbs und der permanenten Auseinandersetzung mit anderen biologischen Organismen treffender annähern und dennoch in der Metapher bleiben, müsste man die Strategien so beschreiben: Während einige Reisende ganz »angepasst« auf dem Bahnsteig warten, versuchen andere, den Stahl, von dem sie sich ernähren, aus der Trasse herauszubeißen, wieder andere klettern ohne Fahrschein auf den angekommenen Zug, andere tarnen sich als Fahrkartenkontrolleure, haben selbst gar keinen Fahrschein und versuchen die Wartenden um angeblich zu zahlende Nachschläge zu betrügen, wieder andere bemühen sich, den Zugführer zu entführen, während jemand ständig falsche Ansagen über den nächsten Abfahrtsort durch den Lautsprecher spricht. Und alle Reisenden stehen auf dem Speisezettel irgendwelcher gieriger Raubtiere mit Klauen und Reißzähnen, die ständig die Szenerie umkreisen und hungrig auf ihre Möglichkeit lauern.[23]

Mit allen diesen Widrigkeiten wird *der* Organismus am besten fertig und erreicht das Ziel der Reproduktion und Mitreise im Zeitzug, der zufällig Antworten auf relevante Herausforderungen der jeweiligen Bahnsteigsituationsnische bereithält. Organismen haben dabei bestimmte Umweltbezüge, in die sie hineinwirken und von denen sie beeinflusst werden. Der »Auf-die-Bahn-Kletterer« muss Hände mit Saugnäpfen evolviert haben, damit er bei hohen Geschwindigkeiten und schnellen Kurvenfahrten nicht vom Dach der Bahn heruntergeweht wird. Seine Umweltrelation ist eine andere als die des »Schienenbeißers«, der große Zähne und starke Kaumuskeln benötigt, dabei aber von kleiner Statur sein muss, damit er sich unter der Bahn ducken kann, falls diese zu früh in den Bahnhof einfährt. Eine wieder andere Umweltrelation besitzt der »Schummel-Fahrkartenkontrolleur«. Er muss in der Lage sein, mit anderen zu kommunizieren, und muss auf sie reagieren, damit er sie um vermeintlich zu zahlende Nachschläge betrügen kann. Seine Umweltrelation besteht nicht überwiegend aus physischer Natur, sondern aus psychischer.[24] Die normalen Bahnreisenden entwickeln im Lauf der Evolution wahrscheinlich eine große und kräftige Statur, mit deren Hilfe sie andere Fahrgäste von den Eingangstüren der eingefahrenen S-Bahn wegdrängeln können.

Da sich Arten aber im Verlauf der Evolution verändern, verändern sich auch ihre Umweltbezüge. Und damit auch die Gefahrenhorizonte, auf die sie dann durch den Prozess der Evolution immer stimmiger vorbereitet werden. Wird ein Organismus im Verlauf der Evolution komplexer, weitet sich parallel dazu sein Weltverständnishorizont und somit auch sein Gefahrenhorizont. Organismen besetzen zwar unterschiedliche ökologische Nischen (oder schaffen sie sich, je nachdem, wie man es sehen will), *bewährte, evolutionär gewachsene und in der Struktur des Nervensystems »hinterlegte« Gefahrenlösungen bleiben aber beibehalten und werden in die neue Organismusstruktur integriert.* Warum ist das in unserem Zusammenhang wichtig? Weil die im Menschen hinterlegten Alarmbereitschaften und Gefahrenlösungen über Jahrmillionen gewachsen sind und uns heute noch prägen – sowohl bei den Bewältigungsversuchen von Alltagsproblemen wie auch in unseren psychopathologischen Krisenzeiten.

Unser Gefahrenalarmierungssystem

Nehmen wir an, aus einem normal angepassten »Bahnsteigfahrer« habe sich durch evolutionäre Prozesse ein »Schienenbeißer« evolviert. Natürlich hat sich sein Körperbau verändert, weshalb er Merkmale verloren hat, die dem »Bahnsteigfahrer« genutzt haben. Der »Schienenbeißer« ist nicht mehr groß und schwerfällig, sondern klein, flink und wendig. »Schienenbeißer« und »Bahnsteigfahrer« besitzen aber eine Gemeinsamkeit. Beide sind der im Hintergrund permanent lauernden Gefahr durch hungrige Raubtiere ausgesetzt. Trotz aller Anpassung macht es deshalb für den »Schienenbeißer« keinen Sinn, seine Raubtier-Erkennungskompetenz abzulegen. Sie wird im evolutionären Verwandlungsprozess beibehalten und liegt für den Bedarfsfall »standby« als Option in ihm bereit. Nähern sich Raubtiere, läuft er davon, genau wie der »Bahnsteigfahrer«. Beide tragen aufgrund einer gemeinsamen evolutionären Wurzel die gleiche Alarmierungsbereitschaft in sich.

Dies hindert den »Schienenbeißer« nicht daran, sich über den Weg der Evolution auch an ganz neue Gefahrenhorizonte seiner speziellen Schienentrassenumgebung anzupassen. Z.B. frühzeitig heranfahrende Züge als solche auszumachen und ihnen geschickt ausweichen zu können.

Die Bearbeitung des einen Gefahrenhorizontes verstellt dabei allerdings die Bearbeitung des anderen Gefahrenhorizontes. Die »Schienenbeißer« können nicht auf ein womöglich zum Sprung bereites Raubtier achten und gleichzeitig ihre Aufmerksamkeit auf die heranrollenden Zugräder richten. Sie müssen deshalb in der Lage sein, die Gefahren im Außen zu bewerten und zu gewichten. Der heranrollende Zug mit seinen gefährlichen Rädern ist eine dringlichere Gefahr als das Raubtier, das sich »nur« in großer Entfernung in Sichtweite befindet. Je näher die Gefahr ist, desto dringlicher ist sie also und desto vorrangiger muss sie »bearbeitet« werden. Eine einsetzende Gefahrenalarmierung schließt damit verbindlich einen anderen Gefahrenhorizont aus. Selbst wenn irgendwo ein Raubtier auf den »Schienenbeißer« lauert, spielt dies keine Rolle mehr, wenn er Gefahr läuft, vom heranfahrenden Zug überrollt zu werden. Dann verschwindet die deutlich geringere Gefahr des Raubtierangriffes aus dem Wahrnehmungshorizont des »Schienenbeißers« und alles Erleben und Handeln ist eingeengt auf die viel wahrscheinlichere und gegenwärtigere Gefahr, gleich überrollt zu werden. Deshalb benötigen »Schienenbeißer« eine gut funktionierende Alarmierungsbereitschaft, welche die möglichen Alarmierungsgründe staffelt und wertet. Außerdem muss es auch möglich sein, bei gelungener Bewältigung der Gefahr schließlich Entwarnung zu geben, damit man sich wieder der Kunst des Schienenbeißens widmen kann. Komplexe Organismen müssen sich zwar laufend in Alarmbereitschaft befinden, dürfen aber nicht ständig alarmiert sein, da sie sonst zu gar nichts mehr kämen und ständig auf der Flucht wären.

Hier begegnen wir wieder dem dynamischen Binnenvolumen. Es ist auch unser Gefahrenalarmierungssystem. Es ist Teil eines evolutionär im Gehirn hinterlegten Alarmierungssystems, ohne das wir evolutionär gar nicht so weit gekommen wären und das wir auch heute, jeder von uns, tagtäglich einsetzen und nutzen. Das dynamische Binnenvolumen besitzt verschiedene gestufte Größen und wird in Gang gesetzt, wenn im Außen eine Gefahr erkannt wird. Vermittler zwischen dem Außen und der Entscheidung, auf welches Volumen herunterreguliert wird, ist die ausgelöste Angst. Je dichter und unmittelbarer die Gefahr, desto größer die Angst. Bleiben Sie im Fahrstuhl stecken, ist das furchtbar, werden Sie dann im Fahrstuhl noch von jemandem mit einem Messer bedroht, ist die Fahrstuhlgefahr plötzlich »gebannt« und uninteressant, da eine neue, viel dringlichere Gefahr die Fahrstuhlgefahr überblendet. Unsere Art wird dabei allerdings im Alltag nicht mehr von Raubtiergefahren bedroht. *Unsere Art ist vor allem empfänglich für Gefahren, die aus dem sozialen Miteinander gespeist werden. Unsere natürliche Umgebungssituation ist der andere, auf diesen richten wir vor allem unsere Aufmerksamkeit und von diesem gehen Signale aus, für die wir besondere Empfindlichkeiten besitzen und die unser dynamisches Binnenvolumen aktivieren.* Das werden wir noch genauer untersuchen.

Problembewältigung durch fantasierte Bedrohung

Die oben erwähnte Staffelung der Alarmierungsgründe und der Ausschluss fernerer Gefahrenwahrnehmungen bei dichteren und somit vermeintlich dringlicheren Gefahrenhorizonten ist bei der Entwicklung ganz bestimmter Psychopathologien von besonderer Bedeutung, auf die wir noch kurz und etwas vorgreifend eingehen wollen. Es gibt Menschen, die in eigentümlicher Weise mit ihrem Körper überbeschäftigt sind. Ständig sind sie in Sorge, krank zu sein, betreiben einen Arztbesuch nach dem anderen und erhalten dort immer wieder die eigentlich doch entlastende Nachricht, gesund zu sein. Anstatt beruhigt sich wieder anderen Dingen zuzuwenden, bleiben sie besorgt, lauschen in sich hinein und interpretieren die kleinsten Auffälligkeiten als Hinweise für schwere Erkrankungen wie ein Krebsleiden. Andere leiden unter starken Schmerzen in einer bestimmten Körperregion, für die trotz aufwendiger Untersuchung keine medizinischen Begründungen gefunden werden können. Wieder andere fühlen sich in eigentümlicher Art unwohl in ihrem Körper, sie fühlen sich geschwächt und antriebslos, als stehe ihnen der eigene Leib nicht wirklich zur Verfügung. Häufig findet sich ein Mischbild der besagten Sorgenthemen.

Diagnostisch spricht man von hypochondrischen Störungen, Somatisierungsstörungen und somatisierten Depressionen. Ihnen allen ist gemeinsam, dass über ein bestimmtes, körperliches Sorgenthema nicht mehr hinausgeblickt werden kann. Die Patienten sind fast nur noch mit sich und der vermeintlich existenten, aber noch nicht medizinisch gefundenen Gefahr in ihnen beschäftigt. Sie zeigen keine Einsicht in andere Sorgenfelder, beispielsweise Partnerschaftskonflikte oder Arbeitsplatzprobleme und liegen diese für andere noch so deutlich auf der Hand. Ganz offensichtlich haben sie Schwierigkeiten, sich auf bestimmte Gefahrenthemen im Außen einzulassen, und »verschieben« ihre Angst auf ein dichteres, anscheinend dringlicheres Sorgenfeld, nämlich auf den eigenen Körper. Diese Patienten sind somit wie jemand, der im Fahrstuhl eingeschlossen ist, diese unerträgliche Angst aber »verdrängen« kann, indem er eine Messerattacke »fantasiert«, die gar nicht existent ist. Die erwähnte Staffelung der Alarmierungsgründe und die dynamische Beweglichkeit des Binnenvolumens sind der evolutionäre Boden dieser sogenannten »psychodynamisch erklärlichen Abwehrprozesse«. Unter hohem subjektiven Leidensdruck spinnen sich diese Patienten in einen körperlichen Alarmierungskokon aus illusionären Sorgenfäden ein und isolieren sich erfolgreich von den eigentlichen Sorgeauslösern, die aus dem menschlichen Miteinander gespeist worden sind. Der Preis für diese Sorgenentlastung durch Fehlalarm an falscher Stelle ist die Problemprogression, da keine geeigneten Entsorgungsinitiativen eingeleitet werden können und das eigentliche Sorgenfeld unbearbeitet bleibt.

Damit wollen wir es mit Überlegungen zur Evolutionstheorie zunächst belassen und uns vor allem an Folgendes erinnern:

Die Evolution führt dazu, dass sich Organismen verändern. Durch Zufall entwickeln sie über die Sexualität und die Neukombination des genetischen Materials Optionen, die auf bestimmte Gefahren und Herausforderungen vorbereiten. *Einmal evolvierte Gefahrenbewältigungsstrategien bleiben im Organismus integriert, auch wenn sich der Organismus bereits komplexeren Gefahrenhorizonten evolutionär »zugewendet« hat. Als dynamisches Binnenvolumen liegen Alarmierungsthemen gestaffelt und untereinander hierarchisiert abrufbereit und werden, wenn notwendig, erfolgreich aktiviert. Die Angstbereitschaft eines Individuums für bestimmte Themen ist die Vergangenheitsspur seiner evolutionären Entwicklung: Das, was uns heute noch Angst macht, wurde im Verlauf der Evolution durch unsere Vorfahren seit vielen Millionen von Jahren in das dynamische Binnenvolumen integriert.*

7. Otellex®
Die Liebes- und Eifersuchtskompetenz des Menschen

Wir haben im vorangegangenen Kapitel gesehen, dass Angstmobilisationsbereitschaften evolutionär gewachsene Fähigkeiten sind, mit wiederkehrenden Gefahrenmomenten zutreffend umzugehen. *Angst wird dann mobilisiert, wenn das ganze Individuum auf eine bestimmte Gefahrensituation aufmerksam gemacht werden soll, ohne deren Bewältigung das Individuum Schaden nehmen würde.* Dies gilt für den »Schienenbeißer« aus Kapitel 5 und seine Gefahrenerkennungsmöglichkeit bezogen auf heranrollende Bahnräder wie auch für uns Menschen. Allerdings sind unsere Gefahrenmomente, wie wir gleich sehen werden, überwiegend von anderer Natur.

Die Pille gegen Eifersucht

Waren Sie jemals in Ihrem Leben, wie sich hinterher herausstellte, unbegründet eifersüchtig? Haben Sie sich jemals auf einer Party mit jemandem unterhalten und dabei mit einem Ohr zum Gespräch Ihres Partners hinübergelauscht, weil Sie glaubten, etwas Irritierendes in seinem Gesprächsverhalten wahrzunehmen? Etwas merkwürdig Interessiertes, etwas unpassend Zugewandtes. Und wie sie zusammen lachen, wie unangebracht vertraut sie miteinander tun. Haben Sie daraufhin jemals nachts wachgelegen, im Herzen ein leises, aber wirksames Gift des Misstrauens destillierend, schlaflos sich hin und her wälzend und fragend: Stimmt was nicht mit uns? Haben Sie dann jemals am Tage Schwierigkeiten gehabt, sich auf Ihre Arbeit zu konzentrieren? Ständig gehen die Gedanken zu der Party zurück, wie mit einem Filmrecorder wird das verdächtige Gespräch des Partners immer wieder neu zurück- und abgespult und der Gesprächsverlauf abgesucht nach Anzeichen für ein Interesse, das eigentlich nur Ihnen zukommen sollte. Haben Sie sich dann jemals bei dem Gedanken erwischt, doch vielleicht die Anruflisten des Handys Ihres Partners zu kontrollieren oder einmal die privaten E-Mails anzusehen? Sind Sie jemals durch solche kreisenden Gedanken und misstrauischen Gefühle in Gewissensbisse gegenüber dem Partner geraten, da sich im weiteren Verlauf Ihrer Beziehung einfach gar kein Hinweis ergeben hat, dass Ihr Partner irgendetwas vorhatte?[25] Vielleicht sind Sie dann zu dem Ergebnis gekommen, dass solches Misstrauen die Partnerschaft und vor allem Ihre seelische Stabilität ganz unnötig belastet hat und es besser wäre, solche Gedanken und Gefühle gar nicht durchleiden zu müssen?

Wenn das so sein sollte, kann Ihnen bald geholfen werden. In Kürze wird das Pharmaunternehmen »Brave New Pills« ein Medikament gegen Eifersucht auf den Markt bringen. Sein Name: »Otellex®«, in Anlehnung an die berühmte Tragödie *Othello, der Moor von Venedig* von William Shakespeare. In dem Theaterstück verfällt Othello bekanntlich, angestachelt durch einen falschen Freund, in wilde Eifersucht gegenüber seiner geliebten Ehefrau Desdemona, was letztlich in einer tödlichen Tragödie endet.

Otellex®, so verspricht der Hersteller, hilft Eifersucht für immer loszuwerden. Nie wieder schlaflose Nächte! Nie wieder am Tage grübelndes Misstrauen! Nie mehr abgelenkt durch falsche Unterstellungen, die im Herzen wühlen! Nie mehr unangebrachte Vermutungen über die Partnerschaft, nie mehr falsches und unnötiges Misstrauen. »Otellex®: Und Sie schlafen durch«, ist der beliebteste Werbeslogan neben: »Otellex®: Und die Harmonie zieht bei Ihnen wieder ein«.

Alles, was Sie tun müssen, ist eine Tablette Otellex® einzunehmen. Das Präparat ist garantiert vollkommen nebenwirkungsfrei, eine Tablette, und Sie sind frei von Eifersucht und ihren negativen Folgen, für immer.

Antworten Sie schnell, ohne großes Nachdenken: Würden Sie die Tablette einnehmen wollen?

Vielleicht schließe ich hier ganz ungerechtfertigterweise von mir auf andere, aber ich vermute, dass Sie Otellex® nicht würden einnehmen wollen. Etwas in Ihnen würde Sie davon abhalten. Etwas in Ihnen würde Ihnen das Gefühl vermitteln, dass es nicht gut wäre, bei allem Vertrauen zu Ihrem Partner, auf Ihre Eifersuchtspotenz zu verzichten. Wer nie ungerechtfertigt eifersüchtig sein könnte, da er (oder sie) prinzipiell auf die Eifersuchtskompetenz verzichten würde und dank Otellex® auch verzichten könnte, dem würde Eifersuchtskompetenz auch dann nicht zur Verfügung stehen, wenn er sie dann doch bräuchte.

Sie würden dann nämlich völlig taub sein für das kaum hörbare Wachsen eines giftigen Beziehungsgrases. Sie würden frühe Anzeichen einer möglichen Ausscherbereitschaft Ihres Partners nicht registrieren. Sie würden fortgesetzt in Ihre Beziehung »investieren«, obwohl Ihr Partner bereits vielleicht noch sehr kleine Beziehungsbeträge, in Zukunft vielleicht auch höhere und dann möglicherweise ausschließlich auf ein anderes Beziehungskonto einzahlt. Die Firma »Brave New Pills« wird vermutlich mit Otellex® nichts an Ihnen verdienen.[26]

Warum Eifersucht nützlich ist

Was können wir von Otellex® und Ihrer »Einnahmephobie« lernen? Zunächst können wir erkennen: Es ist nicht immer schlecht, sich schlecht zu fühlen. Lesen Sie den ersten Absatz, wenn Sie mögen, ein weiteres Mal und versetzen Sie sich in die Situation eines Partners, der, wie sich im Nachhinein herausgestellt hat, nicht unberechtigterweise eifersüchtig geworden ist, sondern berechtigterweise.

Da erscheinen die verschiedenen »Eifersuchtssymptome« gar nicht mehr so unsinnig. Da macht es plötzlich Sinn, auf das Gesprächsverhalten des Partners mit all seinen Sinnen zu achten. Da die Situation brenzlig sein könnte, ist es plötzlich sinnig, die Nacht nicht nur mit Schlafen zu verbringen, sondern über die Beziehung und den Partner nachzudenken, bis sein Verhalten stimmig eingeordnet und bewertet werden kann. Da macht es auch Sinn, dass andere Herausforderungen in den Hintergrund treten und die Arbeit nicht, wie sonst im Leben, auch einmal von Problemen ablenken darf. Unter Umständen kann es dann sogar Sinn machen, in die elektronische Privatsphäre des Partners einzudringen, wo dann auch eine verräterische Telefonnummer oder Mail gefunden werden kann.

So weit muss es aber aufgrund der Eifersuchtsphänomene gar nicht kommen. Vielleicht fand der Partner jemand anderen tatsächlich interessant, was zunächst einmal wohl vorkommt. Bemerken Sie dies aufgrund Ihres Eifersuchtsfrühwarnsystems, können Sie gegensteuern, bevor Ihre Beziehung zum Sinkflug ansetzt und an Bedeutungshöhe verliert. Auf irgendeine Weise würden Sie Ihren Partner, vermutlich ob Sie wollen oder nicht, eine Rückmeldung geben. Etwa durch ein direktes Nachfragen über seine »angeregte Unterhaltung« oder indirekt über eine »verschnupfte Verstimmung«, kühle Distanz oder betonte Zuwendung.

Da Menschen, wie wir gesehen haben, zunächst getrennte Rauchschwaden sind, die durch ihre Emotionen ineinander verwirbelt werden, ist es eigentlich nicht möglich, dass Ihr Partner nichts von Ihrer Eifersucht erfährt. Ihm bliebe nichts anderes übrig, als auf Ihre Emotionen wiederum emotional zu antworten. Nicht Ihr nüchternes Sprechen würde ihn zum Nachdenken und »Nachfühlen« bringen, sondern der emotionale Anteil Ihrer Eifersuchtsbotschaft. Worte kann man wechseln wie Ansichten. Emotionen machen dem anderen klar: »Hier stehe ich, ich kann nicht anders!« Über den Umweg Ihres Sich-schlecht-Fühlens kann Ihre Beziehung überprüft und durch Emotionalisierung wieder harmonisiert werden.

Darüber hinaus erkennen wir an der Otellex®-Phobie, dass die emotionale Bewertung unserer Beziehungsstabilität äußerst wichtig für uns ist.

Aber warum ist das eigentlich so? Warum sind wir nicht Individuen mit ausgesprochener sexueller Toleranz? Man könnte vermuten, dies liege an unserer Erziehung, an unserer christlich-monogamen und latent lustfeindlichen Kulturtradition. Allerdings scheitern in der

Regel Sexperimente in kommunenartigen Lebensgemeinschaften, die menschliche Eifersuchtstendenzen durch Promiskuität zu umgehen versuchen, trotz aller physischer wie psychischer Anstrengungsbereitschaft der Experimentatoren. Daran haben auch orale Kontrazeptiva und die dadurch mögliche zuverlässige Selbststeuerung des Schwangerschaftseintrittes nichts geändert. Ethnologische Untersuchungen, die zu anderen Ergebnissen in anderen Kulturkreisen geführt haben, sagen mehr über die Erwartungen der Untersucher aus als über die Untersuchten.[27] Die Erziehung alleine kann es demnach nicht sein, die uns zur Eifersucht befähigt.

Die Verlustangst wie auch die Angst, alleinig in eine Beziehung zu investieren, aus der sich der Partner vielleicht bald verabschieden könnte, ist der Boden, auf dem giftige Eifersuchtsblumen am besten gedeihen, weil hier ein evolutionär gewachsenes Kerninteresse angegriffen wird. Das kooperative »Geschäft« des Miteinanders wird beim Menschen und anderen Tieren sehr stark von evolutionär gewachsenen Befürchtungen und Interessen gesteuert. Menschliche Kulturen sind ebenso eingefärbt von diesen Interessen und Befürchtungen wie tierische Lebensgemeinschaften. Der naturwissenschaftliche Zweig, der sich mit diesen Fragestellungen beschäftigt, ist die Soziobiologie.[28]

Wir werden im nächsten Kapitel auf diesen Punkt zurückkommen, wenn wir uns mit der Frage beschäftigen, warum, wie angedeutet, Männer schneller zur Eifersucht neigen als Frauen und wir darüber hinaus Geschlechterdifferenzen im dazugehörigen psychopathologischen Themenkreis untersuchen werden.

Damenwahl: Die sexuelle Selektion Variante I

1871 ergänzte Darwin seine Theorie der »natürlichen Selektion« durch die Beschreibung der »sexuellen Selektion«.[29] Die natürliche Selektion hatte das Augenmerk auf das Überlebensgeschick eines Individuums in seiner besonderen natürlichen Umgebungssituation gerichtet und über das hieraus resultierende Phänomen der evolutionären Anpassung die Entstehung und Veränderung der Arten erklärt. Darwin erkannte aber darüber hinaus, dass Lebewesen einer Art nicht nur durch ihre natürlichen Lebensbedingungen geprägt werden, sondern auch durch den Wettbewerb untereinander im reproduktiven Geschehen, also in der sexuellen Konkurrenz. Hierdurch vermochte er Geschlechterdifferenzen im Aussehen wie im Verhalten bei verschiedenen Arten zu erklären. Diese Unterschiede führte er zum einen auf »intrasexuellen Wettbewerb« zurück, also auf Konkurrenzphänomene gleichgeschlechtlicher Individuen untereinander. Versuchen wir dies an unserer hoffentlich noch nicht überstrapazierten Bahnhofsmetapher zu erläutern.

Die normalen Bahnsteigwartenden besitzen als ihren üblichen Lebensraum den Bahnsteig. Dort warten sie auf die nächste Bahn und drängeln sich in einer Wettbewerbssituation zu den geöffneten Bahntüren hin. Gefragt ist in dieser Lebensstrategie vor allem körperliche Kraft. Aufgrund der natürlichen Unterschiede in der Merkmalsausprägung (Darwin sprach von »Variation«) unterscheiden sich verschiedene Wartenden in ihrer Körpergröße voneinander. Diejenigen Männchen, die am stärksten sind und sich somit am rücksichtslosesten vordrängeln können, haben eher Erfolg in der Konkurrenz gegenüber schwächeren Artgenossen. Für die Weibchen ist die eigene Körperkraft weniger wichtig, sie sind ja das wählende Geschlecht und gleichen eher Zuschauern der Bahnsteigbühne, auf der sich die Männchen mit ihrem Konkurrenzgehabe körperlich wichtig machen. Dadurch entwickelt sich eine evolutionäre Bahnungsrichtung innerhalb der Population der Art, die Merkmale Körpergröße und Körperkraft geschlechtsspezifisch auszubilden. Dies kann dann dazu führen, dass ein deutlicher sogenannter »Sexualdimorphismus« zwischen den Männchen und den Weibchen besteht. Männchen sind dann deutlich größer und kräftiger als die Weibchen, was auch tatsächlich für fast alle Primatenarten zutrifft und latent auch noch bei uns Menschen so ist.

Die zweite Möglichkeit der sexuellen Selektion ist nach Darwin die »intersexuelle Selektion«. Hierbei geht es um Veränderungen von Merkmalen in der Generationsfolge aufgrund bevorzugter Partnerwahl anhand dieser Merkmale. Wenn sich innerhalb einer Art die Bevorzugung eines bestimmten Merkmals durch ein Geschlecht durchgesetzt hat, wird in der Folge dieses Merkmal immer stärker selektiert, da die Merkmalsträger im Gegensatz zu den Nichtträgern eher zur Reproduktion kommen und es ihnen besser gelingt, ihre Gene im Evolutionszug unterzubringen. Die Merkmalspräferenzen variieren dabei von Tiergruppe zu Tiergruppe erheblich. Für unsere Metapher bedeutet dies Folgendes: Die Weibchen der Art »Schienenbeißer« und »Wartenden« stehen beide vor dem gleichen Problem. Welche Männchen sollen sie zur Reproduktion auswählen? Woran erkennen sie, dass ein Männchen geeignet ist, sich mit ihm zu paaren? Sie haben als Individuum nur eine begrenzte Lebensdauer und sind bei den Säugetieren das Geschlecht, welches aufwendig durch Schwangerschaft, Stillzeit und Brutpflege durch die Nachkommen beschäftigt ist. Ein nur durch Zufallsprinzipien ausgesuchter Paarungspartner besitzt unter Umständen keine Gene, die im reproduktiven Wettbewerb wie im Lebenswettbewerb einen Überlebensvorteil ermöglichen. Weibchen suchen deshalb nach Merkmalen, an denen sie die Fitness des Partners erkennen können. Diese Fitnesskompetenz ist aber von Tiergruppe zu Tiergruppe äußerst unterschiedlich, da ganz unterschiedliche Randbedingungen des Lebens vorherrschen. Deshalb kommt es in der Natur zu den unterschiedlichsten Sexperimenten der Reproduktion und Nachwuchsbekümmerung, die eine jeweilige Art auszeichnet und ihr Partnerinteresse und Beziehungsverhalten in eng abgesteckten Grenzen festlegt.

Beim Lesen von Sätzen wie »Weibchen suchen nach Merkmalen, an denen sie erkennen können, wie fit der Partner ist« müssen wir uns vergegenwärtigen, dass dies nur eine anekdotische Erzählstruktur ist, die uns helfen soll, das Geschehen zu verstehen. Natürlich ist damit nicht gemeint, dass Tiere bewusst etwas suchen oder auswählen und sich über die Reproduktionszusammenhänge ihrer Vorlieben im Klaren sind. Vielmehr werden durch die natürlich vorkommende Variation Merkmale ausgebildet, die zufällig mit Fitness einhergehen. Zufällig präferieren dann Weibchen dieses Merkmal und dann haben sie nicht zufällig mehr reproduktiven Erfolg als Konkurrentinnen, bringen also mehr Gene im Evolutionszug unter. Sie vererben aber auch ihre Merkmalspräferenz, sodass die Nachkommen wiederum das Merkmal präferieren und sich somit Merkmalsausprägung und Merkmalspräferenz parallel in der Population, man sagt »koevolviv«, ausbreiten.

Die Weibchen der Art der »Wartenden« z.B. hätten einen Vorteil, wenn sie Männchen auswählen, die von großer und kräftiger Körperstatur sind. Nun kann es aber im Bahnsteiggedränge schwierig sein zu erkennen, wie groß ein bestimmtes Männchen ist. Besser sichtbar wäre ein wartendes Männchen, das seinen Standort und seine Größe sichtbar signalisiert. Ein Männchen könnte dies durch rotes buschiges Haupthaar signalisieren. Dies lässt ihn größer und imposanter erscheinen, als er sowieso schon ist. Ein Weibchen bevorzugt nun zufällig dieses Merkmal und paart sich mit dem Männchen. Die Gene werden im Zeitzug untergebracht und die Nachkommen besitzen die Merkmalspräferenz oder die Merkmalsausprägung. Über die gerade geschilderten Mechanismen breitet sich beides in der Population auf genetischer Ebene aus. Schließlich besitzen alle Männchen das Merkmal »rotes buschiges Haupthaar« und alle Weibchen die Präferenz dafür. Es fand intersexuelle Selektion statt, die dazu geführt hat, dass eine bestimmte Merkmalspräferenz der Weibchen das Aussehen der Männchen im Verlauf der Evolution verändert hat. Man könnte mit deutlichen Abstrichen sagen, die Weibchen haben sich die Männchen nach ihren Vorlieben zurechtgezüchtet.

Da das Leben der »Wartenden«, abgesehen von den im Hintergrund lauernden Raubtieren, relativ gemäßigt verläuft, da es überall auf dem Bahnsteig genug Nahrungsangebote durch die kleinen Kioske gibt, beteiligen sich die Männchen nicht an der Brutpflege. Dadurch wird es für die Weibchen noch wichtiger zu erkennen, welcher männliche Partner gute Gene besitzt, was den beschriebenen Mechanismus der evolutionär anwachsenden Merkmalsausprägung bei den Männchen noch bedeutsamer werden lässt. Schließlich haben Männchen, die nur eine rote Kurzhaarfrisur tragen, obwohl sie das gewünschte Merkmal besitzen, keinen Erfolg mehr bei den Weibchen. Über die Paarung hinaus findet zwischen den Geschlechtspartnern kein Kontakt statt. Im nächsten Reproduktionszyklus sucht sich das Weibchen einen neuen Sexualpartner, was die Arena der männlichen Konkurrenz zwischen den Individuen und zwischen ihren Genen ebenfalls noch unerbittlicher werden lässt.

Papa-Potenz: Die sexuelle Selektion Variante II

Die Evolution der »Schienenbeißer« verläuft ganz anders. Da diese klein sein müssen, um sich schnell und geschwind in der gefährlichen Gleiswelt bewegen zu können, sind die Männchen nicht in der Lage, sich evolutionär Richtung Körpergröße und Körperkraft zu entwickeln. Im Gegenteil, die Weibchen würden eher Männchen mit kleiner Körpergröße präferieren und diese Bevorzugung würde sich über den Evolutionszug in der Population ausbreiten. Dies könnte z.B. dazu führen, dass letztlich der Sexualdimorphismus dieser Art so aussieht, dass die Männchen kleiner sind als die Weibchen.

Die Weibchen haben aber noch ein weiteres Problem zu lösen. Ihr Lebensumfeld ist deutlich gefährlicher als das der Art der »Wartenden«. Sie müssen mit Raubtieren rechnen und darüber hinaus mit heranrollenden lebensgefährlichen Bahnrädern. Die Schwangerschaft kann sie dann als dritte Gefahr unbeweglicher machen, weniger wendig und somit gefährden, überrollt zu werden. Haben sie die Nachkommen zur Welt gebracht, stillen sie als Säugetiere ihre Jungen. Die Nahrungssuche ist äußerst gefährlich, der sicherere Ort wäre demnach das heimische Nest. Wie aber an Nahrung gelangen, ohne das Nest zu verlassen?

Es gibt jemanden, der das gleiche Interesse hat wie die Mutter, dass seine Gene in den Zeitzug der Evolution gelangen. Damit dies geschieht, muss die Mutter zumindest die Schwangerschaft und die Stillzeit überleben und ebenfalls die Jungen. Gemeint ist natürlich der Vater. Im Gegensatz zu den »Wartenden« kann es sich das »Schienenbeißermännchen« nicht leisten, sich am reproduktiven Geschäft der Schwangerschaft und Stillzeit nicht zu beteiligen. Er muss zumindest in dieser Zeit, besser noch darüber hinaus, die Partnerin unterstützen und zeitweilig alleine die Nahrung für sie und die gemeinsamen Jungen in der gefährlichen Schienenwelt auftreiben. »Schienenbeißerweibchen« werden deshalb Männchen »bevorzugen müssen«, die bei ihnen bleiben und sich um sie kümmern. Sie legen weniger Wert auf äußerliche Merkmalssignale der Männchen als vielmehr auf sein tatsächliches Handeln und seine Unterstützung. Sie haben auch kein großes Interesse, in jedem Reproduktionszyklus ein anderes Männchen auszuwählen, liefen sie doch Gefahr, auf eines hereinzufallen, das sie im Verlauf im Stich lässt. Haben sie einmal ein Männchen gefunden, das sich zuverlässig um sie und ihre Jungen kümmert, bleiben sie, unter Umständen lebenslänglich, bei dem Männchen. Männchen und Weibchen unterscheiden sich deshalb äußerlich nicht wesentlich voneinander. Die Männchen besitzen keinen Merkmalsschmuck wie buschiges rotes Haupthaar, in ein solches muss evolutionär nicht investiert werden. Wohl aber in fitnesssteigernde Bekümmerungskompetenz der Männchen. Im Miteinanderleben entdecken die Weibchen die »Brauchbarkeit« der Männchen, nicht an »billigem« Schmuck.

Fast überall im Tierreich ist das wählerische Geschlecht, in der Regel die Weibchen, das weniger prächtige. Je stärker der »Prachtunterschied« zwischen dem auswählenden und dem zu wählenden Geschlecht ist, desto größer ist die Wahrscheinlichkeit, dass sich die Männchen nicht an der Jungenaufzucht beteiligen. Je ähnlicher Männchen und Weibchen hingegen in der Merkmalsausprägung und der Körpergröße sind, desto größer ist die Wahrscheinlichkeit, dass eine monogame Lebensgemeinschaft besteht.

Der dritte Seelenraum: Ankunft des Vaters

Die hieraus resultierende Anwesenheit der Väter bei den Jungen ändert natürlich auch das emotionale Verhältnis zum eigenen Nachwuchs wie umgekehrt zum Erzeuger. Beide müssen im evolutionären Prozess mehr emotionale Verbundenheit entwickeln und sich stärker aneinander binden. Und damit haben wir, fast nebenbei, mit Hilfe unseres evolutionären Kompasses den dritten Raum unseres Seelenlabyrinths betreten. Wieder hat sich der Raum gelichtet und das Binnenvolumen gedehnt. Im dritten Raum ist nun Platz für den Doppelergänzer, für einen weiteren Ergänzer neben der Mutter. Dies bedeutet für den Nachwuchs zwar mehr Unterstützung, mehr Information, jedoch auch mehr Enttäuschungsrisiken und Trennungsahnungen. Hier gewinnen gewagte Dreiecksverhältnisse erste evolutionäre Konturen, deren Zugspannung dadurch entsteht, dass die Beteiligten potentiell eher zu Zweierverhältnissen neigen statt zu Dreierverhältnissen. Jedes Mehr an Zuwendung in die eine Richtung des Dreiecks kann als schmerzlicher Entzug von Aufmerksamkeit erfahren werden. Ging es im zweiten Raum bezogen auf die interpersonellen Situation um die verschwommen unklare Grenze zwischen mir und dir, dann geht es hier im dritten Raum um meine Bedeutung für euch. Seht ihr mich noch, wenn ihr euch anseht? *Hominide mussten lernen, andere in sich zu behalten, auch wenn diese kurzzeitig in andere Beziehungsrichtungen weggingen, und Fähigkeiten zur Mitfreude unter Ausschluss des eigenen Mitmachens entwickeln.* Aufmerksamkeit ist nun keine inflationär großzügig verteilte Ware mehr, ihr Preis steigt an, und es muss sich um sie in einer neuen Dimension stetig bemüht werden. Hier verästeln sich neue Zweige am Busch des Selbstwertgefühls, und neue Kränkungshorizonte tun sich für alle Beteiligten auf. *Der dritte Raum bereichert auf der einen Seite und macht ärmer auf einer anderen.*

Verglichen mit dem Schienenbeißer investieren Primaten und der Mensch unendlich mehr in die Aufzucht des Nachwuchses. Menschliche Intimbeziehungen ähneln deshalb in ihren Rahmenbedingungen eher »Schienenbeißergemeinschaften« als »Wartendengemeinschaften«. Die Eifersucht ist infolgedessen ein in uns tief verankertes Warnsystem, das wir zur Beziehungsmodulation ebenso benötigen wie unsere Liebesfähigkeit. *Ohne Liebe und ihre dazugehörigen Schattierungen, wie Zuneigung, Respekt, Vertrauen oder Erotik, binden sich Partner nicht ausreichend aneinander, um das schwergewichtige, nur gemeinsam zu tragende Unternehmen »Reproduktion« zu bewältigen.* Unabhängig davon, welche kulturellen Vorlieben und Erwartungen herrschen, von hoher Kinderzahl bis zur Nullkindfamilie, wir sind heute nur da, weil viele Generationen vor uns dieses Unternehmen mit Hilfe evolutionär gewachsener Strategien erfolgreich betreiben konnten.

Otellex® würde diese Strategien außer Kraft setzen, und unsere Einnahmephobie ist ein Hinweis darauf, dass diese Strategien von uns weiter als nützlich angesehen werden. Wie die erwähnten evolutionären Regeln sich in Psychopathologien demaskieren, davon im folgenden Kapitel mehr.

8. Investoren

Liebeswahn als Beispiel für optische Seelentäuschungen

Im vorangegangenen Kapitel konnten wir sehen, dass menschliche Intimverhältnisse in ihrer emotionalen Aufladungs- und Entladungsbereitschaft evolutionär gewachsenen Themenfeldern folgen, die teilweise unter den Geschlechtern aufgrund unterschiedlicher Problemstellungen variieren. Die Liebes- und Eifersuchtskompetenz geht dabei bei Individuen wie den Menschenprimaten aufgrund der wenigen Reproduktionsmöglichkeiten unweigerlich koevolutionär Hand in Hand.

Wie aber sieht es bei den beiden Geschlechtern in Bezug auf Beziehungsängste und Beziehungswünsche, an dieser Stelle noch jenseits des eigentlichen Körperlichen, genau aus? Auf welchem evolutionären Boden sind sie erwachsen? Und was bedeutet dies alles für unser Thema der menschlichen Psychopathologie und den Aufbau des Seelenlabyrinthes?

Beziehungswünsche von Frauen, Beziehungswünsche von Männern

Arten investieren unterschiedlich intensiv und mit unterschiedlichen Zielen in ihre Nachkommen.[30] Keine Art investiert aufwendiger in ihre Nachkommen als der Mensch. Kinder benötigen als ausgesprochene Nesthocker jahrelange Unterstützung und Begleitung. Der Mensch folgt dabei einer evolutionären Entwicklungsstrategie, die bei den Frühprimaten beginnt und bei den verschiedenen Primatenarten hin zu den Menschenaffen allmählich anwuchs. Diese Strategie besagt, dass immer mehr Investition in immer weniger Nachkommen stattfindet, auch als K-Strategie bezeichnet, wobei »K« für Kapazitätsgrenze steht. Wenn eine Population evolutionär an den Grenzen ihrer Wachstumsmöglichkeiten angelangt ist, macht eine steigende Investition in immer mehr Nachkommen keinen »Sinn« mehr. Stattdessen wächst die Population insgesamt nicht mehr an, weshalb in immer weniger Nachkommen immer mehr Richtung Qualität investiert wird. Die gegenteilige Strategie sei aus Gründen der Vollständigkeit ebenfalls erwähnt. Es handelt sich dabei um die so bezeichnete r-Strategie, wobei »r« für Wachstumsrate steht. Typische r-Strategen investieren kaum in die einzelnen Nachkommen, stattdessen massenhaft in die Nachkommenzahl. So legen Austern z.B. ca. 500.000 Eier pro Jahr.

Wir Primaten sind hingegen typische K-Strategen. Daraus ergibt sich ein großes Problem. Wenn in sehr wenige Nachkommen sehr aufwendig investiert wird, »frau« in ihrem gesamten Reproduktionszyklus nur zwei oder drei Jungen zur Welt bringt, muss durch die Weibchen sorgfältigst ausgewählt werden. Sie müssen sich vor der Reproduktion sicher sein, dass das Männchen zuverlässig ist und über genug Ressourcen verfügt, um sich, ähnlich wie die »Schienenbeißermännchen« dies tun, anhaltend um sie und den Nachwuchs kümmern zu können. Frauen sollen, wie in kulturvergleichenden großen Studien angeblich gezeigt werden konnte, überall auf der Welt Männer bevorzugen, die einige Jahre älter sind und über eine gute soziale Reputation verfügen, also z.B. beruflich etwas darstellen.[31] Stimmt dies, dann besitzen Frauen eine evolvierte »Partneridee«, mit der sie die Männerwelt abscannen und abgleichen. Passt das innerliche Muster zum äußerlichen Raster, entsteht eher das Gefühl des Interesses am anderen, als wenn keinerlei Übereinstimmung gefunden werden kann. Hiermit ist keinesfalls gemeint, dass dies immer so sein muss. Die Lebenserfahrung zeigt, dass Frauen durchaus auch jüngere Männer heiraten. Wenn Sie aber als Leser oder Leserin ihren Bekannten- und Freundeskreis durchforsten, wie häufig sind Frauen mit solchen Männern zusammen, die sozial aufgrund des Einkommens oder des beruflichen Prestiges »unter ihnen stehen«? Es geht dabei natürlich nicht nur darum, was einer ist, sondern auch, was einer verspricht, zukünftig werden zu können. Und umgekehrt? Wie häufig sind Beziehungen vertreten, bei der ein Mann sehr viel Wert darauf gelegt hat, dass die Partnerin sozial mehr darstellt als er selbst?

Projektionen und Fehlinterpretationen

Eine der Grundthesen dieses Buches lautet, *dass im evolutionären Verlauf bestimmte Themenfelder in unserer Gehirnstruktur hinterlegt worden sind, weil diese letztlich einen evolutionären, streng genommen reproduktiven Vorteil erbrachten*. Den richtigen Sexualpartner zu wählen wäre auch eine solche Strategie, dabei haben die Geschlechter unterschiedliche Präferenzen, da ihr Aufwand in die Kinderaufzucht unterschiedlich gewichtet ist. Aber wie können diese Thesen bewiesen werden?

Wiederum mit Hilfe der menschlichen Psychopathologie. Wir gehen ja davon aus, *dass die menschliche Psychopathologie davon geprägt ist, dass eine bestimmte, evolutionär gewachsene Problemlösungsstrategie sich verselbständigt, dirigierend die Oberhand gewinnt und somit das Weltverständnis des betroffenen Menschen formt. Bei diesem psychopathologisch verformten Weltverständnis, man könnte auch sagen, bei dieser Verrückung oder bei diesem »Verrücktsein«, wird der Welt etwas beigemischt und untergeschoben, was so nicht wirklich vorhanden ist, wovon sich der Betroffene aber auch nicht zu distanzieren vermag. Diese Beimischung nenne ich Projektion.*

Projektionen finden allerdings auch im Gesunden laufend statt. Denken Sie an optische Täuschungen. Da wirken beispielsweise auf einer Zeichnung zwei Balken unterschiedlich lang, obwohl sie die gleiche Länge besitzen, nur weil die Umgebungssituation mit anderen Balken unser Gehirn zu dieser Fehlinterpretation verleitet. Aufgrund seiner Vorerfahrungen projiziert unser analysierendes Gehirn Strukturmerkmale in die Zeichnung, die so nicht existent sind. Ein anderes Phänomen, bei der die projektive Tätigkeit unseres Gehirns deutlich wird, sind sogenannte Pareidolien, »Nebenbilder«. So gut wie jeder kann in ein Tapetenmuster oder in eine Wolkenstruktur ein Nebenbild hineinsehen. Da werden dann Hunde gesehen oder Köpfe, Drachen oder was auch immer. Wieder wird bei diesem Phänomen der Welt eine Teilstruktur unterstellt, die so nicht vorhanden ist, die der Betrachter vielmehr an das Objekt heranträgt oder eben in dieses hineinprojiziert. Der berühmte psychologische Tintenkleckstest, der Rorschachtest, funktioniert nach dem gleichen Prinzip. Die Themen der projizierten Nebenbilder sollen dabei Aufschluss auf die Persönlichkeitsstruktur zulassen.

Unser Gehirn nimmt die Welt um uns herum eben nicht in aller Schärfe und in aller Genauigkeit wahr, vielmehr erhält es Teilinformationen, die rasend schnell zusammengestöpselt und zu einem Bild integriert werden, und dabei kann es eben, wie bei der optischen Täuschung erkennbar, zu voreiligen Fehlschlüssen kommen. Ohne Fähigkeit zur Projektion wäre unser Gehirn aber viel zu langsam im Weltverständnis, sodass die Unschärfe oder die diskreten Fehlinterpretationen über das Da-draußen in Kauf genommen werden können, wenn dafür auf der anderen Seite ultraschnell ein Überblick gelingt.

Im Liebeswahn: Gefährdungen für Frauen

Wir projizieren jedoch nicht nur Abstraktes in die Welt, Raumverhältnisse etwa, wir projizieren auch anderes, eben auch die evolutionär gewachsenen Partnerpräferenzen. Selbst die im Laufe der Evolution im Gehirn integrierte Partneridee kann projiziert werden, anschließend dirigierend, überwertig die Oberhand gewinnen und das Weltverständnis »verrücken«. Zum Beweis folgen zwei Krankengeschichten.

Fallbeispiel: Erwählt vom Oberarzt

Eine 50-jährige, verwitwete Mutter von zwei erwachsenen Kindern kommt auf Drängen derselben erstmalig in die stationäre Behandlung. Vor einem Jahr hatte sie einen cerebralen Schlaganfall erlitten, der zu einer bleibenden, milden Kraftminderung einer Körperhälfte und einer leichten Sprachstörung geführt hatte. Psychiatrisch auffällig wurde die Patientin dadurch, dass sie fortgesetzt zunächst schwärmerisch, dann immer realitätsferner über den sie behandelnden neurologischen Oberarzt des Akutkrankenhauses gesprochen hatte. Schließlich berichtete sie ihren Kindern, dass sie, aus dem Fenster blickend, Autos beobachtet hatte, die vor ihrer Wohnung parkten oder auf und ab fuhren. Dies seien, so ihre feste Überzeugung, durch den Oberarzt beauftragte Beobachter, die nach ihr sehen sollten, um den Oberarzt darüber zu informieren, wie es ihr gehe. Als sie in die Klinik aufgenommen wurde, war sie felsenfest überzeugt, dass dieser Kollege sie demnächst abholen und sie beide zusammen als Lebensgemeinschaft leben werden würden.

Psychopathologisch bestand ein monothematischer Wahn im Sinne eines Liebeswahns mit einem bereits erarbeiteten Wahngebäude. Dies bedeutet, dass im Verlauf der Krankheitsgeschichte immer mehr eigentlich harmlose Ereignisse mit dem Wahnthema verflochten wurden. Bei den vor ihrer Haustür parkenden Autos handelte es sich um Wahnwahrnehmungen. Bei diesem psychopathologischen Phänomen werden ganz reale Wahrnehmungen, das parkende Auto, uminterpretiert und in das Wahngebäude eingearbeitet. Das parkende Auto steht nicht zufällig da, es ist, so wird es mit unerschütterlicher Gewissheit erlebt, ein Zeichen für das Interesse des Oberarztes. Darüber hinaus fanden sich sogenannte mnestische Wahneinfälle: Die Patientin deutete erinnerte Situationen aus der Vergangenheit aus heutiger Perspektive um und sortierte sie ebenfalls in ihr Wahnthema. Bedeutungslose Äußerungen und Gesten des Oberarztes während ihres neurologisch stationären Aufenthaltes wurden jetzt im Nachhinein als verstecktes Beziehungsversprechen umgedeutet. Akustische Wahrnehmungsstörungen, wie z.B. Stimmenhören, existierten zu keinem Zeitpunkt.

Fallbeispiel: Im Bann von Prinz Charles

Ein anderer Fall irritiert mich nachhaltig bis heute, obwohl er schon viele Jahre zurückliegt. Damals befand sich eine zu diesem Zeitpunkt 65-jährige Patientin zum wiederholten Male in der stationär psychiatrischen Behandlung. Seit Jahrzehnten bestand eine paranoid halluzinatorische Psychose aus dem sogenannten schizophrenen Formenkreis. Der Themenschwerpunkt des paranoiden Erlebens lag in einem genealogischen Wahnsystem, in dessen Rahmen sich die Patientin von adliger Abstammung wähnte, und einer liebeswahnhaften Beziehungssetzung. Als junge Frau war die Patientin ein Jahr als *Au-pair* in England gewesen und hatte dabei Zutritt zu einem adligen Haus gehabt. Im Verlauf ihrer psychiatrischen Erkrankung, die erst einige Jahre später einsetzte, entwickelte sie die Vorstellung, selbst adliger Herkunft zu sein. Da unehelich gezeugt, aber von hoher adliger Abstammung, sei sie nach ihrer Geburt heimlich zur Adoption freigegeben und nach Deutschland gebracht worden. Ihre scheinbar leiblichen Eltern in Deutschland hätten ihr die Wahrheit immer vorenthalten. Zuzüglich bestand ein Liebeswahn zu Prinz Charles. Seit Jahrzehnten hörte sie seine Stimme, die auf Englisch in kommentierender und imperativer Weise auf sie einsprach. Sie war felsenfest überzeugt, dass er sie eines Tages zu sich nach England holen werde und sie die Königin von England würde.

In die Klinik kam sie mit der Unterstützung ihres geduldigen Ehemannes immer dann, wenn die Stimmen zu bedrängend wurden und sich sogenannte Meinhaftigkeitsstörungen einstellten, in deren Folge sich die Patientin in ihrem Denk- und Handlungsablauf unangenehm und beängstigend beeinträchtigt und beeinflusst fühlte. Sie hatte dann den Eindruck, dass ihre privatesten Geheimnisse öffentlich bekannt seien, sie darüber hinaus in ihren Gedanken, Gefühlen und Bewegungen fremdgesteuert und gegen ihren Willen beeinflusst werde. Es war, als verschmelze sie dann mit Prinz Charles zu einer Personenkonfiguration und verliere dabei ihren personellen innerlichen Kern.[32] Der Aufenthalt in der Klinik mit diskreter Veränderung der Dauermedikation wirkte immer ausreichend entängstigend und konnte die psychotische Überflutung zurückdrängen. Völlige Remission der Symptomatik war viele Jahre nicht mehr gelungen und auch kein Behandlungsziel mehr. Die Patientin lebte dauerhaft in einer privaten Parallelwelt, in der die neusten »updates« der Windsorfamilie und ihre Skandale nicht mehr eindrangen. So hatte sie nie wirklich realisiert, dass Charles und Diana seit 1996 offiziell geschieden waren.

Eines Tages suchte mich die Patientin während des stationären Aufenthalts aktiv auf und erklärte mir, dass sie sich verabschieden wolle. Morgen werde sie endlich und endgültig von Prinz Charles abgeholt und nach England gebracht. Sie habe heute wieder seine Stimme gehört und er habe erklärt, vom nächsten Tag an für sie frei zu sein. Näheres könne sie mir aus Gründen der Staatsräson nicht mitteilen. Sie packte erstmalig ihre Sachen und wartete auf den nächsten Tag. Das Behandlerteam machte sich keine weiteren Gedanken, natürlich würde Prinz Charles trotz seiner »Ankündigung« nicht kommen. Der nächste Tag war der 31. August 1997. Diana verunglückte tödlich in Paris bei einem Verkehrsunfall. Der Weg zu Prinz Charles war frei …

Optische Seelentäuschungen

In einer evolutionspsychiatrischen Lesart haben beide Patientinnen ihre evolvierte Partneridee projiziert, also der Welt in Bezug auf Partnerchancen etwas an Mehrbedeutung unterstellt, was sie so nicht bereithält. Beide Patientinnen unterliegen also einer Art optischen Seelentäuschung in Partnerfragen: die erste Patientin aufgrund einer körperlich begründeten Erkrankung des Gehirns, die zweite Patientin in Folge der schwerwiegenden psychotischen Symptombildung einer sogenannten Schizophrenie. Beide Erkrankungen führen aus unterschiedlichen Gründen zu einer Beeinträchtigung des Gehirns, die das gleiche Thema, nämlich die evolvierte Partneridee, freisetzt und zur Projektion freigibt. Beide Erkrankungen sind somit als eine Chiffre des Aufbaus der menschlichen Seele zu verstehen. Auf diesen

Punkt werden wir zurückkommen, zunächst aber hier schon so viel: Eine Psychopathologie, die nach Themenfeldern und geografischen Ereignisräumen die verschiedenen psychiatrischen Phänomene unabhängig ihrer nosologischen Entstehung ordnet, kann Aussagen über den seelischen Strukturaufbau des Menschen treffen. *Alle Menschen können anhand des Phänomens Psychopathologie lernen, wie wir wurden und wer wir sind.*

Die beiden unterschiedlich begründeten Krankheitsbilder zeigen noch etwas. Je schwerer die Störung ist, desto weiter ist die evolvierte Partneridee von der Realität entfernt.[33] Die erste Patientin war dem Oberarzt ja tatsächlich begegnet, ein intimes Interesse des Oberarztes an ihr war zumindest theoretisch denkbar. Die zweite Patientin hatte niemals persönlichen Kontakt zu Prinz Charles gehabt, was sie nicht davon abhielt, ein Intimverhältnis »zu erfinden«.

Der Liebeswahn, auch Erotomanie genannt, ist wie manche andere psychiatrische Erkrankung unter den Geschlechtern nicht gleichmäßig verteilt. Bekanntlich ist er bei Frauen viel häufiger anzutreffen als bei Männern, da Frauen, den obigen Ausführungen folgend, eine dringlichere und spezifischere Partneridee in sich tragen als Männer. Die durch die Evolution bereitliegende Partnerwahlidee ist deshalb bei Frauen in der Folge von Funktionsstörungen des Gehirns, etwa im Rahmen von Schlaganfällen oder schizophrenen Psychosen, rascher zu »mobilisieren« als bei Männern, weshalb Frauen leichter und somit statistisch häufiger an Liebeswahn erkranken. Die anders kaum erklärliche Geschlechterdifferenz wird so plötzlich verständlich.

Noch einmal sei auch in diesem Zusammenhang auf folgende Kausalität hingewiesen: *Die Symptombildung »Liebeswahn« ist nicht direkte Folge der cerebralen Funktionsstörung. Diese verringert vielmehr »nur« die Präsenzkraft höherer, realitätsnäherer, rückkopplungsfähiger, aber eben auch empfindlicherer Komplexleistungen des Gehirns. Durch deren Schwächung kommen tiefer liegende, realitätsfernere, rückkopplungsfreiere und robustere Denk-Fühl-Handlungs-Trinitäten zum Tragen, die dazu ihre Weltinterpretationenkarte ausspielen können und ausspielen müssen.*

Das Phänomen des »Stalkers«

Liebeswahn liegt allerdings meistens nicht, wie häufig behauptet, bei Menschen vor, die andere »stalken«. Der Begriff stammt aus der englischen Jägersprache und bedeutet so viel wie »auf die Pirsch gehen«. Stalker verfolgen ihre Opfer, beobachten sie, lauern ihnen auf, rufen sie an oder schicken unerwünschte Mails. Teilweise kommt es zu Tätlichkeiten, manchmal sogar zu Tötungsdelikten, weshalb der Tatbestand des Stalkens als strafrechtlich relevantes Verhalten eingeführt worden ist. Meistens sind Männer die Täter, Ausnahmen kommen aber auch hier vor. Das Phänomen des Stalkens wird von unterschiedlichen psychopathologischen Richtungen kommend ausgelöst, meistens handelt es sich wohl um selbstwertschwache Individuen mit erheblichem (offenen oder teilweise verdeckten) Aggressionspotential und gestörter Liebesfähigkeit. Im Gegensatz zum Liebeswahn bestand präpathologisch häufig eine partnerschaftliche oder atmosphärisch dem sich anlehnende Beziehung zum Opfer, das dann irgendwann aus guten Gründen den Kontakt abgebrochen hatte. Vorher durchaus bestehende Verliebtheit oder Schwärmerei der Männer schlägt dann um in Eifersucht und schließlich Hass auf das Opferobjekt. Immer wieder wird das Opfer aufgesucht, beschimpft, der Lüge bezichtigt und bedrängt, wobei sich die Täter selbst als Opfer erleben und großes Mitleid mit sich haben.

Menschen mit reinem Liebeswahn hingegen suchen in der Regel das Objekt ihrer »Liebe« nicht auf. Sie gleichen eher einem an der Bushaltestelle Wartenden, der in gelassener Vorfreude auf das Kommen des Busses da steht, diesem aber nicht entgegengeht, um die Vorfreude nicht zu verkürzen. Stalker andererseits haben selbstverschuldet den Bus verpasst und laufen diesem zürnend und anklagend hinterher, voller Hass auf die Welt, die sie nicht mitgenommen hat, und destruktivem Neid auf diejenigen, die ihrer Meinung nach ungerechtfertigterweise mitfahren durften. Der Neid und die Eifersucht, welche Stalker entladen, erinnern an den Eifersuchtswahn, ist aber dennoch von diesem strukturell zu unterscheiden. Stalkern geht es um Abrechnung und eigengesetzliche Wiedergutmachung angeblich erlittenen Unrechts. Das verfolgte Opfer wird nicht »verliebt« geschont, sondern »entliebt« geplagt. Es wird kein Intimverhältnis mehr fantasiert, sondern eine vermeintliche Demütigung in die Zurückweisung hineinprojiziert. Die »Eifersucht« der Stalker verteidigt nicht eine Beziehung, sondern will Alternativbeziehungen aufgrund der erlittenen und vermeintlich absichtlich zugeführten Kränkung zerstören.

Wie sieht es hingegen beim klinischen Eifersuchtswahn als monothematische Psychose aus? Welche Rolle könnten welche evolutionär gewachsenen Reproduktionsstrategien bei der Entstehung des Eifersuchtswahns spielen?

Im Eifersuchtswahn: Gefährdungen für Männer

Männer haben eine andere Partnerschaftspräferenz und ein anderes Problem mit anderen daraus folgenden Psychopathologievulnerabilitäten als Frauen. Wie alle Säugetiermännchen können sie sich über einen wichtigen Punkt im Reproduktionsgeschehen nicht eindeutig sicher sein, nämlich über ihre Vaterschaft. Männer leben mit einem gewissen »Restrisiko«, in Kinder zu »investieren«, deren Väter sie nicht sind. Sie mühen sich also z.B. als »Schienenbeißer« ab, gehen hohe Risiken in der Nahrungsbeschaffung ein und betreuen Junge in ihrem Nest, welche unter Umständen Gene von anderen Männchen tragen. Sie sind dann am Bahnsteig des Lebens unfreiwillige und nicht bezahlte Kofferträger für andere, können selbst aber nicht mit ihren Genen in den Evolutionszug einsteigen. Diejenigen Männchen der Art der »Schienenbeißer«, die ständig in der Nähe ihrer reproduktionsfähigen Weibchen bleiben und diese verfolgend »bewachen«, haben ein kleineres Risiko, zum Kofferträger degradiert zu werden, als diejenigen Männchen, die sich weniger darum kümmern, ob ihre Weibchen sich in der Nähe von anderen Männchen bewegen oder nicht. Somit breitet sich im Verlauf der Evolution die Eifersuchtskapazität allmählich unter den Männchen aus. Die »Schienenbeißermännchen« sind demnach auf der einen Seite rührige Bekümmerer, auf der anderen Seite aber unter Umständen sehr rigoros und aggressiv auftretende Artgenossen.

Die »Bodyguard«-Theorie

Auf dem Weg zur Menschwerdung kam dabei für die Primatenmännchen oder Protohumanen ein schwerwiegendes Problem hinzu. Irgendwann hörten die Hominidenweibchen auf, ihre Empfängnisbereitschaft nach außen zu signalisieren. Alle Primatenweibchen zeigen über artspezifische Merkmale ihre Empfängnisfähigkeit an, die dann zur erhöhten Wachsamkeit bei den Männchen führt. Die einzige Ausnahme sind die Menschenprimaten, bei denen die Weibchen von der Menarche bis zur Menopause theoretisch sogar alle vier Wochen empfängnisbereit sind, dieser Zeitpunkt jedoch nicht signalisiert wird. Dies ist seltsam, da, wie wir gesehen haben, unsere Vorfahren auf dem evolutionären Wege zum Menschen hin bezogen auf die Reproduktionshäufigkeit immer ausgeprägtere K-Strategen wurden.

Wozu immer häufiger empfängnisbereit sein, wenn doch letztlich immer nur wenige Nachkommen gezeugt wurden? Nach Ansicht der Primatologen entwickelte sich dieses Phänomen aus evolutionären Gründen im Primaten-Hominiden-Übergangsfeld vor vielleicht vier Millionen Jahren als weibliche Schutzstrategie gegen ein bestimmtes Risiko: Die häufigste Todesursache für junge Primaten lauert nämlich nicht in der feindlichen Umgebungssituation um die Gruppe herum, sondern kommt aus ihr selbst. Junge Primaten fallen bei verschiedenen Affenarten häufig dem Infantizid zum Opfer. Das bedeutet, sie sterben durch Tötung männlicher, erwachsener Artgenossen. Dies geschieht vor allem in Zeiten, in denen sich Hierarchieänderungen innerhalb der Gruppe ergeben. Die neuen dominanten Männchen töten dann nicht selten die Jungen, deren Väter sie nicht sind. Durch das Wegfallen des Stillens werden die Weibchen wieder empfängnisbereit und paarungsfähig. Genzentriert gedacht, tun die Männchen dies, da sie kein »Interesse« daran haben, in die Nachkommen zu investieren, deren Väter sie nicht sind. Als die berühmte Primatologin Jane Goodall dies bei den von ihr in freier Wildbahn beobachteten Schimpansen in den 1970er-Jahren erstmalig beobachtete, war sie schockiert.[34] Die häufige Empfängnisbereitschaft der Weibchen-Frauen soll sich demnach evolutionär entwickelt haben, da sie hierdurch die Männchen-Männer und deren Aufmerksamkeit stärker an sich binden konnten. Damit hatten sie einen Verteidiger gegen Angriffe männlicher Artgenossen zur Seite, der den gemeinsamen Nachwuchs vor tödlichen Übergriffen anderer Männchen-Männer schützen konnte, weshalb man von der »Bodyguard-Theorie« spricht.

Es wäre schlüssig, wenn dadurch die Aufmerksamkeit auf mögliche partnerschaftliche Untreue bei Männern noch stärker ausgeprägt wäre als bei Frauen. Dass dies so ist, dafür geben mindestens zwei Tatsachen einen Hinweis. Zum einen sind extrem viele forensisch relevante Beziehungstaten, die von Männern begangen werden, im Dunstkreis von Eifersucht und Eifersuchtsrache angesiedelt. Zum anderen kennen wir eine deutliche Geschlechterdifferenz beim klinischen Phänomen des Eifersuchtswahns. Von ihm sind fast ausschließlich Männer betroffen, meistens im Rahmen von hirnorganischen Abbauprozessen, z.B. hervorgerufen durch jahrzehntelangen Alkoholmissbrauch. Wiederum übernimmt ein phylogenetisch altes, realitätsfernes, rückkopplungsfreies, aber robustes Gehirnprogramm das Geschehen und zwingt das Individuum in seinen Interpretationsbann. Von der Schwächung der höheren und phylogenetisch neueren Bewertungsstrukturen hängt die erlebte emotionale Dringlichkeit und die Realitätsnähe des Interpretationsbanns für den Betroffenen ab. Es finden sich wahnnahe Vorstufen bei zerrütteten Eheverhältnissen mit Schwächung des Selbstwertgefühls durch alkoholbedingte Potenzprobleme bis hin zu grotesk anmutenden Unterstellungen mit Wahnwahrnehmungen bei schizophrenieformen Krankheitsbildern.

Ein behandelter alkoholkranker Patient bezichtigte seine Frau einmal der ausschweifendsten Nymphomanie. Sie würde es mit jedem Nachbarn treiben, mit jedem Besuch, hinter seinem Rücken, im Nachbarzimmer, im Keller, immer wieder und überall, wenn er sie nur einige Minuten aus den Augen lasse. Die bei dem Aufnahmegespräch auf eigenen Wunsch anwesende Frau schüttelte nur resigniert den Kopf. Sie war bereits 82 Jahre alt.

Psychopathologie als Fährte zur »Normalpsychologie«

Die genannten klinischen Fallbeispiele und der Ausflug in die evolutionär erwachsenen Randbedingungen unserer Partnerwahlproblematiken bestätigen den bereits angedeuteten Funktionsmechanismus des Seelenlabyrinths. Wiederum geht es um evolutionär entstandene Seinsprojektionen, die ein Navigieren in der Komplexwelt um uns herum überhaupt erst ermöglichen. Wir sind kein leeres, unbeschriebenes Blatt, das auf die Welt kommt und sich lernend erst zurechtfinden muss. Natürlich spielen Lernprozesse eine erhebliche Rolle, das Erlernte wird aber in evolutionär präformierte, projektionsfähige Interpretationsstrukturen eingebunden und verschmilzt mit diesen zu einem jedem Menschen eigenen Seinskonglomerat, das uns unterscheidet und individualisiert. Aber nur weil dies so ist, ähneln sich psychiatrische Patienten in ihren Krankheitsbildern überhaupt. *Die jeweiligen Inhalte eines Liebeswahns sind so unterschiedlich, wie es Patientinnen mit einer Liebeswahnerkrankung gibt. Und dennoch gleichen sich die Krankheitsbilder in ihrer Struktur, weil die überindividuelle Thematik dieselbe ist. Männliche Patienten mit Eifersuchtswahn haben unterschiedliche »Zielobjekte« ihrer Erkrankung, ähneln sich aber in ihrer überindividuellen Thematik noch deutlicher untereinander*. Beide Krankheitsbilder distanzieren den Menschen von sich selbst und von den anderen.

Gleichzeitig können sich alle Menschen verlieben und alle Menschen eifersüchtig werden. Ist oder wird man eines von beiden, entfernt man sich ebenfalls ein wenig von sich selbst und von dem anderen – sowohl im Falle der Verliebtheit wie auch im Falle der Eifersucht. Dies geschieht, da jeweilig die projektiven Anteile der evolvierten Interpretationsstrukturen zulasten der differenzierteren Realwahrnehmung und Realinterpretation zunehmen. Dem anderen wird etwas unterstellt, was er als Eigenschaft so vielleicht gar nicht besitzt.

Diese Selbst- oder Du-Verfremdung ist aber dringlich erforderlich und gesund, um Beziehungen überhaupt herstellen, festigen und ausbauen zu können. Man muss zu Beginn einer Beziehung, also in der Phase des Verliebtseins, den Partner mit Hilfe seiner evolvierten Partneridee, die wie eine Optimalschablone arbeitet und dem anderen ein Stück weit übergestülpt wird, verschönern und »veredeln«. Ansonsten wäre kein emotionaler Mehrwert denkbar, der nötig ist, um sich aufeinander zu beziehen und zueinander zu finden.

Ohne die Unterstellung einer uns alle verbindenden seelischen Grundstruktur, also ohne Kenntnis unseres evolutionär erwachsenen Seelenlabyrinths, in welchem »Gesunde« wie auch psychisch Kranke leben und navigieren, macht dies alles keinerlei Sinn. Ohne dieses Verständnis bleibt Psychiatern dann nichts anderes übrig, als Krankheitssymptome und letztlich unklar begründete Krankheitsbilder aufzulisten und durchzudefinieren. Dann benötigen sie Symptomlisten und Zeitkriterien und mühevoll international erarbeitete, scheinobjektive Diagnosenummern. Diese sind aber nichts anderes als imposante Scheinriesen, die immer kleiner werden, je mehr man sich ihnen mit der bereits erwähnten medizinischen Zentralfrage nähert: In welchem Verhältnis steht Psychopathologie und Normalpsychologie? Eine psychiatrische Theorie, die hierauf keine Antwort weiß, bleibt blind und tastet sich hilf- und orientierungslos durch das Seelenlabyrinth, ohne den Strukturaufbau anhand der Psychopathologie lesen zu lernen.

Wollen wir mehr über uns erfahren, müssen wir der psychopathologischen Fährte weiter folgen, da sie uns Hinweise auf allgemein verbindliche menschliche Angst- und Interessenthemen gibt, die evolutionär begründet und beim »Gesunden« von Bedeutung sind.

Im folgenden Kapitel beschäftigen wir uns deshalb mit der Funktionsstruktur der Angst und ihrem Stellenwert bei verletzlichen biologischen Wesen, wie wir selbst eines sind.

9. Der Angst-Experte
Je komplexer die Welt, desto mehr Gründe zum Sorgenmachen

Allen psychiatrischen Störungen ist das Phänomen »Angst« immanent. Diese kann sich in vielen Schattierungen und Arten präsentieren, von der gerade noch erträglichen Besorgtheit bis zur alles überflutenden Todesbedrohung, von erfahrbaren Emotionen bis zu den verborgenen, dem Betroffenen nicht bewusst erlebbaren Untergrundängsten. Angst ist jedem Menschen, wie allen komplexeren biologischen Wesen, evolutionär beigegeben. Das biologische Dasein hat ununterbrochen eine tendenzielle Nähe zur Angst, ist von dieser durchspült und an sie ausgeliefert. Bevor wir uns den Zusammenhängen von Weltinterpretation, Selbstinterpretation, Angst und Psychopathologie nähern werden, wollen wir uns zunächst mit der Angst genauer beschäftigen.

Zunehmendes Weltverständnis, zunehmende Angst

Wir tun dies, während wir gleichzeitig unser Seelenlabyrinth, das ja bereits erste Konturen angenommen hat, im Hinterkopf behalten und mitdenken. Wir wissen schon, dass das Seelenlabyrinth eine geordnete Struktur aufzuweisen scheint, die uns aber noch unklar ist. *Anscheinend weist das Seelenlabyrinth ineinander gestaffelte Themenräume auf, die jeweilig durch ein bestimmtes Binnenvolumen und der dazu passenden Außensituation, verschränkt über die dazugehörige Angstintensität, umrissen werden.* Den Inhalt des ersten Raumes, das Zentrum, haben wir thematisch und psychopathologisch bereits beschreiten können. Den zweiten Raum, in dem sich erstmalig ein anderer Mensch personell zu erkennen gibt, haben wir atmosphärisch kennengelernt und eine Ahnung erhalten, wie atmosphärische Störungen der ersten Begegnung und ihrer Erweiterung im dritten Raum um eine dritte Person ihre langen Schatten auf den Lebensverlauf werfen können. Bevor wir dies vertiefen und in späteren Kapiteln die psychopathologischen Phänomene des klinischen Alltags verschiedenen Themenräumen zuzuordnen versuchen werden, müssen wir uns mit dem Mechanismus »Angst« in diesem und dem folgenden Kapitel vertrauter machen. *Angst bildet den emotionalen Bewertungsklebstoff, der das erlebte Innen mit dem erlebten und projizierten Außen vereinigt.* Wie kommt dieser Klebstoff ins Spiel?

Die Dreifach-Alarmanlage

Angenommen, Sie hätten im Lotto gewonnen und hätten sich von einem Teil des Gewinnes ein teures Haus in einer sehr guten Wohngegend gekauft. Sie richten sich mit geschmackvollen und teuren Antiquitäten ein und beziehen schließlich Ihr neues Heim. Nach einigen Tagen beschließen Sie, Ihr teures Zuhause zu sichern und sich eine Alarmanlage anzuschaffen. Im Branchenverzeichnis finden Sie eine Anzeige: »Der Alarmexperte. Reparatur. Wartung. Inspektion. Neuinstallation. Tel.: 1221809.« Sie bestellen den Fachmann, der Ihnen irgendwie bekannt vorkommt, zu einer Hausbegehung. Dabei macht dieser sich Notizen, schüttelt wiederholt vielsagend den Kopf und murmelt mehrmals: »Das wird teuer!« Nachdem er alles inspiziert hat, rät er Ihnen zu einer umfassenden »Dreifach-Einbruchsicherung«.

Zunächst müssen die neuralgischen Punkte des Hauses gesichert werden. Kein Einbrecher rückt mit einem Bulldozer heran und rammt eine Hauswand ein, um an die wertvollen Gegenstände der Einrichtung heranzukommen. Stattdessen macht er sich die Schwachstellen zunutze, die sich aus der Hausstruktur und verschiedener Funktionen heraus ergeben. Ein Haus muss einen Eingangsbereich haben, durch den hindurch man es überhaupt betreten kann, und Fenster, durch die Tageslicht sowie Frischluft hineingelangen kann.

Wo aber ein willkommener Besucher eintreten kann, da kann auch ein unwillkommener Besucher seinen Weg hineinfinden. Worüber gelüftet werden kann, darüber kann auch ein ganz anderes Ding seinen Weg hinein- und wieder herausfinden. Also werden kurzerhand die Fenster mit Glasbruchmeldern und die Fensterrahmen mit Magnetkontakten ausgestattet. Beide Alarmsicherungen werden an eine zentrale Alarmanlage des Hauses angeschlossen, die über eine akustische Alarmgebung einen schrillen Sirenenton auslöst, falls eine Fensterscheibe eingeschlagen wird oder jemand versucht, die Fenster oder eine der Türen aufzustemmen. Damit ist Ihr Haus mit einer »Außenhautüberwachung«, wie es in der Alarmanlagensprache heißt, ausgestattet. Zur Steigerung der Sicherheit werden an sehr leicht erreichbaren Fenstern und dem Eingangsbereich Überwachungskameras installiert, die an einen Monitor angeschlossen werden, der bei der Alarmzentrale aufgestellt wird. Dadurch sind Sie in der Lage, Ihre Aufmerksamkeit gegebenenfalls auf einen ganzen bestimmten Bereich zu fokussieren, falls noch kein Alarm ausgelöst sein sollte, Sie aber z.B. wissen wollen, wer an der Tür geklingelt hat.

Damit aber nicht genug, erklärt Ihnen der Fachmann. Blitzschnelle und sehr raffinierte Einbrecher nähern sich langsam dem Objekt ihres Interesses, schlagen eine Scheibe ein, dringen in das Haus und verlassen dieses wieder mit ihrem Diebesgut und sind schon meilenweit entfernt, wenn der Alarm anschlägt und die Polizei heranrückt. Also, so rät Ihnen der Experte, sollten Sie Bewegungsmelder rund um das Haus aufstellen und diese ebenfalls mit der Alarmzentrale koppeln. Dadurch werden Sie rechtzeitig gewarnt, falls jemand mit zwielichtigen Absichten sich dem Haus, z.B. über den Garten, auch nur nähert.

Die Alarmanlage und die dazugehörige Zentrale sind jetzt schon relativ kompliziert aufgebaut. Sie haben aber die Dreifach-Einbruchsicherung gekauft und deshalb rät der Experte zu einer dritten Sicherungshürde. Einbrecher könnten unbemerkt den ersten Sicherungswall überwinden, die Bewegungsmelder und auch den zweiten, die Fenster- und Türensicherungen, und plötzlich im Haus sein. Deshalb werden zum Abschluss auch noch Bewegungsmelder im Haus selbst installiert. Jeder Raum wird über optische Sensoren in eine in der Alarmanlagentechnik sogenannte »Bewegungsfalle« umgewandelt. Diese optischen Fallen lösen Alarm aus, sobald sich irgendetwas im überwachten Zimmer bewegt. Nach Abschluss der Installationen erläutert Ihnen der Fachmann noch, wie die Alarmanlage scharf gestellt werden und wie sie ausgestellt werden kann, damit Sie nicht selbst ständig Alarm auslösen.

»Das Wichtigste aber«, so erläutert Ihnen der Fachmann noch, »ist dieser Sensibilitätsregler. Er verfügt über eine dreistufige Empfindlichkeitsreglung. Stufe 3 ist die höchste Empfindlichkeitsstufe, sie entspricht der Grundeinstellung bei Auslieferung. Entscheiden Sie selbst, auf welche Stufe Sie Ihre Alarmanlage scharf stellen wollen.« Als der Experte in seinem Lieferwagen davonfährt, fällt Ihr Blick auf seinen Werbeslogan. »Der Alarmexperte. Reparatur. Wartung. Inspektion. Neuinstallation. Tel.: 1221809.« Mit einem Mal wissen Sie jetzt plötzlich, woher Sie ihn kennen.[35]

Die raffiniertesten Alarmanlagen, die es gibt, hat die Natur über den Prozess der Evolution konstruiert. Vor allem seit der »Erfindung« zentraler Nervensysteme, als deren primitivste Vertreter die Nervennetze bei Polypen der Gattung Hydra gelten, erweist sich eine Eigenschaft komplexeren biologischen Lebens zunehmend als die bestimmende: die Irritabilität. Komplexe Organismen sind im Inneren durch sensorische Reizaufnahme erreichbar durch das, was im Außen geschieht. Sie nehmen Stellung zu den Geschehnissen um sie herum und positionieren sich in ihrer Funktionalität zu den registrierten Ereignissen. Solches Leben ist dadurch gekennzeichnet, dass es zur Aufgabe eines innerlichen Gleichgewichtes kommt, wenn das Draußen anklopft. Je besser ein Nervensystem das Anklopfen zu bewerten weiß, desto mehr versteht es von der Welt, die es umgibt. *Zunehmendes Weltverständnis geht deshalb in der Evolution immer einher mit dem Aufbau innerer Welten, die das Weltverständnis simulierend ermöglichen.*

Dabei müssen die »Klopfzeichen« gar nicht immer besser gehört, sie müssen nur besser verstanden werden. In der Primatenevolution etwa nahm auf dem Weg zur Menschwerdung der Input in das Gehirn, vermittelt durch die Sinne, immer weiter ab. Wir riechen schlechter als unsere Vorfahren, wir schmecken schlechter, wir sehen schlechter, wir hören schlechter – wohlgemerkt, bezogen auf die Inputleistung. Allerdings fangen wir mit dem spärlich gewordenen Informationsflüsschen viel mehr an. Wir berechnen, vergleichen, abstrahieren, symbolisieren und projizieren dann die Umgebungswelt, die es so nicht gibt, deren Simulation in uns aber ausreichend ist, um in ihr zu leben und uns in ihr bis heute als Art in einer nicht abgerissenen Kette reproduziert zu haben.

Die innere Komplexität der Nervenzellsysteme ermöglichte also eine Komplexitätszunahme im Weltverständnis. Dies hat zur Folge, dass mit dem wachsenden Weltverständnis evolutionär auch immer mehr Selbstverständnis anwächst. *Wachsendes Verstehen, der inneren wie der äußeren Welt, hat aber einen großen Nachteil und einen hohen Preis. Je mehr verstanden wird, desto mehr Gründe gibt es zur Irritabilität oder eben zum Angsthaben.* Die Angst und vor allem ihre milde Form, die Sorge, ist vielleicht die einzige Ware des Lebens, die unter den Menschen gerecht verteilt ist.[36]

Anlässe zur Angst sind wahrscheinlich unendlich. Die Orte oder die Positionen aber, von denen die Angst auslösende Gefahr ausgeht, sind nicht unendlich, sondern auf wenige Gefahrenorte zu reduzieren. Genau wie in unserem oberen Beispiel der Alarmsicherung Ihres Hauses, in welchem der Experte drei Sicherheitshorizonte definiert und gesichert hat, existieren für einen in der Welt befindlichen Organismus drei Horizonte, die seine Sicherheit gefährden: erstens der Gefahrenhorizont um uns herum, zweitens der Gefahrenhorizont in uns, und drittens der Gefahrenhorizont an der Schnittstelle des ersten und des zweiten.

Je komplizierter das Nervensystem einer Art konstruiert ist, desto mehr Themenfelder bereichern die Gefahrenhorizonte; umso mehr gibt es zu bemerken oder nicht zu bemerken, zu verdrängen oder nicht zu verdrängen, zu leugnen oder nicht zu leugnen, zu begehren oder nicht zu begehren, zu meiden oder nicht zu meiden, zu »beängstigen« oder nicht zu »beängstigen«.

Der erste Gefahrenhorizont: Innenweltalarmierung

Der erste Gefahrenhorizont, der nach innen gerichtete, ist notwendig, weil der Organismus parallel zum Weltverständnis selbst immer komplizierter, aber damit auch fehleranfälliger, fragiler und »sorgfaltsbedürftiger« werden musste. Das zentralnervöse Außenweltverständnis des Organismus wurde durch evolutionäre Prozesse irgendwann so differenziert, dass der Organismus auf sich selbst blicken kann und sich selbst in »Augenschein« nimmt, so, als wäre er eine Sache im Außen. Irgendwann ist dieses Sich-selbst-Bemerken nicht mehr komplizierter als das Weltbemerken. Die Evolution konnte und musste deshalb »Bewegungsfallen« im Organismus selbst installieren, die darauf hinweisen, dass im Organismus eine Fehlfunktion vorliegt, möglicherweise eine Krankheit, die beachtet und behandelt werden muss. Dass Ärzte häufig auf Patienten treffen, bei denen in diesem Gefahrenhorizont Fehlalarm ausgelöst wurde, die Patienten aber durch unauffällige medizinische Befunde nicht mehr zu beruhigen sind, hatten wir an anderer Stelle bereits kennengelernt.

Darwin selbst hat auf seiner fünfjährigen Weltumseglung auf der »Beagle« von 1831 bis 1836, auf der er sein zoologisches Wissen erwarb, das ihm die Entwicklung der Evolutionstheorie ermöglichte, ausgiebig Innenweltalarmierungen kennenlernen müssen. Gleich zu Beginn der Seereise wurde er schwer seekrank und war dadurch geplagt von Übelkeit und Erbrechen. Die Reise auf einem Schiff, besonders bei schwerem Seegang, gibt dem Gehirn aufgrund der schwankenden Situation an Bord bei starrem Horizont widersprüchliche Informationen, da unser gewohnter Lebensraum zur Zeit der relevanten evolutionären Gehirnentwicklung solche Raumbewegungen nicht kannte. *Das Gehirn verarbeitet diese fehlende Übereinstimmung mit der evolutionär gebahnten Erwartung und der Lebenserfahrung mit einer heftigen Alarmreaktion:* »Etwas passt nicht zusammen! Das Gehirn versteht die Welt nicht! Die Sinneseindrücke sind widersprüchlich! Unter Umständen liegt eine Vergiftung mit einem nervenwirksamen Toxin vor. Sofort den Magen, in dem sich das Toxin vielleicht befindet, entleeren!« Daher die Symptome Übelkeit, Erbrechen und

Nahrungsaversion bei der Seekrankheit. Tragischerweise gewöhnte sich Darwin während der gesamten Reise nicht an das Leben an Bord und war die ganzen fünf Jahre immer wieder schwer seekrank.

Von der Seekrankheit hatte Darwin nichts, unsere evolutionären Vorfahren aber, deren zunehmendes Weltverständnis auch zu einer komplexeren Nahrungsausbeutung der Umwelt führte, waren durchaus gefährdet, Lebensmittel zu sich zu nehmen, die giftig oder verdorben waren. Ein bedeutsamer evolutionärer Schritt »nach vorn« wurde getan, als sich aufrecht gehende Australopitheciden entwickelten, die eine biologische enge Ernährungsnische verließen und Gemischtköstler wurden. Eine gemischt vegetarische und carnevore Ernährungsweise bedarf eines sehr differenzierten Weltverständnisses und anspruchsvoller kognitiver Funktionen, einschließlich guter Gedächtnisleistungen, die es den Kindern ermöglichten, von den Eltern zu erlernen, das Nahrungsangebot auszunutzen. Das mit der Nahrungsaufspreizung einhergehende und anwachsende Risiko sich zu vergiften, führte bei manchen Individuen zur erwähnten Übelkeitspotenz und setzte sich als eine der Innenweltalarmierungsthemen schließlich evolutionär durch.

Der zweite Gefahrenhorizont: Sozialgefahren

Der zweite Gefahrenhorizont, der nach außen gerichtete, versteht sich von selbst. Aktive, bewegliche Organismen erobern das Außen, das dafür aber auch verfolgender, bedrängender und beängstigender wird. Dabei kommt der Angewiesenheit und Abhängigkeit des Menschen und seiner Entwicklungsvorfahren von sozialer Steuerung, Unterstützung und Anerkennung besondere Bedeutung zu. Wie wir später sehen werden, eröffnete vor allem diese Sozialität bei den Primaten fast unendlich diffizile Themenfelder und Interpretationshorizonte im Außensorgenhorizont. Auf diese gerichtet, wurden im Zuge der Evolution (oder durch unseren bekannten Evolutionszug) ganz bestimmte und spezialisierte »Bewegungsmelder« installiert, die uns frühzeitig über Sozialgefahren informieren können. Ohne diese Bewegungsmelder wäre das soziale Navigieren aus Gründen, die wir noch kennenlernen werden, ein Himmelfahrtskommando.

Der dritte Gefahrenhorizont: Die Körperoberfläche mit ihren Ein- und Austrittspforten

Der dritte Gefahrenhorizont, gebildet durch die Schnittstelle der beiden anderen, ist die Oberfläche des Organismus und seine Ein- und Ausgangspforten. Wie bei unserem Hausalarmbeispiel ergeben sich aus der Funktionalität des Organismus Schwachstellen und Gefahrenkonzentrationen. Im Hause wurden Fenster und Türen mit Magnetkontakten versehen, um die »neuralgischen« Schwachstellen zu sichern. Kameras ermöglichen die Aufmerksamkeitsfokussierung bei Unklarheiten genau auf diese sensiblen Bereiche. In Analogie: Wo Nahrung ihren Eingang in den Organismus findet, kann auch unerwünschte substanzielle Gefahr hinein. Wo geschluckt wird, kann auch verschluckt werden. Wo eingeatmet wird, können Versperrungen die Atemluft knapp werden lassen. Wo Nahrungsreste abgesetzt werden müssen, da muss in ausreichendem Maße Sicherheit verspürt werden, da die Situation der Defäkation mit ihrer notwendigen Konzentration auf das Ereignis und die dadurch statthabende Ablenkung vom Außen bereits eine nicht unerhebliche Sicherheitslücke entstehen lässt.[37] Den Hausmüll bringt man in Hochrisikogegenden nur hinaus, wenn ein Blick auf den Monitor der Alarmanlage mit Hilfe der Kamera am Eingangsbereich zeigt, dass niemand vor der Tür herumlungert und somit »Entwarnung« gegeben werden kann.

Unsere biologischen »Kameras« werden von der Fähigkeit gebildet, die Aufmerksamkeit im Bedarfsfall blitzschnell auf die neuralgischen Punkte der Körperoberfläche und seiner Ein- und Austrittspforten zu richten. Jeder, der sich schon einmal an einer Gräte verschluckt hat und von der dann resultierenden Erstickungsangst gepackt wurde, hat am eigenen Leib erfahren, wovon hier die Rede ist.

Es bestehen weitere Parallelen zwischen dem technisch konstruierten Hausalarm und unserem evolutionär erwachsenen Alarmierungssystem. Beide sind permanent in Betrieb und somit ständig »scharf«. Beide besitzen Umweltrelationen mit spezifischen Umweltinteressen, die auf die Erwartung einer ganz spezifischen Auslösesituation hin konstruiert sind und, man könnte sagen, auf deren Eintreten lauern. Die Alarmanlage »wartet« nur darauf, dass sie ausgelöst wird. Ihre Erwartung ist dabei auf einen Einbrecher gerichtet, der sich mit negativen Absichten dem Haus nähert und versucht, diesem Schaden zuzufügen oder sogar in dieses einzudringen. Kommt es tatsächlich dazu, löst der Einbrecher in irgendeiner Ebene der drei Gefahrenhorizonte einen Mechanismus aus, der einen elektrischen Impuls zur Zentrale der Alarmanlage weitergibt, wo diese eingehende Information bearbeitet wird und schließlich den Alarm auslöst. Es heult unüberhörbar die Sirene und es blinkt ein grelles rotes Warnsignal. Der Einbrecher ist das spezifische Sorgeobjekt, auf das die Alarmanlage hin konstruiert ist, und wenn sie Alarm gibt, wird die Anwesenheit des Einbrechers als Tatsache angezeigt und ist somit für die Alarmanlage zweifelsfrei real existent.

Nicht viel anders arbeitet unsere biologische Alarmierung. An den Körperöffnungen sind hochgradig sensible Messinstrumente angebracht, die darauf achten, ob auch wirklich ungehindert das hinein- und herauskommt, was auch hinein- und herauskommen soll: Luft zum Atmen wie auch zur Erfassung von Duftstoffen, Nahrung, Schallwellen, Photonen, zur Ausscheidung bestimmte Nahrungsreste, zusätzlich bei Frauen das Fortpflanzungsorgan des Mannes und seine Fortpflanzungzellen und bei Männern Fortpflanzungszellen selbst. Gerade der Urogenitaltrakt und seine Körperöffnungen sind, ähnlich wie der von Schwellung und Erstickungsfolge bedrohte Mundschlund, übersät mit alarmierungsbereiten Sensorien, da hier ungestörte Funktionalität in höchstem Maße wichtig für den Organismus ist. Kommt es zu Irritationen im Bereich der Körperöffnungen, wird über das evolutionär erworbene Alarmierungssystem das Alarmsignal »Angst« ausgelöst und der gesamte Organismus auf die Gefahrensituation und ihre Realpräsenz aufmerksam gemacht. Deshalb ist das Besorgtsein der ständige Begleiter komplexeren biologischen Lebens.

Entstehung des menschlichen Bewusstseins zur Sorgenentlastung

Ein Bewusstsein zu haben ermöglicht, sorgenfrei aufmerksam zu sein, während bewusstseinsferne Strukturen ununterbrochen besorgt ihre Frühwarnarbeit tun. Ähnlich wie Sie als Bewohner in Ihrer Lottovilla sich »komplexeren« Tätigkeiten widmen können, also jetzt dann doch endlich in aller Ruhe die Steuererklärung vorbereiten, während die Alarmanlage fern Ihres Bewusstseins die Überwachungsarbeit leistet. Eine Bewusstseinstheorie, welche die Entstehung des Phänomens Bewusstsein evolutionär begründet und auf eine Sorgenentlastung bei realer Sorgenüberflutung zurückführt, muss noch geschrieben werden. Ihr Merkspruch könnte lauten: Wenn die Angstpotenz eines Individuums sich evolutionär zu einer kritischen Masse verdichtet, wird koevolutionär zur Angstpotenz eine neuronal gebildete, informationszentrierte Ein- und Austrittspforte des Gehirns und seiner Leistungen erforderlich, die nicht versteht und nicht verstehen darf, wie vielgestaltet und tief die Angstgründe eigentlich sind. Man könnte auch weniger akademisch verschraubt sagen: *Primaten haben evolutionär erklärlich ein Bewusstsein entwickelt, weil ihr Wissen über die Welt so viel Gefahren und mögliche Ängste bereithält, dass es sinnvoll wurde, ihr Gehirn zu »teilen«: in einen Bereich, der die Überwachung übernimmt und auf die möglichen Gefahren gerichtet diese möglichst früh erkennt und gegebenenfalls Alarm auslöst, und einen anderen Teil, der immer mehr von den abstrakten Dingen der Welt verstehen konnte und blauäugig, von Angst entlastet, seine Arbeit tun kann.*

Maritim ausgedrückt: Weil bei einem Schiff jemand im Ausguck sitzt und auf die möglicherweise auftretenden Gefahren am Horizont achtet, hat der Kapitän den Freiraum, den er benötigt, um die Route berechnen zu können. Umgekehrt hat der Beobachter im Ausguck auch den Rücken frei, sich auf den Horizont und die lauernden Gefahren zu konzentrieren, weil er sich nicht mit der Route beschäftigen muss. Allerdings ist er es, der in Gefahrenzeiten mit seiner Warnung »Eisberg an Steuerbord!« den Kurswechsel nach Backbord vorgibt, da ein kluger Kapitän der Frühwarnkompetenz des Spähers im Ausguck vertraut. Unser Gehirn funktioniert in einer ähnlich ökonomischen Arbeitsteilung. Manche Bereiche achten auf die Gefahrenhorizonte, das Bewusstsein aber ist von dieser Arbeit und ihren Ängsten weitgehend abgeschirmt. Die Navigation im Meer des Lebens gelingt, das heißt, das Schiff »Organismus« bleibt trotz aller lauernder Gefahren handlungsfähig, weil der Kapitän nicht auf alles achten muss und nicht alles weiß. Dass es hier zu Schnittstellenproblemen und Kurskonkurrenzen, also Entscheidungsambivalenzen des arbeitsgeteilten Gehirns kommen kann, ist offensichtlich und wird uns in der Folge noch beschäftigen.

Fehlalarm

Ihre Alarmanlage ist in Ihrem wertvollen Haus nun endlich installiert. Stolz stellen Sie diese, wie es Ihnen der Experte gezeigt hatte, scharf und legen sich endlich wieder beruhigt schlafen.

Kaum eingeschlafen, werden Sie von einem schrillen Sirenenton aufgeschreckt. Sie laufen zu der Zentrale Ihrer Alarmanlage und sehen nach, wo der Alarm denn ausgelöst wurde. An einem der Fenster! Die Kamera zeigt aber keinen Einbrecher, auch die Bewegungsmelder sämtlicher Innenräume des Hauses sind nicht ausgelöst worden. Schon ist die Polizei da und Sie öffnen den Beamten erleichtert die Tür. Man sucht das Haus ab, das Grundstück, aber nirgends findet sich ein Hinweis auf einen Einbrecher.

Schließlich entdeckt man vor dem besagten Fenster einen toten Vogel. Er war wohl im Abenddämmer gegen die Fensterscheibe geflogen und hatte dadurch den Alarm ausgelöst. Die Beamten ziehen wieder ab und Sie bleiben etwas ratlos mit dem gefiederten Einbrecher zurück.

Endlich liegen Sie wieder im Bett, leise, wie auf träumerischen Schwingen, gleiten Sie hinüber, Ihnen kann ja nichts … »Wouuu WouuuWouuu!« Sie schrecken abermals hoch, wieder Alarm. Erneut hechten Sie zu Ihrer Zentrale, diesmal ist es ein Bewegungsmelder im Garten, der den Alarm ausgelöst hat. Auf dem Monitor sehen Sie eine Katze durch die Nacht huschen. Schon ist die Polizei eingetroffen, übermüdet öffnen Sie die Tür und geben Entwarnung. Die auch schon etwas genervte Polizei zieht abermals ab, und allein im Haus gehen Sie zu Ihrer Alarmanlage. Da steht das sündhaft teure Ding. Sie schalten entschlossen den Außenüberwachungsteil und die Außenhautsicherung sowie die Bewegungsmelder im Erdgeschoss aus und legen sich im ersten Stock in Ihrem Schlafzimmer schlafen. Als Sie morgens nach herrlich ruhiger Restnacht die Treppe hinuntergehen und in das Wohnzimmer treten, trifft Sie beinahe der Schlag. Alle Ihre wertvollen Antiquitäten und Ihre Bildersammlung sind fort. Einbrecher hatten, während Sie seelenruhig schliefen, die Haustüre aufgebrochen und Ihr Mobiliar und Ihre Kunstsammlung ungestört von jeder Alarmanlage abtransportiert. Resigniert greifen Sie zum Telefon und rufen die Polizei und haben in dieser Nacht eine wichtige Lektion gelernt. Lieber zehnmal Fehlalarm riskieren, als auf die ganze Alarmanlage zu verzichten.

10. Visite

Sorgentemperamente, ihre körperlichen Erscheinungsformen und die Fehlinterpretationen der Medizin

Warum gibt es Fehlalarme? Die Antwort ist aus dem vorangegangenen Kapitel leicht zu entnehmen. Fehlalarme sind eine notwendige und unumgängliche Zugabe eines jeden Alarmierungssystems. Hätten Sie als Lottogewinner Ihre Alarmanlage nach zweimaligem Fehlalarm nicht entnervt abgeschaltet, wären Sie vielleicht noch ein drittes Mal unnötigerweise geweckt worden, ganz sicher hätte der Einbruch aber nicht stattgefunden oder wäre zumindest nicht so erfolgreich gewesen, da die Einbrecher die Alarmanlage ausgelöst hätten und durch sie vertrieben worden wären. Die allgemeingültige technische Alarmierungsphilosophie lautet: *Lieber Fehlalarme riskieren, als zu spät oder gar nicht über das jeweilige Gefahrenmoment informiert werden und unvorbereitet schutzlos gegen die Gefahren zu sein.*

Natürlich darf auch keine Daueralarmierung bestehen, da man vor lauter Auslösersuche dann zu gar nichts anderem mehr kommt und die Steuererklärung für immer unfertig bliebe.[38] Die Alarmanlage sollte aber auch nicht so unempfindlich sein, dass man Ihnen Ihr Haus ausräumen kann, während Sie seelenruhig in einem anderen Teil des Hauses an der Steuererklärung arbeiten und erst Alarm ausgelöst wird, wenn alles zu spät ist. Bleibt das Problem der Empfindlichkeitseinstellung der Alarmanlage.

Der Empfindlichkeitsregler der Ängstlichkeit

Wo auch immer man evolutionär-theoretisch den Schwerpunkt der Evolution sehen will, in den Genen oder im Individuum als evolutionsrelevante Einheit, die Evolution konstruiert über die von Darwin beschriebenen Mechanismen hochkomplexe Alarmanlagen, bei denen das Problem des Empfindlichkeitsreglers in der Grundeinstellung gelöst werden muss. Wie der Alarmexperte *liefert die Evolution die Alarmanlage, den Einstellungsgrad des Empfindlichkeitsreglers stellen wir während unserer individuellen Lebensentwicklung mit Hilfe unserer Lebenserfahrungen ein.* Prinzipiell ist es dabei immer besser, eher in der Alarmierungsbereitschaft übersensibel zu sein. Zwar ist ein Fehlalarm anstrengend und kräftezehrend, doch lieber hypervigilant auf Gefahren sein und wiederholt Fehlalarme und ihre Auswirkungen auf sich nehmen, als auch nur einmal aufgrund einer zu niedrigen Alarmierungsempfindlichkeit unachtsam sein und einen »Einbruch« erleben. Während der gesamten Evolution galt deshalb: *Ein unängstliches Tier ist ein totes Tier.*

Angsttemperamente: Überängstlich, angemessen ängstlich, unängstlich

Wie sieht das bei uns Menschen aus? Offensichtlich gibt es drei »Angsttemperamente«: die Überängstlichen, die angemessen Ängstlichen und die Unängstlichen. Die ersten beiden kennt der Psychiater, die dritten kommen weniger mit der Psychiatrie, sondern mit anderen medizinischen Fachdisziplinen in Berührung, weshalb diese Störung auch nicht in den psychiatrischen Diagnosemanualen vorkommt, obwohl auf die Existenz einer Störung, die man »Hypophobie« nennen könnte, zwingend zu schließen ist. So wie es eine Überbesorgtheit gibt, so gibt es eine Unterbesorgtheit. Menschen, bei denen diese Störung vorliegt, springen z.B. an Fallschirmen aus Flugzeugen oder von Klippen oder rasen auf einem Motorrad mit 250 km/h über die Autobahn. Sicherlich sind unter den Besagten auch eine Reihe von sogenannten Kontraphobikern, die versuchen, ihre bestehende Überängstlichkeit kompensatorisch zu überwinden. Aber es gibt auch seelenruhige Gemüter, die von äußerlichen Gefahrenereignissen abgeschirmt bleiben, da ihr Empfindlichkeitsregler irgendwo zwischen 0 und 1 eingestellt ist. Im Krieg fallen sie entweder schnell oder werden hoch dekoriert. In Friedenszeiten landen sie aufgrund ihres waghalsigen Verhaltens in chirurgischen Notaufnahmen und eben nie in der Psychiatrie.

Offensichtlich ist die Ängstlichkeit in Teilaspekten ihrer Entstehung und individuellen Ausformung, wie Statistiker sagen, normal verteilt. Ähnlich wie die Körpergröße variiert (es gibt eben kleine und große Menschen und die meisten liegen bezogen auf ihre Körpergröße irgendwo dazwischen), variiert auch die Ängstlichkeit bei uns Menschen. Doch auch die letztlich erreichte Körpergröße folgt nicht nur der genetischen Ausstattung und deren Vorgaben, sie wird vielmehr erheblich von lebensgeschichtlich bedingten Einflussfaktoren bestimmt, beispielsweise von der Ernährungslage. So verhält es sich auch mit dem aktuell erreichten Ausmaß der Ängstlichkeit.

Erhöhte »Lauerbereitschaft«

Anders als das Merkmal »Körpergröße«, das mit dem Erwachsenenalter eine Endgröße erreicht, muss das Merkmal »Ängstlichkeit« allerdings lebenslänglich variationsbereit sein, weil sich die Umgebungsbedingungen laufend ändern können und mal mehr Ängstlichkeit, also bessere Frühwarnungsfähigkeit sinnvoll ist und zu einer anderen Zeit weniger Ängstlichkeit vonnöten ist. Vergleichbar vielleicht mit einem Nachtwächter, der ein einbruchgefährdetes Fabrikgelände bewacht: Er geht seinen vorgeschriebenen Sicherungsweg ab, prüft Eingänge, Fenster und Türen. Ständig ist er in Bereitschaft, tatsächlich auf Einbruchsspuren zu treffen, allerdings bleibt er bei seinem Rundgang relativ gelassen und in der Aufmerksamkeit und Wahrnehmung realitätsnah. Erreicht nun unseren Nachtwächter ein telefonischer Anruf seiner Sicherungshauptzentrale, die ihn über einen Polizeihinweis informiert, dass in der nächsten Zeit unter Umständen mit einem Einbruch zu rechnen sei, wie geht der Nachtwächter dann im nächtlichen Halbdunkel seine Runde? Wie vorher rechnet er mit dem Auffinden von Einbruchsspuren, jetzt changieren aber alle Wahrnehmungen in Richtung eines möglichen Einbruchshinweiszeichens: Das verschlossene Fenster zeigt bei der Kontrolle ein wenig Spiel, ob hier jemand eingestiegen ist? In der Fabrikhalle, die Tür dahinten, die sonst immer verschlossen ist, steht die nicht ein wenig offen? Das Geräusch, war das das Klirren einer Fensterscheibe? Überall werden Hinweise auf Einbruchsspuren »gesehen« und die Anwesenheit des Sorgeobjekt Einbrecher bis zur Anwesenheitsgewissheit vermutet. Das Gefühl sagt dem Nachtwächter, »sie sind schon da«, und beeinflusst durch seine Angst findet er für die Anwesenheit der Einbrecher Pseudohinweise oder schließlich sogar »Beweise« und löst den herbeirufenden Notalarm aus. Ein guter Nachtwächter erhöht seine Aufmerksamkeit, wenn ein Einbruchsversuch aus welchen Gründen auch immer wahrscheinlicher geworden ist. Er prüft penibler, zu dieser Genauigkeit angeleitet durch seine erhöhte Ängstlichkeit. Er erkennt Einbruchsspuren schneller, aber dafür steigt seine Fehlinterpretationsquote unweigerlich ebenfalls an.

Geraten Menschen seelisch in eine Krise, stellen sich gleichzeitig die sorgebereiten Empfindlichkeitsregler auf die hypersensible Stufe 3. Da sie auf Gefahren lauern, erhöhen biologische Alarmanlagen parallel zur Reduktion des Binnenvolumens im Sinne der Gefahrenaufmerksamkeitskonzentration ihre »Lauerbereitschaft« gegenüber ihren potentiellen Sorgeobjekten, und »Einbrecher« werden vermutet, wo gar keine sind.

Körperliche Alarmierungen bei psychischer Destabilisierung

Während einer ärztlich medizinisch orientierten Visite auf einer allgemeinpsychiatrischen Station, in der Menschen mit unterschiedlichsten psychiatrischen Krankheitsbildern behandelt werden, lässt sich dieses Phänomen sehr gut beobachten. Beispielsweise sagt kein in der Folge eines Partnerschaftskonfliktes depressiv gewordener Mensch: »Gut, dass Sie zur Visite kommen, da können wir ja das Gespräch wieder aufnehmen und über meinen seelischen Schmerz sprechen, der sich einstellte, als meine Frau mich verlassen hat.« Stattdessen werden körperliche Probleme geschildert und wird auf medizinische Abklärung gedrängt. Auch hier begegnen wir wieder dem Isolationskokon aus illusionären Sorgenfäden, in dem die Patienten eingesponnen sind und der sie abschottet vor den eigentlichen, aber noch unerträglich schmerzhaften Sorgeauslösern. Die psychiatrische Behandlungskunst besteht darin, die subjektiven Sorgen des Patienten ernstzunehmen und ihnen ein Stück entgegenzukommen, gleichzeitig aber zu versuchen, dem Patienten aus seinem schützenden Kokongefängnis behutsam herauszuhelfen und ihm die Kraft zu geben, seine Probleme auf sich zu nehmen und zu bewältigen.

Wie machen sich nun konkret Außenhaut- und Innenalarmierungen bei psychisch destabilisierten Menschen bemerkbar? Begleiten Sie mich auf eine Visite und achten wir auf die formulierten Körperöffnungs-, Oberflächen- und Innenraumthemen. Wir tun dies, weil dann noch deutlicher wird, *dass bei uns Menschen das Seelische und das Körperliche untrennbar miteinander verwoben sind. Die heute erfolgte und weitgehend abgeschlossene medizinische Spezialisierung zergliedert hingegen den Menschen künstlich in die Fachbereiche und übersieht unter Umständen die sich präsentierende Ganzheit. Wie wir später sehen werden mit teilweise fatalen Folgen, die sich vor allem dann einstellen, wenn der Fehlalarm selbst zur realen Krankheitseinheit erhoben wird.*

Körperöffnungen und Körperoberfläche

Welche Sorgen werden also bei einer Visite von unterschiedlichen Patienten benannt und mit welchen Themen zeigen sich unterschiedliche Sorgenschweregrade?

Hautprobleme

Die Haut ist trocken, rau, spröde, eine Hautcreme wird verlangt. Es besteht ein unerklärlicher Juckreiz, durch Kratzen kommt es zu artifiziellen Störungen, die bis in die Nähe selbstverletzender Qualitäten rücken. Jede Berührung fühlt sich merkwürdig dumpf an. Die Haut eines anderen Patienten reagiert schmerzhaft bereits bei kleinsten Berührungen. Bei wieder einem anderen scheint sich auf der Haut etwas zu bewegen, ein Kälte- oder Hitzeschauer. Oder etwas Lebendiges bewegt sich kribbelnd auf der Haut, vielleicht ein kleines Insekt? Andere schildern das Gefühl, etwas befinde sich bereits in der Haut, bohre sich dort hindurch, mit viel Aufmerksamkeit wird die Haut betrachtet und nach kleinen Parasiten und deren Bohrlöcher gefahndet und nach dem Hautarzt verlangt. Auch Schleimhäute der Mund- und Rachenregion können in ähnlicher Weise betroffen sein. Hier läuft etwas Schleimiges den Rachen herunter, etwas reizt die Schleimhäute, es fühlt sich an wie Glassplitter, Feuer oder Sand. Andere müssen sich laufend räuspern oder husten, der »Fremdkörper« will dennoch einfach nicht heraus. Das Haar ist stumpf, es besteht Juckreiz und Schuppenbildung. Das Haupthaar lichtet sich und fällt aus.

Ohrprobleme

Irgendwie fühlen sich die Gehörgänge merkwürdig an, als sei ein Fremdkörper oder eine Schwellung des Gehörgangs vorhanden. Die Gehörgänge jucken, weshalb wiederholt mit Wattestäbchen im Gehörgang manipuliert wird. Man hört nicht mehr richtig, eher dumpf als hell und klar, der Halsnasenohrenarzt soll helfen.

Nasenprobleme

Eine unbehinderte Nasenatmung ist nicht möglich. Die Nasenschleimhäute werden entweder als schleimig angeschwollen oder schmerzhaft trocken erlebt.

Augenprobleme

Es kann nicht richtig gesehen werden. Das Licht wird als zu hell oder zu dunkel empfunden, die Farben als zu intensiv oder zu matt, es kann nicht mit ausreichender Sehschärfe fokussiert werden, die Augen jucken und brennen, fühlen sich bei Fingerdruck zu hart oder zu weich an, die Tränenflüssigkeit scheint versiegt, der Augenarzt soll um Rat gefragt werden.

Mundprobleme

Die Zahnprothese sitzt nicht richtig. Sie passt sich nicht an, bleibt fremd im Mund, verursacht Druckstellen, die bei einer Inspektion nicht objektiviert werden können. Das Zahnfleisch fühlt sich schmerzhaft an. Die Zunge ist taub und wurstig, Brennen der Zunge tritt auf wie auch Geschmacklosigkeit der Nahrung. Der Speichel ist zäh und geschmacklich bitter. Das Bestehen eines starken Mundgeruches kann vermutet oder mit unerschütterlicher Sicherheit bei Vorhandensein eines Eigengeruchswahns behauptet werden. Der vermutete Eigenmundgeruch wird dabei, genau wie beim realen *Foetor ex ore*, nicht selbst wahrgenommen. An der vermeintlichen Reaktion anderer, z.B. deren Weggehen, wenn man den Raum betritt, wird aber erkannt, dass man, trotz aller gegenteiliger Versicherungen der Behandler, doch unangenehm aus dem Mund riecht.

Rachen- und Schlundprobleme

Der Hals fühlt sich an wie zugeschwollen. Das Schlucken ist durch einen Widerstand erschwert, als sitze etwas im Hals, was diesen zuschnürt. Durch vermehrte Speichelbildung muss ununterbrochen probegeschluckt werden, was dennoch zu keiner Besserung führt. Stetiges Räuspern oder leichtes Hüsteln.

Atemprobleme
Die Luft will schwer beschreiblich »nicht richtig« in die Lungen hinein. Irgendwie reicht das Atemholen nicht aus, um »luftsatt« zu werden. Körperliche Anstrengung verstärkt das subjektive Problem. Es wird kompensatorisch oberflächlich schnell geatmet, was zu leichtem Schwindel führt.

Probleme beim Wasserlassen
Es brennt oder juckt während des Urinlassens. Der Urin riecht verändert. Laufend muss auf die Toilette gelaufen und kleine Urinportionen abgesetzt werden oder aber es gelingt nicht befriedigend, die Blase zu entleeren.

Probleme im Analbereich
Es will nicht genug Stuhl den Darm verlassen. Irgendwie bleibt er vor der analen Austrittspforte stecken. Der Stuhlpropf wird gespürt, Abführmaßnahmen bis zum Schwenkeinlauf eingefordert, digitale Selbstausräumung (Entleerung mittels Fingereinsatzes) vorgenommen. Der Stuhl selbst ist zu wenig, zu dünn, zu fest, farblich verändert. Vor allem depressive Patienten sind in ihrer Schilderung und Ausgestaltung des analen Themenfeldes beinahe unerschöpflich redselig und merkwürdig schamlos. Dieses Beispiel zeigt gut, wie durch die Dringlichkeit der Alarmierung höhere humanspezifische Konversationsregeln, die üblicherweise auch beim Arztbesuch (wenn auch in abgeschwächter Form) vorliegen, außer Kraft gesetzt werden. Der Arzt erfährt die Probleme des Patienten sehr viel ausführlicher und redundanter, als er für seine Diagnosefindung braucht.

Wie im Mundbereich kann befürchtet oder fest geglaubt werden, dass man aus dem After und dem Genitalbereich rieche. Andere wenden sich doch ganz offensichtlich von einem ab, wenn man den Raum betritt, oder laufen zum Fenster, um gegen den Geruch anzulüften. Auch hier ist ein Eigengeruchswahn möglich. Dieser steigert sich aber nicht selten zu der psychopathologisch schwerwiegenderen

Eigengeruchshalluzinose, wo der üble Anal- oder Genitalgeruch vom Betroffenen selbst olfaktorisch halluziniert wird, er diesen also vermeintlich selbst riecht, was beim Eigengeruchswahn des Atems nie vorkommt.[39]

Weniger dringlich erlebte Körperöffnungsprobleme und ihre Ein- und Austrittsobjekte beeinflussen die Person weniger und können deshalb unter einer Schamdecke des Patienten verschwiegen und diagnostisch unerkannt bleiben. Die häufig unter Assistenzärzten ungeliebte und als lästig erlebte *körperliche Untersuchung des Patienten, die aber eigentlich ganzheitlich medizinisch den Menschen erfasst, ist letztlich eine Fortsetzung der psychopathologischen Befunderhebung mit anderen, eben körperlichen Mitteln*. Mit ihr erfährt man fast ebenso viel über den Gesamtzustand des Patienten wie mit der Frage nach der emotionalen Stimmung. Allerdings ist sie nur gewinnbringend, wenn sie strukturelles Denken mit einbezieht und zu vermutende Symptome behutsam, aber aktiv abfragt. Häufig sind Patienten dann darüber erleichtert, dass sie die Schamdecke anheben dürfen und ihnen der Zusammenhang ihrer psychischen und somatischen Probleme erläutert wird.

Körperinnenraum

Medizinische Probleme des alarmfähigen Innenhorizontes nun im Telegrammstil:

Lunge schmerzt beim Einatmen, Brustkorb hebt sich nicht richtig, Atemluft will nicht mehr aus der Lunge heraus.

Herz schlägt zu schnell, zu langsam, zu heftig, der Blutdruck muss zu hoch sein, der Herzschlag ist bis hoch hinauf in den Hals spürbar, ein Internist soll den Blutdruck behandeln. Das Herz ist zu schwach, der Puls nicht kräftig genug.

Drücken im Oberbauch, Magenschmerzen, Völlegefühl nach dem Essen, druckschmerzhafte Bauchdecke, dumpfes Gefühl im Leibinneren.

Unterbauchschmerzen, aufsteigendes Hitzegefühl vom Unterbauch in den Brustkorb, Zittern der Bauchmuskeln, Steingefühl, wanderndes Bewegungserleben im Bauch, Auflösung des Leiblichkeitsgefühls. Kotdrang, Diarrhöe, Obstipation, Schmerzen allerorts.

Schmerzen im Dammbereich, Vaginalschmerzen, Beiwohngefühl bei Frauen.

Muskelschwäche, Muskelschmerzen, Muskelbrennen. Schulterschmerzen, Nackenschmerzen, Knieschmerzen, Hüftschmerzen. Fingergrundgelenksschmerzen. Letztlich kann der ganze muskuläre Bewegungsapparat betroffen sein.

Das größte medizinische Problem stellen dabei die Rückenschmerzen dar, weshalb über sie ausführlicher gesprochen werden soll.

Verirrt im Gesundheitssystem: Fehldiagnostizierte Schmerzproblematiken

Seelisch kranke Patienten, meist im Kern depressiv getönt, haben häufig eine Odyssee an Arztbesuchen vor allem bei orthopädischen Kollegen hinter sich, bevor ihre eigentliche Problematik erkannt wird und sie eine geeignete Behandlung erfahren. *Das lange Verweilen im rein somatisch und konkretistisch funktional orientierten Medizinsektor führt tragischerweise vielfach zu einer kaum rückgängig zu machenden Fixierung der Patienten auf ihr somatisches Krankheitsbild, wodurch das Verständnis einer eher psychischen Ursache versperrt bleibt.* Fatal sind in diesem Zusammenhang durchgeführte Röntgenaufnahmen, die vermeintlich objektive, häufig eher scheinrelevante Befunde erheben, die von den Ärzten und Patienten gerne aufgegriffen und in einem somatisch orientierten Behandlungsplan oft erfolglos anbehandelt werden. Dass der Röntgenbefund vielleicht gar nicht zur Symptomschilderung passt, scheint niemanden zu stören. Nicht selten kommt es zu Spritzenbehandlungen oder sogar operativen Eingriffen ohne anhaltende Symptombesserung. Nach Jahren werden Rückenschmerzen dann immer noch damit begründet, dass man doch einen Bandscheibenvorfall habe, obwohl längst operativ eingegriffen wurde. Entweder stimmte die Diagnose nicht oder die Behandlungsmethode war die falsche, dennoch wird beiden im eigenen Krankheitskonzept die Treue gehalten.

Wirklich schlimm ist die viel zu oft erfolgende schmerztherapeutische Behandlung bei sogenannten Schmerztherapeuten. Es werden alle möglichen Schmerzmittel bis hin zu abenteuerlichen Dosen an opiathaltigen Medikamenten verschrieben, die eine iatrogene, also durch ärztliche Maßnahmen erzeugte Suchtkarriere anstoßen, kognitiv wie emotional den Patienten einschränken und jeden psychiatrischen Zugang zum Verständnis zumauern. Man ist doch körperlich krank, man war doch beim Spezialisten.

Der Höhepunkt dieser cargomedizinischen[40] Entwicklung ist die Erfindung neuer somatischer Krankheitskonzepte wie die der Fibromyalgie. Eine Erkrankung, die sich durch ihre fehlende Objektivierbarkeit auszeichnet und zum rheumatischen Formenkreis gehören soll. Das bunte Symptombild besteht aus psychischen Problemen wie erhöhte Ermüdbarkeit und mangelnde seelische Belastbarkeit sowie Schmerzen im Bereich des Bewegungsapparates. Diagnostisch wichtig sind die sogenannten »tender points«, von denen achtzehn definiert wurden und elf bei der körperlichen Untersuchung auf Druck schmerzhaft sein müssen, um die Diagnose »zu sichern«. 1990 wurde das Krankheitsbild verbindlich durch Frederick Wolfe, den Vorsitzenden des American College of Rheumatology, definiert und erfuhr einen starken Akzeptanzaufschwung mit Spezialistenbildungen im ambulanten und stationären Bereich, einschließlich einer breiten Selbsthilfebewegung. Wolfes Originalarbeit von 1990 wird dabei immer wieder zitiert und gleichzeitig unterschlagen, dass er sich 2003 mit folgenden Worten selbst von diesem Krankheitskonzept distanziert hat:[41]

»Die Tender points als zentrales Diagnosekriterium zu benennen war wohl ein Fehler. Dadurch wurden nämlich die zentralen psychosozialen und Leid erzeugenden Charakteristika der Symptomatik ignoriert und durch ein physikalisches Merkmal ersetzt. Hiermit haben wir es leider ermöglicht, die Fibromyalgie als eine körperliche Erkrankung anzusehen. Darüber hinaus verwischten wir auch noch alle zentralen Verständnisspuren hin zu den bedeutsamen Charakteristika der Erkrankung. Aber: Je stärker der Arzt auf die Tender points drückt, je mehr er also an das Krankheitskonzept selbst glaubt, desto mehr Fibromyalgieerkrankungen wird er dennoch finden …«

Wenn sich der bedeutendste Initialprotagonist von seinem eigenen Krankheitskonzept distanziert, warum wird dieses dann beibehalten? Auffällig ist die Zurückweisung der Fibromyalgiekonzeptvertreter einer psychischen Grundursache oder Mitbeteiligung. Obwohl sich ein psychosomatisches Verständnis für viele Erkrankungen in einer breiten Öffentlichkeit durchgesetzt hat, wird dieses bei der Fibromyalgie abgelehnt. Patienten sollen nicht »psychiatrisiert« werden. Dies geht so weit, dass unlängst sogar behauptet wurde, man habe die für die Fibromyalgie verantwortlichen Gene identifiziert. Sie sollen an einer erhöhten Schmerzwahrnehmung bei erniedrigter Schmerzschwelle beteiligt sein. *Hier wird eine somatische Alarmierung, der eigentlich kein eigener Krankheitswert zusteht, zu einer Krankheitsrealität erhoben, die Ganzheitlichkeit des Menschen fatalerweise außer Kraft gesetzt und Patienten letztlich alleingelassen.*

Eigentlich ist die Schmerzproblematik ganz einfach zu verstehen. Menschen und andere Primaten signalisieren ihre innerlichen Befindlichkeiten nach außen mit Hilfe von Mimik, Gestik und körperlichem Ausdrucksverhalten. Der typische Körperausdruck bei mangelndem Selbstwertgefühl zeigt, wenn er nicht mehr überspielt werden kann, einen Menschen mit eingezogenem Kopf bei hochgezogenen Schultern. Dieses sich reflektorisch einstellende Ausdrucksschema diente ursprünglich bei den Primaten zur Gefahrenabwehr von aus der Luft angreifenden Greifvögeln.[42] Im Laufe der Evolution wurde dieses Abwehrverhalten, welches von anderen als Gefahrensignal gedeutet werden konnte, in das protohumane, sozial orientierte Ausdrucksverhalten transformiert. Aufgrund der zunehmenden Fähigkeit unserer Vorfahren, sich in die emotionale Lage eines Artgenossen zu versetzen, erlangten wir die Kompetenz zu erkennen, dass sich die angezeigte Gefahr nicht mehr über dem Kopf des Betroffenen befindet, sondern in ihm selbst. Daher unsere Aufmerksamkeitserzwingung, die sich unmittelbar einstellt, wenn wir einem

Menschen mit einem solchen Ausdrucksverhalten begegnen. Wir müssen uns dann zuwenden, wenn wir einen Menschen sehen, der auf das Äußerste bedrückt wirkt, denn dieses Signal aktiviert unsere Hilfsbereitschaft.

Das beschriebene körperliche Ausdrucksschema führt bei Daueraufrechterhaltung, wie ein Selbstversuch schnell zeigen kann, zu einer Fehlhaltung mit Muskelschmerzen, Kopfschmerzen, Rückenschmerzen in der Lendenregion und schließlich Ganzkörperschmerz. Dass die sehnenmuskulären Übergänge mit ihren tiefensensiblen Sensoren besonders betroffen sind, die als »Tender points« unter Druck hypersensibel reagieren, ist nicht verwunderlich. Vor allem im Schulternackenbereich sind oft schon bei der Inspektion im Rahmen der körperlichen Untersuchung solcher Patienten vorgewölbte Muskelverhärtungen zu sehen, die auf eine chronische seelische Anspannung schließen lassen und eine Richtungsdiagnose ermöglichen.

Das gegenwärtige Medizinsystem mit seiner apparativen Gläubigkeit und seiner mangelnden Ganzheitlichkeit im Denken wendet sich solchen Patienten mit Apparaten, konkretistisch somatischen Konzepten und Therapien zu, die gut gemeint sind, aber am eigentlichen Signal und der eigentlichen Absicht vorbeigehen. Menschen, die selbst aufgrund fehlendem oder in Teilbereichen missglücktem Ergänzerfunktionserleben nicht ausreichend lernen durften, eine somatopsychische Ganzheit zu werden, also nicht lernen konnten, dass sich Seelisches im Körperlichen repräsentiert, greifen die angebotenen Hilfen auf körperlicher Ebene unter gemeinsamer Verleugnung seelischer Faktoren mit den Ärzten begierlich auf und beschreiten dann die Wege vergeblicher und teilweise schädlicher somatischer Behandlungen. In den letzten Jahren ist mir nur ein einziger Fall begegnet, bei dem ein orthopädischer Kollege bei einer seiner Patientinnen mit Kreuzschmerzen (eine sogenannte Lumbago), die auf keine seiner Therapien ansprach, zutreffend eine Depression diagnostizierte und eine für die Patientin sehr gewinnbringende psychiatrisch-stationäre Behandlung bahnte. In der Regel wird weiterbehandelt oder die Patienten springen von Arztpraxis zu Arztpraxis und von Hoffnung zu Hoffnung, mit Zwischenaufenthalten in tiefer Enttäuschung.

Die Psychiatrie ist an dieser Entwicklung vielleicht aber auch nicht ganz unschuldig, da sie im Imitationseifer gegenüber den »echten« medizinischen, somatischen Fächern die Ganzheit des Menschen ebenfalls aus den Augen verloren und sich auf objektivierungsfähige Befunderhebungen verlagert hat. Auch wenn man Wiederholungen vermeiden soll: Die körperliche Untersuchung ist die Fortführung der psychopathologischen Befunderhebung mit anderen Mitteln. Mit ihrer Hilfe wird aufgrund der ganzheitlichen Funktionsweise des Menschen das somatische Ausdrucksgeschehen psychischer Störungen visitiert. Ärzte visitieren und diagnostizieren hierdurch das Ausmaß des bereits eingesetzten Alarmierungsniveaus und dessen Dringlichkeit. Einfacher ausgedrückt: Je mehr Hinweise auf Fehlalarme in Richtung somatischer Sorgeobjekte bei mangelhafter Entwarnungskompetenz sich finden lassen, desto kränker ist der Patient. Ausnahmen sind die tiefgreifenden psychosewertigen Störungen, bei denen das ganze somatische Alarmierungssystem selbst abgeschaltet oder gar zusammengebrochen ist und somit ausfällt und nicht einmal mehr eine Fehlalarmfähigkeit bezogen auf den eigenen Körper vorhanden ist. Dies sind z.B. körperlich sehr mitgenommene, teilweise schwerst somatisch kranke Patienten, die auf Druck der Angehörigen in die Klinik kommen und sagen, sie fühlten sich völlig gesund.

Soweit zu den Innen- und Oberflächensorgen unseres Organismus und ihre mögliche Fehlinterpretation einer ausschließlich somatisch denkenden Medizin.

Wir werden im nächsten Kapitel sehen, dass in der Evolution der Primaten hin zum Menschen allerdings zunehmend der äußere Gefahrenhorizont, mit dem wir uns bis auf die Ergänzerfiguren noch nicht beschäftigt haben, mit humanspezifischen, teilweise virtuellen »Sorgenobjekten« angefüllt wurde, die mit bestimmten psychopathologischen Phänomenen in Verbindung stehen. Das Prinzip der Alarmierungsbereitschaft und das Risiko einer Hypersensibilität auf bestimmte Sorgeobjekte ist, wie deutlich werden wird, dabei weiterhin das Gleiche.

11. Zwergriesen
Die Entfaltung des vierten Seelenraums

Im bisherigen Verlauf unseres Projektes haben wir eine ausgedehnte evolutionäre Zeitreise absolviert. Mal waren wir bei der Entstehung der Plazenta-Tiere dabei, dann bei der Erfindung der Muttermilch, dann besuchten wir die ersten aufrecht gehenden Australopitheciden, dann schließlich trafen wir auf Homo-sapiens-Formen. Überall suchten und fanden wir Hinweise auf die Entstehungsbedingungen und Funktionsweise des menschlichen Seelenlabyrinths.

An dieser Stelle wollen wir einen ausführlicheren Zwischenstopp bei unserer Evolutionsreise einlegen. Wir tun dies, weil wir an einer Haltestelle des evolutionär sich fortbewegenden Lebens angelangt sind, von der aus wichtige Kerninteressen unseres menschlichen Seins ihren Ursprung nehmen.

Überraschende evolutionäre Gewinner: Die Säugetiere

Steigen wir aus und besehen uns die Landschaft: Sofort fällt die feuchtwarme, tropisch anmutende Schwüle auf und die üppige Vegetation. Der Himmel wirkt trübe verdunkelt, und etwas anderes, unbestimmbar Irritierendes macht sich bemerkbar, eine belastende Stille. Kein Laut, nur hier und da ein kurzer Vogelruf. Eine bedrückende Endzeitstimmung liegt in der Luft. Der Evolutionszug hat vor 65 Millionen Jahren haltgemacht. Wir befinden uns erdgeschichtlich an dem Punkt, wo das Erdmittelalter, auch Mesozoikum genannt, vom Paläozän abgelöst wird. Genauer gesagt an der Grenze von der Kreidezeit zum Tertiär, auch KT-Grenze genannt. Und tatsächlich sind wir Augen- und Ohrenzeugen einer Endzeit. Innerhalb von wenigen Jahrtausenden sind die Dinosaurier, jene mächtige Artengruppe, die über 150 Millionen Jahre die Erde zu Luft, Wasser und an Land beherrscht hatte, ausgestorben. Bis heute sind die Einzelheiten dieses Massenaussterbens nicht ganz geklärt, favorisiert wird unter den Experten ein Meteoriteneinschlag im Golf von Mexiko, der das Weltklima veränderte und die Eierschalen der Dinosaurier immer dünner und schließlich bebrütungsuntauglich werden ließ. Eine große biologische Tragödie und ein großes Glück für uns. Ohne dieses Artensterben wären wir nicht hier.

Die Familie der Säugetiere, zu der ja auch wir gehören, entstand ungefähr zeitgleich mit den Dinosauriern vor etwa 200 Millionen Jahren. Die Dinosaurierfamilie spreizte sich aber im Gegensatz zu den Säugetieren früh in viele Unterarten auf, sie erlebten eine Radiation, wie der Fachbegriff lautet. Die Säugetiere lebten ein unscheinbares Dasein im Schatten der teilweise gigantischen Riesen und huschten als nachtaktive Wesen ängstlich und hyperwachsam, sich kaum evolutionär verändernd, Millionen von Jahre durch das evolutionäre Unterholz. Drei Eigenschaften kamen ihnen nach der Naturkatastrophe nun zugute: erstens die bereits erfundene Eiablage nach innen, deren besprochener Investitionsnachteil jetzt ein erheblicher Vorteil wurde. Zweitens der Pelz, den alle Säugetiere besitzen und der, mit der Warmblütigkeit verbunden, den Säugetieren ein Überleben in einer mehr und mehr von jahreszeitlichem Wandel geprägten Umwelt ermöglichte, im Gegensatz zu den kaltblütigen, von der Umgebungstemperatur abhängigen Dinosaurierreptilien.[43] Die dritte vorteilhafte Eigenschaft zeichnete sich dadurch aus, dass es keine weitere nennenswerte Eigenschaft gab. Der Evolutionszug fuhr, wir erinnern uns, jetzt plötzlich von einem anderen Gleis ab und diejenigen, die sich weitgehend spezialisiert hatten, die Anpassungsgewinner, die Dinosaurier, waren die unerwarteten evolutionären Verlierer.

Zwergenhaft klein, unscheinbar, aber evolutionär flexibel und somit die Gewinner von morgen waren von diesem Augenblick an die Säugetiere. Durch das Aussterben der Dinosaurier wurden plötzlich viele ökologische Nischen frei, man könnte auch sagen, ganze Bahnwaggons des evolutionären Zuges waren plötzlich ohne Mitreisende, und in diese Evolutionslücke stießen die Säugetiere vor und entwickelten sich evolutionär als Familie in alle Richtungen und Elemente. Nur die Vögel überlebten als Dinosauriernachkommen den Untergang ihrer Familie, auch sie bereits durch ein wärmendes Federkleid an die jahreszeitlichen Herausforderungen und zunehmenden Temperaturschwankungen »zufällig« angepasst, weshalb das Element Luft von den Säugetieren kaum erobert wurde. Lediglich die Ordnung der Fledermäuse nahm die Mühsal der Konkurrenz mit den Vögeln erfolgreich auf.

So entstand vor ca. 60 Millionen Jahren auch unsere Ordnung, die der Primaten, aus der wir, der Mensch, Gattung Homo, erst vor etwa 2,8 Millionen Jahren mit verschiedenen Menschentypen hervorgingen.

Das Außensorgenfeld entsteht

Wir haben genau an dieser Stelle der evolutionären Entwicklung unserer Vorfahren Halt gemacht, da sich hier der vierte Seelenlabyrinthraum und seine Themenradiation primatenspezifischer Alarmanlagensysteme beginnt zu entfalten. Vielleicht können wir unsere Alarmanlagen und ihre Seelenlabyrinthfunktion im Kern besser verstehen und intuitiv erfassen, wenn wir uns mit den biologischen Prototypen dieser Alarmanlagen auseinandersetzen. Leider können wir unsere frühesten direkten Vorfahren nicht mehr beobachten, da ihre Art auf dem Weg zu uns ausgestorben ist. Es existieren aber Fossilienreste aus der damaligen Zeit, wenn auch nur wenige, da diese Säugetierart sehr klein und zerbrechlich war, was das Auffinden des Fossilienreste massiv erschwert, anders als bei manchen Dinosauriern, die meterlange Fossilien hinterlassen haben, die kaum zu übersehen sind. Auch finden sich aufgrund der Kleinheit nur sehr wenige fossilierte Zähne, die aber für die Paläoanthropologen von außerordentlicher Wichtigkeit sind, lassen sich an den Zähnen doch nicht nur die Ernährungsgewohnheiten ablesen, sondern auch die soziale Struktur einer Lebensgemeinschaft. Große Eckzähne bei vegetarischer Kost z.B. entstehen bei sozialer Lebensgemeinschaft, bei denen die Männchen sehr konkurrierend um die Weibchen werben und eine Monopolisierung sämtlicher Weibchen durch ein Männchen versucht wird. Dazu ist große Körperkraft erforderlich mit deutlichem Sexualdimorphismus, ebenso wie große, bedrohliche Eckzähne, die einen potentiellen Gegner in der täglichen Konkurrenzmühsal durch ihr Entblößen einschüchtern können, ohne dass es gleich zum für beide Seiten gefährlichen Kampf kommen muss.[44] Ein Beispiel für diese evolutionäre, an den Zähnen ablesbare Entwicklung sind die Gorillas.

Es existiert heute aber glücklicherweise noch eine biologische Art, die in Aussehen und Verhalten den Individuen, die sich an der Wurzel unserer biologischen Ordnung befanden, ähneln. Sie können wir als Vergleichsobjekt betrachten und studieren, um die Ausdifferenzierung des dritten Horizontes besser zu verstehen. *Der so entstandene vierte Seelenlabyrinthraum, das »Außensorgenfeld« und seine Themen, machte uns zu dem, was wir sind, und prägt nicht nur unser Sein als Mensch, sondern auch die humanspezifischen psychopathologischen Phänomene, auf die wir zusteuern werden.*

Der evolutionäre Übergang zur Gruppenbildung

Es geht dabei um den in Südostasien vorkommenden Zwergtupaja. Die Zoologen sind sich uneins, ob der Zwergtupaja noch zur Familie der Insektenfresser gehört oder bereits zu den Primaten zu zählen ist, weshalb er als Primatenprototyp angesehen werden könnte. Es handelt sich hierbei um einen ca. 45 Gramm schweren, erdhörnchenartigen Baumbewohner, dem noch einige typische anatomische Merkmale der Primaten, wie z.B. die zum dreidimensionalen Sehen befähigenden, nach vorne gerichteten Augen, fehlen.[45] Der Zwergtupaja ist ein Einsiedler, das Männchen ein sogenannter Reviermarkierer. Dies bedeutet, das Männchen setzt Duftstoffe ab, mit denen es anderen Männchen die Grenzen seines Reviers kenntlich macht. Männliche Reviereindringlinge werden bekämpft und mitunter auf das Heftigste attackiert, Weibchen hingegen, da sie mögliche Sexualpartner sind, geduldet. Allerdings kommt es nicht zur Haremsbildung. Nach der Paarung nimmt das Männchen keinen Anteil an der Jungenaufzucht, und auch das Weibchen beschränkt seine Ergänzerfunktion auf den Nestbau, die Reinigung der Jungen nach der Geburt und das Stillen, wobei sie manchmal für mehrere Tage das Nest verlässt und die Jungen als Nesthocker sich selbst überlässt. Nach drei bis vier Wochen verlassen die Jungen selbständig das Nest und suchen sich spätestens zur eigenen Geschlechtsreife, die sie mit sechs Monaten erreichen, neue Reviere, da sie vom eigenen Vater in dessen Revier nicht mehr geduldet werden.

Über die Paarungsbemühungen hinaus kennt der Zwergtupaja kein Sozialverhalten. Die Eltern bringen dem Nachwuchs keine Weltaneignungskompetenz bei. Zwergtupajaeltern bilden auch keine Paargemeinschaft. Ihre Beziehung bleibt auf den Sexualakt beschränkt. Wie wir bereits in Kapitel 1 an Spocks Tränen erkannt haben, kann dort, wo Emotionalität in der frühen Beziehung fehlt, auch im weiteren Lebensverlauf keine differenzierte soziale Beziehung aufgebaut werden.

Nachteile des Lebens in der Gruppe

Die ersten Primaten, so vermutet man, lebten ebenfalls baumbewohnend und einzelgängerisch, mit Ausnahme der Begegnung während der Revierverteidigung und des Sexualaktes, ohne Bezug zu anderen Artgenossen. Warum sollten sie auch Gemeinschaft gesucht haben? Leben im sozialen Verband hat ganz offensichtlich Nachteile.

Veranschaulicht wird dies anhand der durch die Medien geisternden Infektionskrankheiten wie die Vogelgrippe oder die Schweinegrippe, die ihr gefährliches Potential dadurch entladen, dass Individuen, die sehr eng zusammenleben, sich gegenseitig sehr leicht anstecken und sich somit gegenseitig gefährden. Der Erreger der Vogelgrippe kann sich am besten ausbreiten, wenn Vögel Schwärme bilden oder von Menschen auf engem Raum in einer Art Lebensgemeinschaft gehalten werden. Ein einzelgängerisch lebender Vogel hat ein viel geringeres Risiko sich anzustecken, da er viel seltener auf einen anderen Artgenossen trifft als ein Vogel, der gesellig lebt. Ein weiterer Nachteil von Gruppenbildung kreist um die Probleme der Konkurrenz. In Gruppen konkurrieren deren Mitglieder zum einen um das gemeinsam bevorzugte Nahrungsangebot. Bevor ich eine schmackhafte Nahrungsquelle entdeckt habe, kann schon ein anderer dagewesen sein und sich bedient haben. Auch sinkt unter Umständen die Wahrscheinlichkeit, einen geeigneten Sexualpartner zu finden und Nachkommen zu zeugen, da durch die Weibchen (wie wir wissen aufgrund des höheren Investments in die Nachkommen das wählende Geschlecht) anspruchsvoller verglichen und ausgewählt werden kann. In jeder zusammenlebenden Gruppe kann jemand sein, der in einer von den Weibchen bevorzugten Eigenschaft besser ist als »mann« selbst und der somit von den Weibchen eine Sitzplatzkarte für den Evolutionszug ausgehändigt bekommt, während »mann« selbst leer ausgeht. Diese potentiellen Konflikte des Gruppenlebens machen einen Zusammenschluss von Tieren zunächst enorm unattraktiv. Deshalb hatten unsere Zwergtupaja ähnlichen Vorfahren über viele Millionen Jahre überhaupt keine Veranlassung, ihr Singledasein aufzugeben, und blieben »egoistische« Einzelgänger und »Einzelkämpfer«.

Unsere engsten Verwandten, die Menschenaffen, sowie fast alle Primaten leben aber, wie wir auch, in Gruppen. Einzige Ausnahme unter den Menschenaffen ist der Orang Utan. Er hat jedoch, wie von den Primatologen vermutet wird, in früheren Zeiten ebenfalls in Gruppen gelebt und diese Lebensweise zugunsten einer überwiegend einzelgängerischen Form als evolutionäre Reaktion auf sich verändernde Umweltbedingungen wieder aufgegeben.

Wie kam es zu der Veränderung Richtung Sozialität bei unseren Vorfahren und warum wurde Sozialität für sie trotz der erwähnten Nachteile attraktiv? Mit der Beantwortung dieser Fragen nähern wir uns im weiteren Verlauf zunehmend der uns formenden, evolutionär erwachsenen anthropologischen Matrix und den spezifisch menschlichen Psychopathologien, die eine Alarmierungsoption unseres Seins darstellen.

Die Gruppe als notwendig gewordene »Superalarmanlage«

Es wird angenommen, dass die ersten Primaten sich aufgrund eines bestimmten Umgebungsdrucks vor ca. 45 Millionen Jahren in ihrem Verhalten veränderten, ihre einzelgängerische Lebensweise aufgaben und begannen, sich in Gruppen zusammenzuschließen. Versetzen Sie sich in die Lage eines einzelgängerisch lebenden Zwergtupaja. Sie sind aufgrund Ihrer Instinktveranlagung nicht in der Lage, Geschlechtsgenossen in Ihrer Nähe zu ertragen. Sehen Sie als Männchen ein anderes Männchen, sind Sie nicht mehr zu halten und stürzen sich auf den Konkurrenten, um diesem klarzumachen, wer dieses Revier besitzt und sich darin breitmachen darf. Gewinnen Sie die Auseinandersetzung, dürfen Sie bleiben und das Revier mit seinem Nahrungsangebot und den sich hierher verirrenden Weibchen ausnutzen. Verlieren Sie, signalisieren Sie durch Unterwerfungsgeste dem Rivalen die Anerkennung seines Sieges und räumen in geduckter Körperhaltung, sich selbst klein und unscheinbar machend, das Feld. Lange dürfen Sie sich aber nicht schlecht und als Verlierer fühlen, da Sie an der nächsten Waldecke vielleicht wieder auf ein ebenfalls sein Revier verteidigendes Männchen treffen und sich wieder selbstbewusst behaupten müssen. Irgendwann finden Sie wohl ein Revier und lassen sich nieder, dieses nun auch wachsamst verteidigend gegen andere Männchen. Dies sind Ihre einzigen Unannehmlichkeiten. Ein Revier oder als Weibchen ein Männchen finden, Nahrung ist im Überfluss vorhanden, und so ging es über Millionen Jahre im Evolutionszug relativ unbeschwert weiter, ohne dass großartige Veränderungen nötig geworden wären.

Im Hintergrund aber entwickelte sich eine allmählich anwachsende Gefahr. Bald sind die friedlichen Zeiten vorüber. Man wird auf Sie und Ihre Art aufmerksam. Andere Tiere bemerken Ihre Existenz, bemerken vor allem eins: Ihren Nährwert. Dabei sind Sie und Ihre Art relativ wehrlos. Sie haben keine Klauen, um einen Angreifer abzuwehren und in die Flucht zu schlagen. Sie haben keine Reißzähne, mit denen Sie drohen können. Beides haben die sich allmählich entwickelnden Raubtiere: Klauen und Reißzähne, im Überfluss.

Diese haben sich extra entwickelt, um auf Sie Jagd zu machen. Dazu benötigten sie selbst viele Millionen Jahre der Evolution. Die Dinosaurier, von denen einige jagdaktiv waren, waren ja ausgestorben und konnten den frühesten Primaten nicht mehr gefährlich werden. Sie selbst sind aber nun klein und schmächtig und somit ein ideales Opfer. Die Angreifer lauern überall auf Sie als Nahrungsquelle. Von wo kommen sie? Man bräuchte fünf Augenpaare, um in jede potentielle Angriffsrichtung gleichzeitig blicken zu können. Man bräuchte fünf Ohrenpaare, um die gesamte Umgebung auf gefährliche Angriffshinweiszeichen abhören zu können. Und man bräuchte fünf Nasen, um in jede Richtung die Witterung auf olfaktorisch bemerkbare Raubtierhinweiszeichen zu erschnüffeln.

Sie als früher Primaten-Zwergtupaja, was würden Sie tun? Evolutionär gesehen reicht die verbliebene Zeit für Sie und Ihre Art nicht aus, sich weitere Augen- und Ohrenpaare wachsen zu lassen. Was wäre eine vernünftige Antwort auf diese Bedrohung? Ihnen bliebe nichts anderes übrig, als sich mit Ihren bis dahin schlimmsten Konkurrenten zu verbinden: Ihren Artgenossen. Ein gemeinsamer Feind schafft in der evolutionären Entwicklung Allianzen. Vier Augen sehen mehr als zwei, und vier Ohren hören einen herannahenden Feind frühzeitiger als zwei Ohren. Zehn Augenpaare sehen noch besser und zehn Ohrenpaare lauschen noch schärfer. Ganz gleich, wem diese Ohren und diese Augen gehören, die Reaktion auf einen erfolgten Raubtierangriff des anderen Ohren- und Augenträgers können auch Sie erleben, und seine Angstreaktion wird Ihr Frühwarnsystem vor Gefahr, und seine Rettung aus der Gefahr durch Flucht ist auch Ihre Rettungsmöglichkeit. Paradoxerweise sind Sie sicherer in einer Gemeinschaft von potentiellen Opfern, wie Sie selbst eines sind, indem Sie die Sinne der anderen für Ihre Zwecke des Überlebens nutzen lernen. Die erste Sozialität erbrachte ein In-Reihe-Schalten von einzelnen Alarmeinheiten zu einer Superalarmanlage, die für gewöhnlich »Gruppe« genannt wird.

Auch andere, neue und unerwartete Vorteile stellen sich mit der Gruppenbildung ein. Das Revier der ersten gruppenbildenden Primaten war im Vergleich zu dem der alleine lebenden Zwergtupajas deutlich größer. Dieses große Revier konnte und musste besser gegen andere, die gleiche Nahrung bevorzugende Konkurrenten verteidigt werden. Konkurrenten konnten dabei entweder Tiere der gleichen Art, jedoch einer anderen Gruppe, oder andere Tiere sein, die dieselbe Nahrung bevorzugen. Sich alleine zu behaupten in einer zunehmend bedrohlichen Welt ist weitaus schwieriger, als sich in einer sich gemeinsam stark erlebenden Gruppe zu befinden. Auch wächst in einer Gruppe die Chance, von den Fähigkeiten anderer im Nahrungserwerb zu profitieren. Sie alleine finden vielleicht gar nicht jede Nahrungsquelle in Ihrem gemeinsamen Revier, andere sind da möglicherweise erfolgreicher, und Sie können deren Fähigkeit ausnutzen, da für Sie ein unerwarteter Bissen abfallen kann. Trifft Ihre Gruppe dann tatsächlich einmal auf ein Raubtier, haben Sie außerdem eine größere Aussicht, nicht selbst Opfer zu werden, sondern statt Ihrer kann es ebenso gut eines der anderen Gruppenmitglieder sein. So »traurig« das dann ist, ist das Ergebnis doch besser als das zu erwartende, wenn Sie als Einsiedler allein auf weiter Flur plötzlich einem Raubtier in seine gierigen Augen blicken.

Leben im Sozialverband: »Einander Agar-Agar sein!«

Natürlich haben unsere Vorfahren den Schritt zur Gruppenbildung nicht durch Nachdenken und vernünftiges Abwägen vollzogen. Sie haben stattdessen nichts anderes getan, als Sexualpartner gesucht und Junge bekommen. Nach den bereits kennengelernten darwinschen Gesetzen der Evolution haben sich die Nachkommen geringfügig untereinander und von ihren Eltern unterschieden. Einige hatten dabei zufällig eine geringere Anlage zur Ungeselligkeit gegenüber ihren Artgenossen als andere. Sie waren deshalb in der Lage, Gruppen zu bilden, und genossen zufällig die beschriebenen Vorteile des sozialen Miteinanders. Es kamen neue Junge und neue Generationen und ganz langsam über viele Generationen hinweg vollzog sich aufgrund des weiter zunehmenden Raubdruckes durch jagende Feinde die beschriebene Veränderung hin zu einem immer differenzierteren

Gruppenleben: ein bei den Primatenprototypen beginnender Entwicklungsprozess, an dessen Ende wir stehen. Diese Veränderung, eine Evolution hin zur geselligen Lebensweise, ist, mit Sicht auf die Individuen der Evolutionskette, zufällig, im gesamten evolutionären Verlauf aber »quasivernünftig«.

Primatengehirnen gelang es, bei diesen erzwungenen Startbedingungen aus der Not eine Tugend zu machen. Sie lösten sich in den nächsten Millionen Jahren allmählich von den natürlichen Umgebungsbedingungen und wurden unabhängig von ihnen, da sie sich einander zur Umgebungsbedingung wurden. Es entwickelte sich hieraus eine evolutionäre Erfolgsgeschichte, die in Afrika begann und schließlich zu einer Besiedlung sämtlicher Kontinente führte. Menschen können heute sogar ihre eigenen Lebensbedingungen simulieren, die Erde verlassen und als Astronauten ihre eigene Biosphäre mit sich herumtragen. Hätte die Evolution für diese Erfolgsgeschichte einen Slogan benötigt, so hätte er lauten können: »Einander Agar-Agar sein!«[46]

Wir gehören nicht uns selbst allein

Wenn Sie den evolutionären Ablauf der Sozialverbandbildung ganz verinnerlicht haben, drängt sich ein unausweichlicher Gedanke auf, der quer zu unserem seit der Aufklärung kulturell propagierten Individualfetischismus verläuft. Nämlich der Gedanke, dass Ihr Gehirn nicht nur Ihnen allein gehört, sondern auch denen, mit denen Sie zu tun haben.

Auch wenn wir uns selbst evolutionär begründet immer kernbewusster wurden und zunehmend den Eindruck gewonnen haben, uns ausschließlich selbst zu besitzen, so sind die damaligen Startbedingungen der Sozialität doch noch immer in uns wirksam. In einer Gruppe gehört jeder jedem, weil jeder auf jeden zur Gefahrenminimierung auf den anderen angewiesen ist. *Als Kulturwesen möchten wir daran glauben, eine postevolutionäre Novität zu sein und selbstbestimmt und autonom zu handeln. In Wirklichkeit aber ist unsere anthropologische Mat-*

rix aus den gleichen biologisch evolutionären Grundbausteinen der Sozialität geformt, wie sie bereits bei den frühen Primaten anzutreffen war. Wir sind weiterhin Individuen, die bereit sind, in Serie geschaltet zu werden. In der Familie, unter Freunden, am Arbeitsplatz, als Einwohner eines Staates mit gleicher Sprache und einer Nationalhymne, tauchen wir in wechselnde Serienschaltungen mit unterschiedlichen Aufgabenfeldern ein.[47] Selbst Menschen, die sich nicht kennen, können plötzlich unter Stressbedingungen zu Superalarmanlagen und Superproblemlösern werden, wie es in verschiedenen Katastrophenfilmen immer wieder thematisiert wird. Es können auch ekstatische Momente entstehen, wenn Pseudoprobleme inszeniert werden, denen Gruppen sich freiwillig ausliefern und die einzelne Individuen sich zum Gruppenkollektiv verschmelzen lassen. Beispiele hierfür sind Fußballspiele in Riesenstadien, bei denen die Gefahr zu verlieren überwertig besetzt wird. Mit Sprechchören und Rhythmusinstrumenten wird die eigene Mannschaft angefeuert und alle Wahrnehmung und Emotionalität in einem gemeinsamen Aufmerksamkeitsfokus zentriert. Ein anderes Beispiel sind Eucharistiefeiern, bei denen eine immerwährende transzendente Gefahr der vielleicht nicht zu erlangenden Seligkeit inszeniert wird und ebenfalls durch gemeinsames Beten und Singen als Gefahr gebannt werden soll. Dass Eucharistiefeiern mittlerweile auch in Fußballstadien stattfinden, unterstreicht die Parallelität. Die Faszination entsteht dabei auch durch das Spiel mit der Gefahr, in der Gruppe sich selbst zu verlieren. Rockgroßkonzerte addieren zum Gruppengefühl in der Unterhaltung durch die Musik eine Gefahr durch einen überlauten, dröhnenden Lärmpegel, dem sich ansonsten kein Mensch allein auf sich gestellt freiwillig unterziehen würde. Manche Besucher schalten in diesen Erlebnismomenten der Gruppenverschmelzungs-Gefahreninszenierung ihre Individualität dabei so sehr aus, dass sie in Ohnmacht fallen.

Das Robinson-Crusoe-Dilemma ist deshalb im Prinzip nur die Wiederholung des frühen Primatendilemmas mit einem leistungsfähigeren Gehirn. Weil wir nicht nur uns selbst, sondern auch den anderen gehören, ist das Leben ein Drahtseilakt und das Gehirn ein absturzgefährdeter Akrobat.[48]

Wenn unsere Lebensentwicklung so verlaufen durfte, dass unser Seelenlabyrinth sich durch die primären Ergänzertätigkeiten ausreichend mit Stabilität versorgen konnte und sich unter sozialen Stressbedingungen belastbar zeigt, dann bleibt die Grundstruktur des Seelenlabyrinths unter der gelungenen Vollfunktion unsichtbar und wir realisieren nicht die evolutionär erwachsenen Bausteine, aus denen wir selbst bestehen. Anders bei Menschen mit tiefgreifenden psychiatrischen Störungen. Sie erlangen eine Ahnung in unsere Bauweise und müssen die eigentlich unerträgliche Tatsache ertragen, dass wir kein Ganzes sind, sondern aus Teilen zusammengesetzt sind.

Neue Chancen, neue Risiken

Die guten Motive des Zusammenlebens sind also begründet in dem gegenseitigen Brauchen bei geteiltem Gefahrenhorizont. Deshalb gingen Primaten ursprünglich Koalitionen ein, dessen Miteinander dann aber auch stetig verhandelt und ausbalanciert werden muss. Auch wenn im weiteren Verlauf der evolutionären Entwicklung die realen Raubtieraußengefahren in den Hintergrund traten, gab es keine Möglichkeit mehr, von den guten Gründen des Zusammenseins wieder Abstand zu nehmen. *Die Gefahrenmomente verlagerten sich vom Raum um die Gruppe herum zunehmend in den geteilten Binnenraum und es erwuchsen parallel bis dahin unbekannte Bedürfniserwartungen und Bedürfnisenttäuschungen. Die Evolution hat dabei soziale »Navigierungskapazitäten« in unsere Vorfahren integriert, die das Sein unter den anderen erleichtern und, wie wir sehen werden, vor allem mit vier großen psychiatrischen Krankheitsbildern assoziiert sind: mit der Schizophrenie, der Manie, der Depression und den bipolaren Störungen.*

Das Sich-aufeinander-verlassen-Können ist im Miteinanderleben die eine Seite der Sozialmedaille. Und die andere? Für Moralisten ist sie die Kehrseite, für manche Evolutionstheoretiker die Hauptseite. Davon im nächsten Kapitel mehr.

12. Die Rückseite der Sozialmedaille

Zerrissen zwischen Selbst- und Fremdinteressen

Um uns die Rückseite der Sozialmedaille zu vergegenwärtigen, führen wir wieder einen virtuellen Selbstversuch durch. Sie erinnern sich an Otellex®, jenes hypothetisch antieifersüchtig wirkende Präparat, das Sie vermutlich freiwillig nicht einnehmen würden? Stellen wir uns einmal vor, Otellex® sei seit Jahrzehnten käuflich zu erwerben und es sei wirklich absolut nebenwirkungsfrei. Neben der beschriebenen Retardform mit lebenslänglicher Langzeitwirkung (Sie brauchten ja nur eine Tablette einzunehmen und hätten Ihre Eifersuchtspotenz für immer verloren) sei auch eine kurz wirksame, unretardierte Form auf dem Markt, die die Eifersuchtspotenz und das Eifersuchtsfrühalarmierungssystem nur für einige Tage ausschalten könnte.

Wenn Sie alle Ihre erwachsenen partnerschaftlichen Beziehungen der Vergangenheit betrachten, wenn Sie dann ganz tief in Ihr Herz blicken, noch tiefer und in ganz verwinkelte dunkle Bereiche, in denen unsere weniger schönen Geheimnisse versteckt und verschlossen werden: Wäre es dann irgendwann in einem Ihrer früheren Beziehungsleben für Sie denkbar gewesen, Otellex® unretardiert zu kaufen und es Ihrem Partner einmal heimlich zu verabreichen? Es schadet ihm ja gesundheitlich nicht, es schützt Sie aber für einige Tage vor unangenehmen Fragen, vor Rechtfertigungsdruck und ermöglicht Ihnen etwas mehr Beziehungsfreiheiten, die Sie vielleicht so schlecht gar nicht finden. Wenn Sie ganz ehrlich zu sich sind …?

Ausscheren aus dem Sozialverband

Wahrscheinlich sind Sie und ich die rühmlichen Ausnahmen, die so etwas nicht tun könnten und nicht einmal mit dem Gedanken spielen würden, so etwas zu tun. Ich bin mir aber ziemlich sicher, dass Otellex® unretardiert sich tatsächlich gut verkaufen ließe. Keiner würde es selbst nehmen, aber vielleicht einem anderen geben? Auf jeden Fall fände sich wohl in den meisten Menschen eine deutliche Diskrepanz zwischen den Ausprägungsgraden der eigenen Einnahmephobie und der mögliche Vergabeakzeptanz an andere, selbst (oder gerade?) an den eigenen Partner.

Damit soll nicht gesagt werden, wie unehrlich, verschlagen und heimtückisch Menschen mit anderen umgehen, sondern etwas anderes. Das Otellex®-Unretardiert-Beispiel soll zeigen, dass Menschen durchaus bereit sind, in bestimmten Situationen andere zu täuschen, oder, etwas moralisch wertfreier ausgedrückt, bereit sind, andere über ihre Motive und Absichten vorläufig im Unklaren zu lassen. Zunächst in einem inneren Bereich Dinge mit sich zu verhandeln und nicht unbedingt sofort mit anderen, obwohl sie uns sehr nahestehen. Auf der Primatenstufe hieße das z.B., Nahrung zu finden, dies für sich zu behalten, mit den anderen genau in einer anderen Richtung ablenkend »weiterzusuchen«, um dann später alleine zum Nahrungsdepot zurückzukehren, was bei Bonobos tatsächlich beobachtet wurde.[49] Es soll mit diesem Beispiel nicht ausgedrückt werden, dass es immer um die Optimierung eines persönlichen Vorteils gehen soll, obwohl es wohl häufig darauf hinausläuft, sondern darum, dass eine in Serie geschaltete Alarmanlageneinheit »Gruppe« aus Untersegmenten namens Individuum besteht, die sich auch aus dem Verbund herausnehmen können. Manchmal dies deutlich signalisierend, manchmal heimlich, ohne dass die anderen dies überhaupt bemerken und somit im Glauben gelassen werden, dass der Ausscherer weiterhin kooperiert.

Menschliche Maskierungsfähigkeiten

Muss das so sein? Warum sind wir nicht immer ganz offen und ehrlich mit anderen? Warum diese Fähigkeit zur Geheimniskrämerei? Warum die Fähigkeit, eine Maske im sozialen Miteinander zu tragen, die uns schützt vor den neugierigen Blicken der anderen? Wir werden versuchen, hierauf Antworten zu finden. Warum? Weil Psychopathologie immer den Verlust von Maskierungsfähigkeit im sozialen Miteinander bedeutet. Dies geschieht in unterschiedlichen Ausprägungen, von der Steigerung des Anstrengungspotentials, die Maske weiter hochzuhalten, wie bei dem semicargomedizinischen Konstrukt des »Burn-out« als Frühsymptom zu beobachten ist[50], bis zum Maskenverlust, wo es keine Fähigkeit zur Maskierung mehr gibt und Stimmung sowie Absicht unmittelbar sichtbar werden. Ein depressiver Mensch z.B. muss nicht mehr sagen, wie er sich fühlt, man sieht es ihm an. Schon wenn »Gesunde« emotional in Wallung kommen, verärgert sind oder enttäuscht oder traurig, lockert sich bei fast allen Menschen die Maskierungsfähigkeit und die eigentliche Befindlichkeit blitzt zumindest für Momente auf.

Wenn wir diesen Übergang von Normalfunktion der Maskenlockerung über erhöhtes Anstrengungspotential bis hin zum Maskenverlust in psychopathologischen Zusammenhängen verstehen, dann verstehen wir die Kehrseitenfunktion der sozialen Medaille, die notwendige Zweiseitigkeit der Medaille, die Funktion des Bewusstseins und von Emotionen im evolutionären Kontext und die Funktion bestimmter protohumanspezifischer Alarmierungsreaktionen, die eng mit unseren heutigen psychopathologischen Phänomenen verknüpft sind. Wir werden nicht alle diese Problemfelder auf den wenigen Seiten dieses Kapitels klären können, wir werden aber versuchen, einen großen Verständnisschritt auf sie zuzumachen und deshalb zumindest in Umrissen die Antworten erkennen, welche dann in späteren Kapiteln vertieft werden sollen.

Ist Egoismuslosigkeit evolutionär sinnvoll?

Manche Fragen sind leichter zu beantworten, wenn man sie aus einer anderen Perspektive stellt und umformuliert. Kehren wir auch unsere Frage »Warum sind wir nicht immer ganz offen und ehrlich mit anderen?« einfach in ihr Gegenteil um: »Was wäre, wenn wir immer ganz offen und ehrlich mit anderen wären?«

Gibt es eine menschenartige, intelligente Gemeinschaft, in der jeder aufgrund seines Offenheitsbedürfnisses jeden ständig über seine Gedanken und Absichten informiert, die wir als Gegenbeispiel untersuchen können, um Rückschlüsse auf unsere Funktionsweise abzuleiten? Eine solche Lebensform ist bei intelligenten biologischen Wesen nicht bekannt und kann sich, wie wir gleich sehen werden, zumindest unter evolutionären Bedingungen nicht entwickeln. Allerdings ist eine solche Intelligenzform bereits erdacht worden. Es handelt sich dabei um das Volk der Borgs, die wiederum, ähnlich Mr. Spock, in der Science-Fiction-Serie Raumschiff Enterprise »The Next Generation« auftreten. Sie bestehen aus Einzelindividuen, die Cyborgs sind, also Wesen, die eine Mischung aus biologischer und synthetisch-technischer Lebensform darstellen. Es herrscht unter den Borgs vollkommene Egalität. Es gibt untereinander keinen Neid oder Hass. Zum Schrecken der Planetenkonföderation existiert keinerlei Mitleidsfähigkeit mit anderen intelligenten Lebensformen, da das Mitleiden mit anderen, außerhalb der Borggruppe stehenden Individuen, ein Borgindividuum voraussetzen würde, das in der Lage wäre, sich anderen Lebensformen über Einfühlungsvermögen innerlich anzunähern, was aufgrund der totalen Identifikation mit der Borggruppe selbst aber unmöglich ist. Die Identifikation des einzelnen Borgindividuums mit dem Kollektiv ist eine vollkommene. Es findet permanente Kommunikation aller mit allen über »Subraum-Funk« statt, wodurch ein Superbewusstsein, genannt »hive-mind«, entsteht, das kein Zentrum kennt, aber dennoch einen gemeinsamen Willen besitzt. Jedes einzelne Individuum ist gleich wichtig, es gibt keine Hierarchie, jeder wird gebraucht und erhält aus dem Kollektivbedürfnis heraus seinen Auftrag, der nicht als Fremdauftrag verstanden wird, sondern als intrinsisch entstandene Freiwilligkeit.[51] Der gemeinsame Nenner aller »Aufträge« besteht im Bestreben nach perfekter Vollkommenheit für alle, was durch »Assimilation« fremder Lebensformen und Einverleibung deren biologischer Funktionalität und Technik in die Borglebensform gelingen soll. Es findet keine Reproduktion unter den Borg statt, wie wir sie kennen, kein Sterben von Individuen und deren Teilweiterleben in den Nachkommen. Die Borggruppe wächst nicht durch eigene Nachkommen, sondern durch den Assimilationsvorgang, der fremde Lebensformen in die Borggruppe einverleibt.

Die Gesellschaftsstruktur der Borgs bedeutet, in Anlehnung an unsere Frage, totale Offenheit und totale Egoismuslosigkeit. Die Maskierungsfähigkeit der Borgs voreinander ist gleich null. Für sie stellt dies das Paradies dar, für unser Empfinden ist es eine Kollektivdiktatur, deren Bestehen nur durch totale Feindseligkeit gegen andere Lebensformen aufrechterhalten werden kann.

Kann es eine solche Lebensform geben und warum haben wir uns auf unserem evolutionären Weg nicht zu einem entindividualisierten, intelligent-selbstlosen Bienenvolksupergeist entwickelt?[52] Nehmen wir an, ein solches intelligentes Kollektiv hätte sich tatsächlich entwickelt. Aufgrund irgendeiner Veränderung, entweder im biologischen oder im technischen Teil eines Cyborgs, käme es zu einer Veränderung, die, trotz Überwachung durch »Subraumfunk«, diesen eine Spur egoistischer werden ließe. Dieser würde beginnen, die anderen Cyborgs für seine Zwecke einzusetzen. Er würde versuchen, die anderen zu manipulieren. Um sich selbst einen Vorteil zu verschaffen. Aber welcher Vorteil könnte das sein? Da keine Reproduktion stattfindet, gibt es keinen Wettbewerb um reproduktionsfördernde Ressourcen. Da keine genetischen Eigeninteressen vorliegen, gibt es auch keine genetische Konkurrenz der Individuen untereinander. Wenn es eine Lebensform gäbe, der es gelungen wäre, den evolutionären Unterbau ihrer Entstehung, nämlich genetische Reproduktion, auszuschalten, könnte eine Lebensform wie die der Borgs sich im weiteren Verlauf tatsächlich aufgrund des Reproduktions- und Evolutionsersatzes durch »Assimilation« stabil erhalten, da es keinen

Egoismusanreiz mehr geben würde. Es ist aber nicht vorstellbar, dass ein Mechanismus wie der der Evolution, welcher durch Verfolgung individueller Interessen am Laufen gehalten wird, zu kollektiver Selbstlosigkeit führt. Zu Kooperation ja, im Sinne eines »alle für einen«, aber nicht zur generellen Selbstaufgabe eines »einer für alle«.[53] Evolutionär betrachtet ist es also nichts mit einer borgschen Lebensform.

Unsere Sterblichkeit und unsere Form der Reproduktion erzwingen einen »Egoismus«, der trotz Serienschaltungskompetenz vorhanden bleiben musste. Wir betrachten also eine Situation unserer evolutionären Entwicklung, in der Gene Organismen konstruiert haben, die mit relativ großen Gehirnen ausgestattet sind, wobei diese Gehirne miteinander kooperieren und gleichzeitig konkurrieren müssen. Es existieren persönliche, individuelle Sorgenhorizonte und überindividuelle Sorgenhorizonte der Gruppe, welche in großen Bereichen übereinstimmen, aber eben nicht ganz deckungsgleich miteinander sind. Die evolutionäre Kernfrage ist, wie diese Interessendiskrepanz bewerkstelligt werden kann. Wie können die Gehirne miteinander in Kontakt treten und jeder für sich diesen Sozialitätsspagat durchführen? Nicht zum Wohle der Gruppe, sondern zum Wohle jedes einzelnen Individuums, denn um Reproduktion des einzelnen Individuums geht es im evolutionären Prozess, nicht um Evolutionserfolg der Gruppe. Jedenfalls gilt dies für die prähominiden Entwicklungsstufen unserer Vorfahren.[54]

Navigieren im Straßenverkehr des Lebens

Versuchen wir anhand eines Alltagsbeispiels das verwobene Thema zu entflechten. Stellen Sie sich vor, Sie wollten von zu Hause mit Ihrem Auto an einen Ort in einer anderen Stadt fahren. Ihnen ist nicht bekannt, über welche Wegstrecke Sie an diesen Ort gelangen können, weshalb Sie die Zieldaten in Ihr Navigationsgerät eingeben. Sie starten den Motor und eine freundliche Stimme informiert Sie über jeweilige Abbiegerichtungen und dirigiert Sie somit über den

Verlauf der Wegstrecke. Ihr Auto ist mit einem Automatikgetriebe ausgestattet, weshalb Sie nur Gas geben und bremsen müssen, den Rest erledigt das Automatikgetriebe, das unabhängig von Ihnen mal heraufschaltet, wenn Sie in hoher Geschwindigkeit über die Autobahn brausen, und mal herunterschaltet, wenn Sie nur im Schritttempo durch die Stadt fahren. Daneben werden leichte Fahrfehler durch das ABS-System und andere Überwachungssysteme wie Antischlupfregelung, also von sogenannten Traktionskontrollen, die verhindern, dass die Räder beim Beschleunigen durchdrehen, automatisch ausgeglichen. (Frage: Wer steuert eigentlich die Fahrt? Sie? Das Auto? Das Navigationssystem? Die Traktionskontrollen?)

Während Ihrer Fahrt treffen Sie auf der Straße auf andere Autos, in denen andere Fahrer sitzen. Diese verfolgen ebenfalls bestimmte Ziele, die sie ansteuern und wo jeder so schnell wie möglich ankommen will. Zusammen mit Ihnen bilden diese Autos den Straßenverkehr. Jeder verfolgt eigene Ziele, dennoch fährt keiner so rücksichtslos, dass es zum Unfall kommt. Gelegentlich verständigen sich die Fahrer untereinander: durch Mimik, Gestik oder Hupsignale, die entweder fordernd-aggressiv oder wohlwollend-auffordernd gemeint sein können.[55] Manchmal verzichten Autofahrer sogar darauf, so schnell wie möglich voranzukommen, und winken andere Fahrer in den Straßenverkehr herein, um ihnen die nicht notwendigerweise zustehende Vorfahrt zu gewähren. (Frage: Ist das Kooperation? Oder ist das Altruismus?)

Wenn nichts Besonderes vorliegt, folgen Sie beinahe automatisch den Aufforderungen des Navigationssystems. Entsteht aber eine unerwartete Situation, ein Stau oder die Herausforderung eines kniffligen Überholmanövers, schalten Sie Ihr Bewusstsein auf einen höheren Aktivitätslevel um und lösen mit Ihrer Aufmerksamkeit das Problem. Kommt es zu einer Gefahrensituation, z.B. ein drohendes Auffahrereignis, reagieren Sie blitzschnell aus den Tiefen Ihres Gehirns ohne großes Nachdenken, da zum Nachdenken gar keine Zeit verbleibt. Tiefere und schnellere Entscheidungsebenen als Ihr Bewusstsein müssen die Steuerung und das Steuer übernehmen und in »Abstimmung« mit den automatischen Traktionskontrollen die

Ereignisbewältigung übernehmen. (Frage: Wenn am Bewusstsein vorbei die Ereignisbewältigung geschieht, warum hat das Bewusstsein, also Ihr Ich, trotzdem den Eindruck, entschieden zu haben, obwohl doch ganz offensichtlich »tiefer« entschieden wurde?)

Fahrer, Fahrzeug und Navigationssystem in einem

Und nun kommt ein Zaubertrick. Denken Sie sich das Auto mit seinen automatischen Fähigkeiten, das Navigationssystem und den Fahrer als eine Komplexeinheit. Verschmelzen Sie in Ihrem inneren Bild diese Substrukturen zu einer Struktur. Verkabeln Sie alle Ereignisträger und Ereignisempfänger des Systems miteinander in alle Richtungen und aus allen Richtungen. Die Untereinheiten sind jetzt nicht getrennt voneinander entstanden, nicht der eine im Schoß der Mutter, nicht der andere in der Autofertigungshalle und nicht der Dritte in einer Technikfabrik. Sondern alle zusammen und in Wechselwirkung aufeinander abgestimmt und evolutionär miteinander. Die automatischen Strukturen des Autos sind über die bewusstseinsferneren Strukturen des Autofahrers miteinander verbunden und bilden die Grundlage, auf der das Bewusstsein aufbaut. Das Navigationssystem ist Teil des Ganzen, kein nachträglicher, evolutionärer Einbau, sondern der Hauptrichtungsgeber, der die Fahrstrecke lenkt. Das Bewusstsein hat aber über weite Streckenabschnitte das Privileg, dies nicht verstehen zu müssen und sich für den allein entscheidenden Fahrer zu halten. Manches auf dieser Fahrt geschieht automatisch, anderes geschieht halbautomatisch und wieder anderes geschieht bewusst unautomatisch.

Das Bewusstsein ist die Kooperationsschnittstelle jedes »Autowesens«, durch das hindurch hauptsächlich mit anderen »Autowesen« kommuniziert wird. Die automatischen Traktionskontrollen nehmen von sich aus keinen Kontakt zu den automatischen Traktionskontrollen anderer Autowesen auf, sie benötigen dazu das Bewusstsein des Fahrers. Ebenso plaudert das Navigationsgerät nicht mit einem Navigationsgerät in einem anderen Auto. Das Bewusstsein ist aber bahnungsfähig durch die außerhalb von ihm erzeugten Informationen und Informationsverarbeitungen. Sie als »Fahrer« folgen den Anweisungen des Navigationsgerätes, dem Sie vertrauen, beinahe blind. Das Bahnungsmedium unseres Bewusstseins sind unsere Emotionen. Das heißt: Unser Bewusstsein ist in seiner Selbständigkeit und Entscheidungsfähigkeit durch Emotionen erreichbar, es wird von ihnen beeinflusst und in eine bestimmte Entscheidungsrichtung gebahnt. Emotionen haben den Vorzug, dass sie ein Rechenendergebnisdestillat des Gehirns darstellen, das das Bewusstsein komprimiert darüber informiert, »in diese Richtung geht es, das ist wichtig, nimm das in Augenschein«. *Je wichtiger die Botschaft bewusstseinsferner Strukturen des Gehirns an das Bewusstsein ist, desto dringlicher ist der emotionale Beiwert dieser Information aus der Tiefe und desto stärker wird das Bewusstsein gebahnt.* Wir haben diesen Mechanismus bereits kennengelernt, als Sie im Aufzug stecken geblieben sind und in zweiter Stufe, als Sie dort auch noch mit dem Messer bedroht wurden. Ist ein schwer bestimmbarer Schwellenwert überschritten, wird der emotionale Aspekt durch das Bewusstsein hindurch – und unter Umständen gegen dessen »Willen« – für die anderen »Autofahrer« sichtbar und an diese hupend ausgeteilt. Die soziale Maske fällt. Hierdurch erleben die anderen Autofahrer, dass es da einer ernst meint.

Altruismus aus Eigennutz

Im allerengsten Sinne, fast schon überspitzt reduktionistisch gedacht, gibt es keine altruistische Umgangsweise zwischen den Autowesen. Was wie altruistische Rücksichtnahme im Straßenverkehr des Lebens aussieht, ist kein Altruismus, sondern Kooperation, und was wie Kooperation aussieht, ist letztlich Eigennutz, da nicht vorsichtig gefahren wird, um andere nicht zu gefährden, sondern eigentlich deshalb nichts riskiert wird, weil die Kosten eines Unfalls für einen selbst zu hoch sind. *Das Bewusstsein als Vermittler nach außen darf davon aber nichts wissen. Es muss abgeschirmt bleiben von den eigennützlichen Interessen, um mitunter für andere überzeugend altruistisch zu erscheinen.* Das Bewusstsein glaubt an die Wertschätzungsgeschichten, die es sich mit anderen Bewusstseinseinheiten erzählt. Um möglichst effizient die eigene Ehrlichkeit erscheinen und aufscheinen zu lassen, wurden durch die Evolution »Ehrlichkeitssignale« in uns installiert, die nur deshalb ehrlich erscheinen, weil sie nicht vortäuschbar sind. Ein Beispiel ist die Gesichtsrötung, die sich bei Beschämung, Peinlichkeit, ertappter Betroffenheit und anderen sozialen Interaktionsmomenten einstellen kann. Tritt sie bei Frauen auf, führt sie bei Männern sofort zu Rücksichtnahme und emotionaler Wärme. Sie ist ein Ehrlichkeitssignal, dessen bremsender Wirkung sich der andere kaum entziehen kann. Andere Ehrlichkeitssignale sind Tränen, wobei manche diese »auf Knopfdruck« einsetzen können.

Aber selbst wenn das so ist, heißt das nicht, dass wir alle egoistisch leben sollten. Hier wird nur ein Gedanke vorgeschlagen, der sich mit der Frage beschäftigt, *warum Menschen eigentlich altruistisch handeln können und welche evolutionären Motive hinter einer solchen Fähigkeit stehen könnten.* Eine Anleitung zum sozialen Miteinander ist das nicht. *Die Evolutionstheorie erklärt, warum wir diese oder jene Fähigkeit in uns tragen, aber nicht, wie wir heute mit ihnen umzugehen haben.* Sie ist nicht brauchbar, das soziale Miteinander zu arrangieren, sie erklärt höchstens, warum dieses Arrangement so kompliziert ist.

Entlarvung über Emotionen

Das Tränenbeispiel zeigt, dass wir neben unseren ganz persönlichen, dem Bewusstsein nur vage zugänglichen Bedürfnissen, evolutionär erwachsen immer auch gezwungen sind, anderen oder der Gruppe, deren verlängertes Frühwarnsystem wir einst waren, unsere Ansichten und Absichten mitzuteilen und erlebbar zu machen. Insbesondere geschieht diese externe Entlarvung über unsere Emotionen, die, wie Sie sich erinnern, den anderen in lutherischer Weise mitteilen können: »Hier stehe ich, ich kann nicht anders!« Emotionen zeigen den Gruppenmitgliedern, da ist einer, der mitgenommen wird von dem, was ihn angeht; sie engen, als Ärger oder Wut gezeigt, das Verhandlungstor für andere ein, da sie mit aller Dringlichkeit die eigene Position verdeutlichen und verhärten. Oder sie bilden als Freundlichkeit und Zuneigung eine Einladungsbrücke der Kooperationsbereitschaft. *Wir signalisieren gezwungenermaßen an die Gruppe über unser Ausdrucksverhalten, das wir in weiten Teilen nicht ganz kontrollieren können.* Deshalb haben die Menschenartigen evolutionär einen siebten Sinn für die emotionale Befindlichkeitslage eines anderen entwickelt.[56] Das Ausdrucksverhalten gibt den anderen einen Einblick in unsere Verhandlungs- und Kooperationsbereitschaft, in unsere Grundstimmung und den Festigkeitsgrad unseres Selbstwertgefühls. Und dazwischen taumeln wir, zwischen Verstecken-Verheimlichen und Offenlegen-Mitteilen. Ein arabisches Sprichwort sagt: Behältst du dein Geheimnis für dich, ist es dein Gefangener, erzählst du es weiter, bist du sein Gefangener.

Austragungsort Gesicht: Verbergen und Offenlegen

Der wichtigste menschliche Austragungsort, in dem das beschriebene Spannungsfeld seine Anschauung findet, ist das Gesicht. Schon bei den nichtmenschlichen Primaten voller fein differenzierter Ausdruckskompetenz, die Zoobesucher bei den Affengehegen immer wieder fasziniert, ist das Gesicht bei Menschen eine Anschauungs- und Ausdruckswelt für sich, der sich niemand entziehen kann.[57] Ein böser Blick kann uns vor Angst lähmen und gleichzeitig gilt: »es entfaltet ein blick mich aus deinen augen / obgleich ich mich wie finger fest geschlossen, / löst du mich stets blatt auf blatt, wie frühling / (kunstvoll und heimlich) die erste rosenblüte«.[58]

Das Gesicht ist dabei der Verhandlungsort, den wir in der sozialen Auseinandersetzung am stärksten einsetzen und am stärksten zu kontrollieren gelernt haben. Wir können nie ganz sicher sein, wie willkommen wir sind oder wie unwillkommen. Wir können nie ganz sicher sein, wie sehr die anderen an gemeinsamer Serienschaltung in die »Superalarmanlage« interessiert sind, so wie die anderen nie ganz sicher sein können, wie sehr wir tatsächlich motiviert sind, uns in Serie schalten zu lassen. Die Gesichtskontroll- und die Gesichtslesekompetenz entscheiden mit darüber, wie es uns gelingt, diese Bedeutungsunschärfe erfolgreich auszuhalten. Da die Primaten und schließlich Menschenartigen einander, wie wir gehört haben, Agar-Agar-Nährboden der evolutionären Entwicklung waren, formte sich das menschliche Gesicht durch das permanente Anschauungs- und Signalisierungsgeschehen allmählich im evolutionären Prozess aus den Tiergesichtern heraus zu seiner heutigen Ausdruckskraft und Verbergungspotenz. Beide, diffiziles Ausdrucksspiel und Verbergungspotenz, vermindern sich im Rahmen von psychischen Störungen und seelischen Irritationen, ebenso wie die Schärfe des siebten Sinns, die Fähigkeit, emotionale Befindlichkeit anderer zu lesen und treffend zu bewerten, dann schwindet.

Im evolutionären Schatten der allerersten Gruppenbildungen

Manches Verhalten psychisch kranker Menschen ist nur schwer einfühl- und verstehbar. Man kann sich aber der Bedeutsamkeit und dem subjektiven Ausmaß vieler Schwellenprobleme des menschlichen Lebens, an denen sich Psychopathologie gerne entzündet, meines Erachtens manchmal besser einfühlend annähern, wenn man sich mit Blick auf den Patienten in die emotionale Lage früherer Primaten versetzt, die, an einer evolutionären Schwellensituation stehend, gerade beginnen, sich sozial zu konfigurieren. Ihre Unsicherheit, ihre Angst und dennoch Bedürftigkeit der Nähe der anderen, ihre Ambivalenz, ihr Rückzugs- und gleichzeitiger Intimitätswunsch, dies alles sind soziale Doppelbödigkeiten, die wir nicht ganz verlassen konnten, die weiterhin auch unsere soziale Konfiguration im Miteinander prägen und formen. In den Patienten kommen sie verschärft und ungebremst zu ihrer unvereinbaren Geltung.

Dieses und das vorherige Kapitel haben den Versuch unternommen zu zeigen, was die evolutionären Anfangsbedingungen sozialer Koalitionen bei unseren Vorfahren waren und wie sie bis heute wirksam sind. Der evolutionäre Schatten der ersten in Sozialität lebenden »Zwerg-Primaten« ist so lang, dass er auch noch 45 Millionen Jahre später auf uns fällt. Darüber hinaus wurde in Ansätzen versucht, die bis heute virulenten Fallstricke des zwar gut begründeten, aber auch heiklen Miteinanders aufzuzeigen. Es sollte ein Gefühl dafür geweckt werden, *wie brisant die Leistung unseres Gehirns im Abwägen von Selbst- und Fremdinteressen ist, und wie viel Kniffliges von unserem Gehirn geleistet wird, ohne dass wir uns darüber permanent bewusst sein können. Psychische Störungen offenbaren diese Leistung des Gehirns zulasten der seelischen Befindlichkeit der psychiatrischen Patienten.*

Wir haben ein Bewusstsein, das es uns ermöglicht, von dem anderen Abstand zu nehmen und uns als different zu erleben. Das Bewusstsein hat aber auch die Funktion, von uns selbst Abstand zu nehmen, von unseren permanent drohenden Sorgenobjekten und Alarmierungsbereitschaften. Und von unseren Absichten. Am besten kann derjenige in der Gemeinschaft kooperieren, der sich selbst über seine Absichten und das innerliche Geschehen seiner selbst-zentrierten Informationsverarbeitungsresultate im Unklaren ist. Das Bewusstsein wird von unserem Gehirn erzeugt, es gehört ihm und nicht umgekehrt, wie wir so gerne glauben. Gleichzeitig gehört unser Gehirn aber auch den anderen, was unserer Entscheidungsbefugnisintuition entgegenläuft. Neurone in einem Gehirn kommunizieren über chemische Moleküle, sogenannte Neurotransmitter, miteinander und bilden über diesen Kommunikationsweg eine Einheit. Dies zu erkennen fällt uns leicht, da das Gehirn komplett in einem Kopf untergebracht ist. Gehirne verbinden sich aber ebenfalls miteinander über verschiedene virtuelle Neurotransmitter, von denen die Sprache der wichtigste ist. Andere virtuelle Botenstoffe menschlicher Gehirnzusammenschaltungen sind Mimik, Gestik und körperliches Ausdrucksverhalten.

Die beiden Seiten der sozialen Medaille drehen sich so rasend schnell in der sozialen Interaktion um ihre Achse, dass beide Seiten zu einer uns eigenen Realität verschmelzen. Die dadurch entstehenden Widersprüche und Spannungszustände halten noch psychisch gesunde Menschen aus. Die Evolution erschuf in uns ein Kräftefeld, das uns immer wieder zu uns selbst hinzieht, unterbrochen von Zwischenaufenthalten in anderen. Werden wir psychisch krank, erlebt die rotierende Sozialmedaille eine schwierige Unwucht und das Miteinander, auf das wir so sehr angewiesen sind, leidet. Ebenso gibt es dann kein ungestörtes Mit-sich-Sein mehr.

13. Nähe durch Distanz

Was die Entstehung von Handgeschick und Sprache für die Entwicklung unseres Seelenlabyrinths bedeutet

Fahren wir mit dem Evolutionszug weiter in die Zukunft, die unsere Vergangenheit ist, und halten vor 200.000 Jahren an. Wir sind in Afrika, präziser, im heutigen Äthiopien.[59] Genau wissen wir nicht, wo wir nach unseren Vorfahren suchen sollen. Nach einer kleinen Gruppe von Individuen halten wir Ausschau, bestehend aus vielleicht fünfzig, vielleicht hundert, höchstens hundertfünfzig Mitgliedern. Vermutlich existieren überhaupt nur wenige tausend ihrer Art, verstreut lebend an der afrikanischen Küstenregion, hinab bis in das heutige Südafrika. Aber wie können wir die ersten Mitglieder unserer Art finden? Müssen wir uns auf die Lauer legen und auf ihr Kommen warten?

Der Mensch – ein Lärmwesen

Gingen wir einfach an der Küste entlang, würden wir wahrscheinlich bald auf sie treffen. Von unseren Vorfahren unbeabsichtigt würden wir von ihnen selbst über ihren Aufenthaltsort in Kenntnis gesetzt werden. Dies wäre möglich, weil wir sie längst hören, lange bevor wir sie sehen könnten. Wir würden zwei Dinge schon im akustischen Voraus bemerken, die unsere Art im Besonderen auszeichnet. Unsere Vorfahren würden Geräusche machen, welche durch zwei verschiedene akustische Erzeugungen entstünden. Einmal durch ihre Sprache. Sie würden reden und lachen und streiten und scherzen und schwatzen und loben und keifen. Und zweitens würden sie mit ihren Händen arbeiten und dabei ebenfalls Geräusche erzeugen. Sie würden Steinwerkzeuge herstellen, Behausungen auf- und abbauen, Netze knüpfen, Speere anschnitzen und Nahrung über dem Feuer zubereiten. Es würde nicht viel anders klingen als in einer modernen Haushaltsküche, in der das Essen von verschiedenen Personen bei angeregter Konversation zubereitet wird.

Wir würden unsere Vorfahren von weitem hören, weil der Mensch ein Lärmwesen ist, das es sich leisten kann, aufzufallen. Aus dem ehemaligen Raubtieropfer wurde durch 45 Millionen Jahre Evolution selbst das gefährlichste Raubtier der Welt, das sich nicht mehr zu verstecken braucht. Die Erfolgstrias dieses Rollenwechsels wurde gebildet aus einem großen Gehirn, der Sprachfähigkeit und dem manuellen Geschick. In den vergangenen Kapiteln haben wir bereits ausführlich die Grundfunktionen des menschlichen Gehirns in seinem Weltverständnis kennengelernt und sehen können, *dass verschiedene psychopathologische Phänomene Verdichtungszitate der psychischen Normalfunktionen darstellen, die selbst evolutionär erklärlich sind.*

Bevor wir uns im zweiten Teil des Buches der weiteren Seelenlabyrintherkundung und ihrer Beziehung zu den psychiatrischen Krankheitseinheiten widmen werden, wollen wir uns zum evolutionären Abschluss mit der Sprache und der Hand genauer beschäftigen. Beide sind ebenfalls involviert in die Normalfunktion des Menschen und in psychopathologische Ausdrucksformen seiner Krisenzeiten.

Wachsendes Handgeschick und seine Folgen

Die Australopitheciden, von den wir bereits die Arten africanus und aferensis auf unserer Evolutionsreise kennenlernen konnten, besaßen, wie alle noch lebenden Primaten, Hände, die einen sogenannten »power grip« durchführen konnten. Dieser ermöglicht erfolgreich die Handschließung, wodurch es unseren bereits aufrecht gehenden, sich aber weiterhin in Gefahrensituationen auf den Bäumen in Sicherheit bringenden Vorfahren möglich war, sich an den Ästen mit der erforderlichen Kraft festzuhalten. Außerdem waren die Hände der Australopitheciden in der Lage, den Daumen bis zum zweiten Finger hinüberzubeugen, wodurch ein pinzettenartiger Präzisionsgriff möglich wurde. Darüber hinaus ist die menschliche Hand als die einzige unter den Primaten in der Lage, den Daumen aufgrund von evolutionär erworbenen Veränderungen im Daumengrundgelenk bis zum kleinen Finger zu opponieren. Diese sich allmählich entwickelnde Veränderung erhöhte die Geschicklichkeit der Hand um ein Vielfaches.

Unsere Hände sind das Organ, mit dem wir die Welt im wahrsten Sinne des Wortes begreifen. Sie sind die Schleuse, durch die praktisch alles hindurch muss, das wir über den Mund in uns hineinlassen. Mit der eigenen Hand Nahrung nicht zu überprüfen, sondern die Darreichung derselben anderen zu überlassen, ist als Kleinkind in dessen Fütterung obligat, für Erwachsene ein Vertrauensbeweis und Intimitätszeichen, im Alter schließlich für viele Menschen das Signal hochgradiger und um jeden Preis zu vermeidender Abhängigkeit. Aber die Handfunktion ist auch symbolisch tätig:

Verliebte gehen Hand in Hand spazieren und unterstreichen dadurch ihre neue Zusammengehörigkeit. Hände werden mit Ringen geschmückt und mit Farbe an den Nägeln bemalt. Wir reichen uns die Hand zum Gruß und am Händedruck lesen wir die emotionale Bewertung der gemeinsamen Situation durch den anderen ab. Hände werden gestreichelt, gedrückt und geküsst. Die meisten Menschen wünschen sich wohl in ihren letzten Stunden eine vertraute Hand, die die eigene hält. Wenn hier oder an anderen Stellen des Lebens Sprache nicht mehr ausreicht, ersetzt gegenseitiges Ineinanderlegen der Hände die Sprachlosigkeit und sagt mehr als tausend Worte. Wir sind eigentlich alle Handfetischisten, was aber aufgrund der Allgemeingültigkeit des Phänomens niemandem auffällt.

Unter Explorationszwang

Die Greiffähigkeit der Hand nach der Außenwelt teilt diese zumindest in zwei Räume ein. Der Raum um mich herum, den ich mit den Händen erreichen kann, und der Raum dahinter, der außerhalb der Reichweite meiner Hände liegt. Je näher belebte oder unbelebte

Objekte der Reichweite meiner Hände kommen, desto heikler und potentiell gefährlicher ist mein Verhältnis zu ihnen. Sind sie zum Anfassen nah, entsteht ein haptischer Erkundungszwang, der über die Hände und ihre Greif- und Tastfunktion abgespult werden kann. Deshalb besitzt die menschliche Handmotorik eine eigene Erkundungs- und Bewegungsdynamik. Sie ist ausgezeichnet durch einen motorischen Antriebsüberschuss. Ständig »will« sie etwas zu tun haben. Sie greift nach Objekten, hantiert mit ihnen herum, wiegt sie prüfend, führt sie unter Umständen zum Mund, legt sie zurück und wird nicht müde, dies fortgesetzt zu wiederholen. In der Folge von Kraftanstrengungen kennt die Hand Erschöpfungszustände, niemand würde aber sagen, »meine Hand ist explorationsmüde«. Im Gegenteil. Psychische Erschöpfung des Handbesitzers führt eher durch die sich dann einstellende Unsicherheit gegenüber der Welt und ihren diversen Gefahrenhorizonten zu einer Zunahme der Explorationswilligkeit der Hand.

Dass Unsicherheit die Handexplorationsfunktion kompensatorisch hochfahren lässt, zeigt sich bei vielen Alltagsszenen. Ungeübte Redner wissen oft während des Vortragens nicht, wohin mit ihren Händen. Sie umklammern verkrampft das Rednerpult, stecken verlegen die Hände in die Tasche, verschränken sie mit den Armen vor ihrem Brustkorb und umarmen sich dabei mit den Händen selbst, was Halt gibt, aber unsicher zurückweisend wirkt. Keine Handstellung führt dabei zu einem ausreichenden Sicherheitsgefühl gegenüber der Situation, weshalb ständig weiter durch die Hände exploriert werden muss. Die neugierigen und bewertenden Zuhöreraugen bilden im Erlebnis des Redners ein Kreuzfeuer der Blicke, dem er sich aufgrund seiner sozial exponierten Position nicht entziehen kann. Der Wunsch, sich erfolgreich darzustellen und gesehen zu werden, und die Angst vor der negativen Bewertung anderer bilden eine Versuchungs-Versagenspolarität, welche die unermüdlichen Hände während des Vortrages oft vergeblich versuchen zu verknüpfen. Selbstunsicherheit und überzogener Anspruch nach Perfektion schaukeln sich dann mitunter zu einer Redephobie hoch, in deren Folge potentiell Selbstwert stabilisierende Neuerfahrungen der eigenen Kompetenz in sozial heiklen Situationen lebenslänglich ausbleiben. Das ist schade, da doch die Zuhörer in aller Regel sehr geduldig und wohlwollend sind und darüber hinaus die Unsicherheit eines Redners oftmals gar nicht unsympathisch finden.[60]

Sitzen Menschen im Gespräch zusammen, ist es interessant zu beobachten, wer mit seinen Händen was tut. Stuhllehnen werden festgehalten, an Stiften herumhantiert, andere Objekte wie z.B. Zettel gehalten und betastet. Hände werden ineinander verschränkt und es wird signalisiert, dass im Moment nichts zu tun ist. Nebeneinander sitzende oder miteinander sprechende Personen imitieren häufig die motorische Handtätigkeit des anderen, wodurch die Zusammengehörigkeit, die soziale Serienschaltung, gezeigt wird, ohne dass dies bewusst abläuft.

Die Schließung des motorischen Kreislaufs durch das Sich-selbst-an-die Hand-Nehmen beim Falten der Hände ineinander wirkt beruhigend auf uns selbst und unter Umständen auch auf die anderen. Werden die Hände an den Mund gelegt, entsteht Entspannung durch Imitation des Verzehrens kleiner Objekte.

Beruhigung kann natürlich auch geschaffen werden, indem tatsächlich die ursprüngliche Handfunktion des Zum-Mund-Führens kleiner Objekte durchlaufen wird. Auf dieser Beruhigungswelle reiten beispielsweise Flips oder Erdnüsse, die in ihrer Größe angepasst sind an das ursprüngliche und früheste Mundsorgeobjekt, nämlich die weibliche Brustwarze. Der fast suchtmachende Charakter von Naschwerk, man denke an den kaum zu unterbrechenden Verzehreifer etwa bei Flipstüten, die immer ganz leer gegessen werden müssen, hat hier ihren Ursprung. Auch der Suchtcharakter des Rauchens ist hier teilverwurzelt. Es wird nämlich beim Rauchvorgang ein kleines brustwarzengroßes Objekt von der Hand an den Mund geführt und anschließend eine beruhigende Umweltrelation hergestellt, die die erste Kontaktaufnahme des Neugeborenen mit der Welt zitiert. Gemeint ist das tiefe Inhalieren. Das Einatmen von Luft durch den erstickungsgefährdeten Neugeborenen ist die erste Bedrohungshürde, die im postuterinen Außen bewältigt werden muss. Raucher entspannen sich in der automatisierten und ritualisierten Abfolge erster Umweltbezüge. Sie greifen nach der Schachtel, womit die Hand in Unsicherheitssituationen etwas zu tun bekommt, öffnen die Schachtel, fingern eine Zigarette heraus, führen den brustwarzengroßen Filter zum Mund, wodurch die Aufmerksamkeit an die Hand-Mund-Welt gebunden wird, und verrichten nach dem Entzünden der Zigarette die primäre Weltkontaktaufnahme sowie die erste Weltberuhigung durch das bei fehlender körperlicher Anstrengung eigentlich unnatürlich tiefe Inhalieren des Zigarettenrauchs.[61]

Den enthemmungsbereiten Charakter der Hände kann man gut bei der sogenannten frontotemporalen Demenz beobachten. Durch Wegfall frontal (also im Stirnhirn sitzender) hemmender Bahnen gewinnen die Hände eine unter Umständen nicht mehr willentlich zu unterdrückende Unruhe. Ständig wird nach einem Objekt gegriffen, da das Bedürfnis, die Welt mit den Händen erfahrend zu betasten, nicht mehr gebremst werden kann. Oder die Hände werden ständig aneinander gerieben, ineinander gefaltet und geknetet.

Entgleisungsmöglichkeiten

Wie wir bereits bei der Exkursion über das Reden vor anderen sehen konnten, enthemmt innerliche Unsicherheit die Handfunktionen. Dabei kann lebensgeschichtlich eine Lösungsstrategie erwachsen, die großen Wert auf Ordnung im Außen legt, da dadurch (letztlich häufig ohne erkennbaren Zusammenhang für die betroffene Person) innerliche Widersprüche kompromisshaft beruhigt werden können. Die ordnungsversessene Lösungsstrategie wird dabei in den Charakter des Betroffenen eingebaut und verschmilzt zu einer mehr oder weniger deutlich ausgeprägten anankastischen, also zwanghaften Persönlichkeitsstruktur. Hier muss dann der Schreibtisch museal ordentlich sein, die Stifte in eine Richtung ausgerichtet und Termine überpünktlich eingehalten werden. Der Freiraum für Entspannung und Genuss wird durch die permanente Außenüberwachung allerdings immer stärker von den Ritualen der Ordnung eingepfercht, innerliche und zwischenmenschliche Leere ist die Folge. Je mehr

Rituale und anankastisches Verhalten im Dienste der Ablenkung von innerseelischen Problemfeldern in den Betroffenen einziehen, desto mehr Zwischenmenschliches zieht aus, da andere die Überordnung als störend empfinden. Die Ordnung soll ja der Welt dienen und nicht die Welt der Ordnung.

Die natürliche Berührungs- und Anfassungswut der Hände verträgt sich allerdings nicht in jedem Fall mit dem Wunsch des Organismus, Gefahrensituationen in der Welt zu vermeiden. Es drängt uns über die Hände an die Welt heran und drängt uns gleichzeitig über unsere Gefahrenvermeidungsängste von ihr weg. Dass die Realberührung der Welt durch die Hände Verschmutzungsrisiken birgt, davon geben Menschen mit Waschzwängen ein anschauliches Bild. Dutzende oder hunderte Male am Tag müssen die Betroffenen die Hände oder den ganzen Körper reinigen, wodurch oftmals der natürliche Schutzfilm der Haut zerstört wird und artifizielle Hautkrankheiten entstehen können. Diese schüren die Kontaminationsangst immer weiter und realisieren sie fatalerweise schließlich in einem nicht mehr zu durchbrechenden Teufelskreis. Die Unsinnigkeit der Handlungsabfolge kann meistens eingesehen, aber nicht korrigiert werden: Sie gehört zu mir, ich bin ihr Initiator, obwohl ich immens unter ihr leide.

Wer steuert hier wen?

Eine seltsame Entkoppelung von Meinsein gegenüber der eigenen motorischen Entäußerung der Hand liegt hingegen beim äußerst seltenen »alien-Hand«-Phänomen vor.[62] Hierbei kommt in der Folge neurologisch relevanter Schädigungen des Gehirns, z.B. durch Tumore im Bereich des die Gehirnhälften verbindenden Corpus Callosum, zu einem Entfremdungserleben gegenüber der eigenen Hand, die nicht mehr zu einem selbst gehörig erlebt wird und scheinbar ein Eigenleben entwickelt. Manchmal kommt es dazu, dass die eine Hand willentlich eine Handlung durchführt, die von der alien-Hand unterlaufen wird, z.B. die eine Hand eine Knopfleiste schließt und die alien-Hand diese wieder öffnet. Wie kann das sein?

Betrachten Sie für einen Augenblick Ihre Hände. Was machen sie gerade? Halten sie das Buch, einen Stift, wo liegen sie gerade? Hat Ihr Bewusstsein sie dort hingelegt? Sicherlich nicht, und dennoch liegen sie da und Sie empfinden das nicht als sonderbar. Aber eigentlich ist das *doch* sonderbar. Andere Gehirnteile als die, in denen Ihr Bewusstsein generiert wird, hatten die Kontrolle über Ihre Hände und deren Tätigkeit übernommen, damit Sie sich mit Ihrem Bewusstsein auf diese Zeilen und deren Inhalt konzentrieren konnten. Diese bewusstseinsfern entschiedenen Vorgänge etikettiert das Bewusstsein nach deren Ablauf nachträglich als freiwillig, als meinhaftig, als von mir, meinem Bewusstsein entschieden, ohne dass irgendeine Befremdung auftaucht. Wie wir jedoch am »alien-Hand«-Phänomen sehen können, liegt eine Initiativillusion des Bewusstseins vor, denn genau diese gelingt bei den betroffenen Patienten nicht mehr. *Sie sind nicht mehr in der Lage, sich erfolgreich etwas über ihre nicht vorhandene Poolposition im Gehirn vormachen zu können.* Die Patienten erleben den Ablauf der Handbewegung von Entscheidungsfindung bis zur Durchführung der Handbewegung, wie sie tatsächlich »ist«: bewusstseinsfern entschieden, bewusstseinsfern initiiert, bewusstseinsnachträglich »erlaubt« und pseudoinitiiert. Jede andere Reihenfolge wäre viel zu langsam und würde bei real auftretenden Gefahren viel zu viel Zeit in Anspruch nehmen. Wenn Sie beispielsweise ausrutschen und hinfallen, schnellen die Hände in eine Abfederungsposition, die den Sturz mildert. Dies muss so blitzschnell erfolgen, dass das langsame Bewusstsein gar nicht mitentscheiden *darf*. Es hängt sich aber nachträglich an den Bewegungsablauf an und glaubt, die entschiedene und steuernde Lokomotive zu sein. Dabei ist sie der letzte Waggon des Bewegungszuges. Die Freiwilligkeitsillusion ist aber, wie alle Prozesse des Gehirns, fehleranfällig und kann mangelhaft oder gar nicht generiert werden. *Wieder sehen wir anhand eines Krankheitsbildes, dass psychopathologische Phänomene eine Hyperrealisation eigentlich verdeckt bleibender Gehirnfunktionen bedeutet.*

Ein noch größerer, dann psychosewertig genannter Sprung in die Pathologie findet statt, wenn die eigene Handbewegung als gemacht erlebt wird. Bei psychosewertigen Erkrankungen gewinnen die Patienten dabei den Eindruck, dass ihre Bewegungen, z.B. der Hände, von außen gemacht und gesteuert werden. Ähnlich als würde jemand eine Fernsteuerung benutzen, die Macht über den eigenen Körper besitzt, und sowohl die Initiativentscheidung über eine Bewegung sowie deren Durchführung würde dort, außerhalb von ihnen, veranlasst. Die Initiativillusion, die bei dem alien-Hand-Syndrom noch so leidlich generiert wird, dass die Patienten zumindest den Eindruck gewinnen, die alien-Hand gehöre irgendwie noch zu ihnen, ist bei den psychosewertigen Erkrankungen ganz aufgehoben. Für die betroffenen Menschen äußerst quälend, sehen sie bewusst zu, wie sie sich bewegen, und haben damit eigentlich nichts zu tun, fühlen sich gedrängt, hin- und hergeschickt, belastend fremdgezwungen. Ohne es zu wissen, werden sie Zeuge realer Funktionsabläufe der Gehirnfunktion, sie erleiden zu viel »Realität«. Wie die Freiwilligkeitsillusion im psychotischen Zustand nicht mehr vom Gehirn generiert werden kann, so können aber auch abstrakte Erklärungsmodelle nicht mehr generiert werden. Die Patienten erklären sich ihr Erleben vielmehr ganz konkretistisch über die oben erwähnte Fernsteuerung, geheimnisvolle Telepathie und Ähnliches. Sie sind illusionsgeschwächt und parallel dazu erklärungsgeschwächt.

Wir sehen: *Unsere Motorik, und vor allem die der Hände, ist, den evolutionären Bedürfnissen folgend, weit davon entfernt, durch das Bewusstsein erzeugt und gesteuert zu werden. Vielmehr »manipulieren«, wie die Alltagsbeispiele zur Handfunktion zeigen sollten, die jeweiligen Umgebungssituationen mit ihren unbelebten und belebten Objekten erheblich an unserer Motorik herum.* Die Hände können nicht viel anders, als sich an den Dingen, die in ihrer Reichweite sind, zu schaffen zu machen.

Ein großer Wurf für die Menschheit

Wie aber ist die evolutionslogische Verbindung von Handgeschick zur Sprache, die uns als letzte evolutionäre Errungenschaft der Menschwerdung noch beschäftigen muss, zu denken?

Wir hatten gesehen, dass die Hand die Außenwelt in zwei Unterwelten einteilt. Zum einen in das Hand-Umgebungsfeld, dessen Rand erzeugt wird durch die Reichweite der Arme, und zum anderen die Außenwelt, die darüber hinausreicht und beginnt, wo ich nicht mehr hinreichen kann. Wer aufrecht geht und Hände besitzt, also Pfoten freigemacht hat von ihrer ursprünglichen Funktion der Fortbewegung, der kann zunächst das Hand-Umgebungsfeld nach den eigenen Ansprüchen handhaben und gestalten. Über Milliarden von Jahren verlief die Evolution so, dass Lebewesen von der Außenwelt in ihrer Entwicklung bewirkt wurden. Es wurden z.B. schnelle Beine entwickelt, die es ermöglichten, bei Gefahren fortlaufen zu können. Die Evolution formte den Körper der Lebewesen. Als intelligente, sozial lebende, aufrecht gehende Affen auftauchten, deren Handpfoten nicht mehr zum Gehen gebraucht wurden, kehrte sich das evolutionäre Verhältnis zwischen ökologischer Umwelt und Lebewesen um. Unsere Vorfahren konnten sich vom evolutionären Außenentwicklungsdruck freimachen, als sie etwas erfanden, das ihnen auch die zweite Außen-Welt buchstäblich vom Leibe hielt: Die »Erfindung« des Werfens von gerade noch in der Hand gehaltenen Steinen ermöglichte im Menschenaffen-Menschen-Übergangsfeld vor etwa drei Millionen Jahren, sich der Welt und ihrer potentiellen Gefahren durch Raubtiere zu entledigen. *Menschen wurden möglich, als es gelang, einen virtuellen, in Steinwurfweite endenden Sicherheits- und Wirksamkeitspuffer zur Welt um sich herumzuziehen.* Das Werfen eines Steins als Jagdwirkzeug[63] ersetzte die ansonsten notwendig gewordenen schnellen Beine durch den Wirkzeuggebrauch. Dies bedeutete für die Menschenartigen Entkoppelung von biologischen Adaptionszwängen gegenüber der natürlichen Umwelt und schuf somit evolutionäre Freiraumgewinnung für die soziale Agar-Agar-Entwicklung und die explosionsartige Gehirnvergrößerung innerhalb der letzten drei Millionen Jahre.

Dies wurde möglich, als es vor ca. 2,8 Millionen Jahren in Afrika wieder einmal zu einem Klimawandel, diesmal mit zunehmender Trockenheiten, kam, der die bis dahin vorherrschenden Wälder in nicht zusammenhängende Galeriewälder zusammenschrumpfen ließ. Die

Australopitheciden differenzierten sich adaptiv dadurch in zwei große Untereinheiten. Die einen passten sich den neuen Herausforderungen biologisch somatisch an und bildeten die Gruppe der vegetarisch lebenden sogenannten »robusten Australopitheciden«. Die anderen eroberten neue, carnevore Ernährungshorizonte, taten dies aber nicht durch biologisch somatische Anpassung, sondern durch den Einsatz von Wirk- und Werkzeugen. Die einzig erhaltenen Werkzeuge sind natürlich die aus Stein gefertigten.[64] Unsere frühen Homo-Vorfahren warfen und schlugen sich also mit der Hilfe von Steinen einen evolutionären Korridor in die eigentlich überwiegend biologisch-somatisch prägende Umwelt, der sie von den üblichen Anpassungsvoraussetzungen abschirmte und es ihnen ermöglichte, sich zunehmend sich selbst zuzuwenden und im Miteinander einander evolutionärer Motor zu werden. Dies war der Anfang der sich rasch beschleunigenden Distanzierung und schließlich weitgehenden Entsagung des Menschen von seinen »natürlichen« Umgebungsbedingungen. Menschen wurden auf diese Weise zunehmend Nein-Sager zur Natur und Ja-Sager zueinander.[65]

Sprachentwicklung und ihre Auswirkungen

Das einander Ja-Sagen im Gruppenleben birgt aber ein neues Problem. Wie kann Zuwendung kommuniziert werden? Primaten besorgen dies durch das gegenseitige Lausen ihres Fells. Dies diente ursprünglich der Fellreinigung von Hautparasiten, wurde aber zunehmend als beruhigende soziale Kontaktgestaltung evolutionär ausgebaut. Lässt man Primatengruppen artifiziell erzeugt nicht genug Zeit, um sich gegenseitig zu lausen, dekompensieren einzelne Gruppenmitglieder in Wutausbrüchen, die die Gruppe als Ganzes durch unnötige Hierarchiekämpfe aus der Balance bringen. Neben Verletzungen durch körperliche Übergriffe ist eine weitere fatale Folge die Einstellung der Empfängnisfähigkeit bei den Weibchen, da bei den Primaten, wie bei allen anderen Säugetieren, der weibliche Empfängniszyklus stressanfällig ist.

Die wachsende Gruppengröße und die wachsende emotionale Empfindsamkeit der Gruppenmitglieder errichteten einen evolutionären »Druck« in Richtung eines neuen, effizienteren Kommunikationsmittels, jenseits der direkten und gegenseitigen Körperberührung. Ein Kommunikationsmittel, das, bildlich gesprochen, stärker unter die Haut geht als das Felllausen. Wer Steine werfen konnte, der konnte und »musste« auch bald mit Lauten um sich werfen. Laute, die allmählich zu Worten wurden, und Worte, die allmählich zur Sprache wurden.[66] Sprachfähigkeit ist das Unterscheidungsmerkmal des Menschen zu allen anderen Tieren. Sie ist der Kitt, der unseren sozial hochsensiblen Vorfahren das Zusammen-bleiben-Können über den Weg der Evolution ermöglichte.

Stimmen hören

Wir hatten ganz zu Beginn dieses Unternehmens bereits gesehen, dass das Hören von Stimmen schon im ersten natürlichen Raumverhältnis, also im Uterus, als Erfahrungsmoment zur individuellen Menschwerdung gehört. Ab der zwanzigsten Schwangerschaftswoche hört das Kind in der Mutter bereits deren und andere Stimmen, den Herzschlag, das Rauschen des Blutes und die Darmgeräusche. Das Hinhören und das Weghören ist, wie von Kinderphrenologen gezeigt wurde, die erste menschliche Intentionalität. Die erste zu treffende Entscheidung im Leben ist dann die, ob »ich« lausche oder »mich« akustisch verschließe und weghöre. *Die erste Ahnung von etwas, das ich nicht bin und das außerhalb von mir liegt, der erste Erfahrungshorizont, der schon im Mutterleib beginnt, ist demnach der »Ohrizont«. Es verwundert deshalb nicht, dass menschliche Psychopathologie angehäuft ist mit Störungen der Sprache.*

Bei der Schizophrenie etwa treten fast immer akustische Wahrnehmungsstörungen auf. Es werden Geräusche gehört, sogenannte Akoasmen, die als ein Pfeifen, Stampfen, Rauschen oder Plätschern beschrieben werden. Vermutlich sind es sehr frühe Audioengramme aus der Zeit im Mutterleib, die hier wieder aktualisiert und projiziert gelauscht werden. Auch das Stimmenhören mit und ohne Richtungswert ist sehr häufig. Oft beginnt es als ein Stimmengemurmel, ähnlich einem Partyhintergrundschwatzen, bei dem einzelne Worte nicht herausgefiltert werden können. Sind die Patienten längere Zeit krank, stechen plötzlich einzelne Worte aus dem bedeutungslosen Gemurmel hervor. Der eigene Name wird gerufen, kurze verständliche Worte ausgesprochen. Steigert sich die Angst im Patienten aufgrund fehlender Behandlung weiter, wird noch mehr humanspezifische akustische Nebenrealität projiziert und ganze Sätze werden formuliert. Mehrere Stimmen können dann über den Erkrankten sprechen oder auch direktiv-imperativ auf ihn einwirken. Erfolgt viel Wahnarbeit, wird das Gehörte zu einem Sinnzusammenhang verwoben, bedeutungslose Erlebnisse vor diesem Hintergrund aufgenommen und in das innerliche Konstrukt einsortiert. Eine Distanzierungsfähigkeit vom eigenen Interpretationshorizont, welche die Voraussetzung für eine Krankheitseinsicht ist, ist dann aufgrund der globalen Reduktion des Binnenvolumens nicht mehr möglich.

Auch die Sprachproduktion ist bei verschiedenen psychiatrischen Erkrankungen betroffen. Depressive reden, ihrem verminderten Selbstwertgefühl entsprechend, mit leiser und brüchiger Stimme. Maniker poltern sprachlich laut und im Redefluss unbremsbar, aus der vor sich selbst geheim gehaltenen Angst heraus, überhört und übersehen zu werden. Werden Gesunde unsicher, hebt sich ihre Stimmlage an und gewinnt eine infantile Note. Vermutlich steckt hierhinter eine Vokalregression, die dem anderen signalisieren soll: Ich bin so klein, tu mir nichts. Andere Unsichere überschlagen sich in sozialen Stresssituationen stolpernd im Sprechen oder verschmälern ihre Prosodie zu einem hölzern wirkenden Sprachfluss.

Auch in der ersten Ergänzertätigkeit kommt viel unbewusstes, evolutionär erworbenes Wissen über Kommunikation mit Neugeborenen zum Einsatz. Vor allem Mütter heben ihre Stimmlage an und sprechen den Säugling »instinktiv« mit einfachen, symbolfreien Lautmalereien an (»Eieieieiei, dudududu, dadadada«), die vom Säugling besser verstanden werden können als tiefe, symbolbelastete Brummlaute der erwachsenen menschlichen Sprache. Dies ist keine

Regression der Mütter, sondern eine hochgradig sensible Einstellung und Feinfühligkeit gegenüber dem anderen, der noch nur rudimentär versteht. Da die Sprache die letzte unserer evolutionären »Errungenschaften« ist, gehört sie auch zu den fehleranfälligsten und ist deshalb bei vielen psychiatrischen Erkrankungen auf die eine oder andere Art und Weise in Mitleidenschaft gezogen. Unser Sehapparat hingegen ist deutlich weniger fehleranfällig. Obschon nicht minder kompliziert, ist er aufgrund seines viel höheren phylogenetischen Alters deutlich robuster. Schizophrene erreichen nur selten eine so starke Reduktion des Binnenvolumens, dass optisch halluziniert wird. Wenn, sehen sie ein schemenhaftes Gesicht, das wahrscheinlich der ersten optischen Wahrnehmungsbereitschaft des Säuglings entspricht. Es wird die Muttergesichtsschablone gesehen, die der auf die Welt gekommene Säugling als evolutionär gebahnte Erwartung in sich trägt, damit er auch weiß, was im Außen wichtig ist. Bei Organerkrankungen des Gehirns, z.B. bei den Demenzerkrankungen, kann es zu einer kurzfristigen Dekompensation mit Reduktion des Binnenvolumens kommen, in dessen Folge optisch halluziniert wird. Dabei werden vor allem nächtens, durch die Reizdeprivation provoziert, menschliche Figuren gesehen, die regungslos dastehen und häufig als Einbrecher gedeutet werden. Typischerweise bleiben sie auf Ansprache stumm und antworten nicht. Dies ist ein Hinweis, dass Menschenartige schon lange zusammenlebten, bevor Sprache evolutionär erfunden war. Das Binnenvolumen ist in dieser Volumenreduktion nicht mehr in der Lage, erfolgreich Stimmen zu simulieren.

Hier endet der erste Teil unseres Unternehmens. Wir haben nun die verschiedenen Räume des Seelenlabyrinths durchschritten, deren Themenfelder kennengelernt, haben diese ausgeleuchtet und sind dank unseres evolutionären Kompasses nie orientierungslos geworden. Wir reisten durch die Zeit der menschlichen Individualentwicklung und besuchten die Wurzeln unserer wichtigsten evolutionären Entwicklungsschritte. Wir haben gesehen, wie beides zusammenwirkt und in einem jeden Menschen ein ganz eigenes Sein vorbereitet und zur individuellen Entfaltung bringt.

Nun sind wir bei uns selbst angekommen. Bei dem, was wir sind, und bei dem, was wir alle sein können. *Menschliche Psychopathologie, das sollte der erste Teil des Buches vor allem zeigen, gehört zu den unausweichlichen Optionen des menschlichen Seins.*

Aus gutem Grund ist in ihren Abgründen für uns alle Platz.

Teil II

Das Schlüsselloch zur Seele

Was Psychopathologie über das Menschsein verrät

14. Pläne
Orientierung mit dem Seelenstadtplan

Unterwegs in Wien

Kennen Sie Wien? Haben Sie jemals als Tourist die romantische Stadt an der Donau erkundet? Dazu fährt man von seinem Hotel zunächst mit der Untergrundbahn Linie 3 bis zum Stephansplatz, steigt aus und vor einem erhebt sich unmittelbar der Stephansdom in all seiner gotischen Verspieltheit in den Himmel. Es herrscht um den Stephansdom ein lärmendes Treiben. Treten wir in den Dom ein, umgibt uns hingegen eine andächtige Stille. Die Bitt- und Dankeskerzen flackern im Halbdunkel der sakralen Weihrauchluft. Menschen knien ernst und leise nieder und falten ihre Hände. Manche verbergen mit ihnen ihr Gesicht. Andacht.

Wieder draußen hat uns rasch der Trubel einer Großstadt eingefangen und reißt uns mit. Den »Graben«, die vornehme Einkaufsstraße, hinunter, und Sie staunen ob der schönen Geschäfte ehemals königlich-kaiserlicher Hoflieferanten mit ihren bunten und luxuriösen Auslagen. Ein Straßenmusikant spielt Bob Dylan und schon sind wir an der Ringstraße angelangt, die den Stadtkern umrundet. Straßenbahnen fahren vorbei und läuten lyrisch bei der Abfahrt. Die Fiakerkutschen, die den sich in Ekstase fotografierenden japanischen Touristen eine kurze Haltestelle sind, werden von gutmütigen Pferden mit hängenden Köpfen gezogen. Im Naturhistorischen Museum, das an der Ringstraße gelegen ist, besuchen Sie am besten die Venus von Willendorf, eine kleine, nur wenige Zentimeter hohe, aber ausdrucksstarke Steinstatue, die mit ihren 25.000 Jahren zu den frühesten figuralen Kunstwerken der Menschheit zählt. Weiter die Ringstraße hinunter geht es, vorbei an prächtigen offiziellen Bauten, privaten Palästen, Plätzen, Parkanlagen, hin zur Hofburg. Barock liegt sie da und sieht aus, als mache sie gerade ein jahrhundertelanges Nickerchen. Wenn wir nicht zu spät dran sind, können Sie in der Spanischen Hofreitschule während der sogenannten Morgenarbeit zusehen, wie die Lipizzaner für ihr Ballett trainiert werden.

Bevor wir uns als Nächstes zur Berggasse 19 aufmachen, wo der große Sigmund Freud fast 50 Jahre gelebt und gearbeitet hat, muss man in das Café Central gehen und einen der fast unendlich vielen angebotenen Kaffees genießen. Betritt man das Central (Eingang Herrengasse/Strandgasse), begrüßt einen dort Peter Altenberg. Gleich rechts an einem eigenen Tisch sitzt er in lebensechter Nachbildung und wirft dem eintretenden Neuankömmling einen liebevoll spöttischen Blick zu. Hier verkehrte er und mit ihm andere Literaten wie Egon Friedell, Alfred Polgar und der stets unlustige Karl Kraus. Der Ober, ganz Herr, weist einen Platz zu und stellt, nachdem Sie sich durch Einspänner, Zweispänner, Fiaker, Brauner und Dutzende andere Kaffeebezeichnungen hindurchgekämpft und endlich entschieden haben, den wohl Millionsten Kaffee seiner Oberlaufbahn auf Ihren Tisch. Am Nachbartisch ein Mann und eine Frau. Er spricht sehr flehentlich mit ihr und sie wirkt leicht verschnupft. Wenn er nicht schweigt, scheint sie noch mehr zu frösteln, innen wie außen, was den Herrn aber nicht entmutigt. Er spricht offensichtlich mehr zu einem Bild in sich als zu der Frau. Je mehr er sich erhitzt, desto stärker kühlt sie ab. Welch tragisches Temperaturgefälle. Peter Altenberg könnte sich selbst zitieren und den Anfang einer seiner Kurzkurzgeschichten herüberrufen, die in der Regel nicht viel länger sind als der erste Satz: »Er liebte sie wahnsinnig, aber vergebens. Man liebt immer nur wahnsinnig, wenn es vergebens ist.« Aber P.A., wie seine Freunde ihn nannten, schweigt. Und Sie schweigen ein wenig mit …

Nun aber auf in die Berggasse zu Sigmund Freud. Doch wie hinkommen? Leider müssen wir uns jetzt selbst entlarven, holen den Stadtplan Wiens aus der Tasche und »outen« uns als Touristen. Wir sind hier … und dort wollen wir hin …, »Ober zahlen«, und dann stürzen wir uns wieder in die Stadt.

Stadtplanpsychologie

Komplexe Phänomene und Strukturen sind nur über den Weg des Reduktionismus zu überblicken. So wie die Stadt Wien von vielen Einzelheiten gebildet wird, von Straßen, Häusern, Fiakerkutschen, Autos, Menschen, Jungen, Alten, Verliebten, Ergrauten, Enttäuschten, Hoffenden, Kurztouristen, wieder Enttäuschten, immer noch Hoffenden, so sind die Phänomene, mit denen sich psychische Krankheiten zeigen, vielgestaltig und unübersichtlich. So, wie man aber ohne Straßenkarte nicht den Weg durch Wien findet und sich an den Einzelheiten verliert, so brauchen Mediziner und eben auch die Psychiater ein Klassifikationssystem, das ihnen Orientierungshilfe im Phänomengetümmel gibt. In der Medizin wird deshalb versucht, Krankheitszeichen aufzuspüren, die dann Symptome genannt werden. Symptome wiederum bündelt man zu Syndromeinheiten, die selbst noch keine Krankheit sind, aber aus angeblich spezifischen Leitsymptomen bestehen, die mehr oder weniger häufig gemeinsam auftreten, da sie in einem ursächlichen Kausalzusammenhang stehen könnten.

Die Sakralstimmung im Stephansdom wird gebildet durch Weihrauchduft, Kerzenschein, Stille und die andächtig Betenden. Natürlich brennen auch anderswo in der Stadt Kerzen, natürlich knien auch anderswo Menschen und wiederum woanders können manche die Hände vor das Gesicht legen. Keines der »Symptome« der Sakralstimmung ist für sich beweisend oder typisch für das Stephansdomgeschehen. Treten sie aber gemeinsam auf – der Weihrauchduft, der Kerzenschein, die Stille und die Betenden –, ist die Wahrscheinlichkeit, dass Sie sich als Beobachter des Geschehens in einem religiösen Sakralbau befinden, relativ groß.

Nicht viel anders wird in der Medizin diagnostiziert. Ärzte suchen bei der Untersuchung der Patienten nach Krankheitszeichen. Sie untersuchen die körperliche wie auch die innerseelische Befindlichkeit. Dazu erstellen sie einen psychopathologischen Befund, der die Erlebniswelt des Patienten in Fachbegriffen zusammenfasst und versucht, die Hauptproblemfelder zu eruieren. Letztlich ist das Stadtplanpsychologie, aber nur durch sie findet man die seelischen Baustellen und die einsturzgefährdeten Seelengebäude, denen die Aufmerksamkeit der pharmakologischen und psychotherapeutischen Behandlung gelten muss. Ohne eine solche Simplifikation gäbe es für Sie als Tourist keine Orientierungshilfe in Wien und ohne Seelenstadtplan auch keine Orientierungshilfe für die Therapeuten bei der Behandlung. Ein Stadtplan ist zweidimensional und langweilig, aber für bestimmte Fragestellungen präzise in seinen »Antworten«. Diagnosen sind eindimensional, noch langweiliger, aber eine präzise Hilfe für die Therapeuten. Und auch die Patienten wollen wissen, was sie eigentlich für eine Krankheit haben. Viele, wenn auch sicher nicht alle, wollen wissen, was ihr Problem ist, weshalb Diagnosen, neben dem Stigmatisierungsproblem, das sie provozieren können, immer auch Entlastungsmomente bergen.

Wenn das Modell zur Realität erhoben wird

Doch Vorsicht! Der Stadtplan von Wien ist nicht die Stadt Wien! Er sagt uns nichts darüber, wie der Kaffee im Central schmeckt, warum die Frau am Nachbartisch von ihrem Begleiter gelangweilt war, wo der Stadtmusikant nachts schläft oder wie der Ober sich fühlt, der fast schon sein ganzes Leben lang bedient. Wenn er selbst in ein Kaffeehaus geht, beobachtet und bewertet er dann alles mit den Augen eines Obers oder kann er selbst auch noch Gast sein? Und dann wären da noch die Erinnerungen an andere. Peter Altenberg, lange schon tot, doch immer noch präsent im kollektiven Gedächtnis der Stadt. Durch seine Bücher, aber auch durch kursierende Anekdoten über ihn, die man sich amüsiert erzählt.

Das alles verrät uns der Stadtplan nicht. Wohl aber, wie wir in die Berggasse 19 gelangen können. Freud selbst hat 1923 mit dem von ihm so bezeichneten »psychischen Apparat«, der bekanntermaßen aus Ich, Es und Über-Ich besteht, einen genial einfachen Seelenstadtplan vorgelegt, der zum Verständnis des Geschehens für manche therapeutische Zwecke sehr brauchbar ist. Natürlich gibt es im Gehirn aber gar kein Ich, kein Es und auch kein Über-Ich. Trotzdem ist der psychische Apparat das erfolgreichste Modell zum Verständnis seelischer Prozesse geworden und hat sich in unserem Kulturkreis auch im Laienbereich als Erklärungshilfe menschlichen Erlebens und Handelns durchgesetzt. Durch achtzig Jahre Reden über das Modell verwandelte sich das Modell allerdings in eine konkrete Realität. Das Gehirn arbeitet dann in der Vorstellung vieler Laien und auch mancher Fachleute nicht mehr so, dass seine Funktion mit Hilfe des Modells *erklärt* werden könnte, sondern es *besitzt* dann angeblich tatsächlich ein Ich, ein Es und ein Über-Ich. Achtzig Jahre psychoanalytisches Stadtplanstudium in Fach- und Laienkreisen hat die eigentliche Stadt in den Hintergrund treten lassen und das Modell zur Realität erhoben.[67]

Ähnlich verhält es sich mit den psychiatrischen Krankheitseinheiten. Sie sind ein Konstrukt, eine Modellerfindung, ein Psychopathologiestadtplan, der die Seele in verschiedene Stadtkrankheitsbezirke einteilt und so tut, als seien diese tatsächlich existent.

Einer der bedeutendsten Verständnissprünge der Psychiatriegeschichte in Sachen Krankheitsstadtplan geht auf Emil Kraepelin (1856–1926) zurück. Kraepelin war ein großer Bewunderer des Naturforschers Carl von Linné (1707–1778) und nahm dessen Werk zum Vorbild, um für die Psychiatrie ein ähnliches Ordnungssystem zu erstellen, wie es Linné mit seiner »Systema naturae« und deren Taxonomie, die bis heute Verwendung findet, vorgelegt hatte. Kraepelin ordnete die diffusen und mit oberflächlichen Beschreibungen operierenden psychiatrischen Diagnosen seiner Zeit, häufig nur als »einfache Seelenstörung« bezeichnet, neu, indem er Leitsymptome herausarbeitete und Symptomkomplexe, sogenannte »Syndrome« erstellte. Er führte die Diagnoseabhängigkeit vom Symptomverlauf als diagnostisches Merkmal ein, wie es heute selbstverständlich ist. In einem genialen Wurf differenzierte Kraepelin 1899 die schweren psychiatrischen Krankheiten in zwei große Gruppen, nämlich in das »manisch-depressive Irresein« und in die »Dementia praecox«. Nach Kraepelin heilen die erstgenannten, heute als »affektive Störungen« bezeichneten Erkrankungen aus, während die anderen in einer Defektbildung der Intelligenz münden sollten. Damit wurde viel Klarkeit im diagnostischen Prozess gewonnen und aus einem psychiatrischen Flickenteppich wurde eine solide, übersichtliche Verständnisbasis gewoben, auf der klinische Forschung im modernen Sinne erst möglich wurde.

Allerdings sahen nicht alle Psychiater die von Kraepelin behauptete »vorzeitige Verblödung« mancher Patienten. 1911 korrigierte Egon Bleuler (1857–1939) mit seinem viel treffenderen Modell der »Gruppe der Schizophrenien« das Konzept der »Dementia praecox«. Als gemeinsamen Kern der »Dementia praecox«-Gruppe sah er nicht eine im Verlauf auftretende Intelligenzminderung, sondern eine Gespaltenheit des Geistes, in deren Folge der Patient mit anderen eine Realität teilt, gleichzeitig aber in einer abgeschotteten Privatrealität lebt – jedoch nicht im Sinne einer Persönlichkeitsspaltung, wie vielfach von Laien angenommen wird, sondern im Sinne eines Integrationsverlustes der geistigen Fähigkeiten.

Auch wenn Kraepelins Erkenntnisse in vielen Teilen revidiert werden mussten, kann man ohne Übertreibung sagen, dass letztlich alle psychiatrischen Klassifikationsversuche, auch die modernen wie die ICD 10 und DSM IV, sowie das klinische Forschungsbemühen in seiner Systematik auf Kraepelin zurückgehen. Er gab der Fachwelt einen brauchbaren Seelenstadtplan, aber dieser ist notgedrungen weit davon entfernt, das Leben der Menschen-Stadt und ihre Baustellen abzubilden.

Kraepelin ist auch für einen erheblichen Denkfehler in der Psychiatrie verantwortlich, der bis heute in weiten Teilen anhält. Er war der festen Überzeugung, dass hinter seinen Syndromen Krankheitsentitäten stünden, die eines Tages durch die medizinisch-wissenschaftliche Forschung gefunden werden könnten. Verschiedene »Krankheiten« würden von verschiedenen hirnpathologischen Prozessen verursacht und seien untereinander als etwas vollkommen Getrenntes anzusehen. Ähnlich wie bei Freud mit seinem psychischen Apparat geschehen, hat sich die Psychiatrie in den letzten hundertzehn Jahren diese Geschichte der zu suchenden und bis zu ihrer Auffindung postulierten Krankheitsentitäten so oft gegenseitig erzählt, dass sie heute tatsächlich an diese Entitäten glaubt und wie besessen nach den spezifischen Krankheitsursachen sucht. Dass man diese immer noch nicht gefunden hat, treibt die Sucher eher weiter an – anstatt zu überlegen, ob der Ansatz überhaupt richtig ist.[68]

Zwischen alten Konzepten und neuen Suchrichtungen

Und damit stehen wir in unserer weiter zu betreibenden Seelenlabyrintherkundung vor einem großen Problem. Wir treffen bei unserer Erkundung auf Phänomene menschlichen Seins, betrachtet vor einem evolutionären Hintergrund, und auf Erlebnis- und Handlungsweisen, die wir beschreiben und in prägnanten Worten zusammenfassen müssen. Es gibt keine andere Möglichkeit, als sich dazu der Fachsprache der Psychiatrie und ihrem Krankheitskonzept, so weit es nützlich ist, zu bedienen.

Und zwar deshalb, weil beide das Denken aller psychiatrisch arbeitenden Menschen, zu denen ich ja auch gehöre, prägen. Wo Rechtsverkehr im Straßenverkehr eingeführt ist, da kann man nicht einfach den Linksverkehr propagieren, selbst wenn das noch so berechtigt wäre. Zum anderen können wir uns nicht ziellos und ohne jegliche klassische Orientierungshilfe einfach bei Tag und bei Nacht durch die Stadt Wien treiben lassen, so schön das auch wäre und so gern wir das täten: Wir verlören uns in Einzelheiten und Oberflächlichkeiten. Wir können auch nicht für alles eigene Worte erfinden, sonst geht es uns wie dem traurigen Helden in der Geschichte von Peter Bichsel »Ein Tisch ist ein Tisch«, der aus Langeweile und Einsamkeit alle Dinge mit neuen Begriffen belegt, indem er die Dinge umbenennt: »Zum Tisch sage ich Bett und zum Bett sage ich Stuhl …«, was ihm viel Freude macht, allerdings versteht ihn dann keiner mehr und er ist noch einsamer als zuvor.

Staubtrockene Seelenstadtplanbeschreibung, wie sie die Diagnosemanuale und auch viele Lehrbücher mit ihren operationalisierbaren Symptomlisten vorgeben, wollen wir aber auch nicht betreiben. Wir müssen uns einpendeln zwischen dem Seelenstadtplan der gängigen psychiatrischen Krankheitslehre und Diagnosemerkmalen auf der einen und dem trubeligen, bunten, aufregenden, aber auch gefährlichen Leben in der realen Stadt auf der anderen Seite.

Auch wenn wir nach der ersten Hälfte des Buches mit unserem Seelenlabyrinth an ganz andere Seelenstrukturen glauben als die aktuelle Psychiatrie dies tut, können wir auf deren Sprachgebrauch und ihre nosologischen Vorstellungen nicht ganz verzichten. Alles andere wäre auch vermessen. Hier soll ja keine neue Psychiatrietheorie erfunden, sondern die bestehende bereichert werden.

Wie Seelentouristen halten wir allerdings die eigenen Augen bei der Stadterkundung offen und schließen uns keiner der gängigen professionellen Stadtführungen an, tragen aber auch den reduktionistisch, klassisch psychiatrischen Stadtplan in der Tasche sowie weiterhin unseren evolutionären Kompass. Einmal wird das Pendel mehr nach hier ausschlagen und einmal mehr nach da. Auf unserem Weg der Stadtseelenlandschaftserkundung werden wir Informationen und Eindrücke sammeln, die uns helfen, das Seelenlabyrinth und seine Struktur weiter auszuleuchten und zu erhellen.

Evolutionäre Interpretation menschlicher Psychopathologie und ihre Abwege

Hierdurch vermeiden wir zwei Versuchungen, denen man ausgesetzt ist, wenn man sich mit psychiatrisch psychopathologischen Phänomenen aus evolutionärer Perspektive beschäftigt. Zum einen besteht diese Versuchung darin, jedes psychische oder psychopathologische Phänomen auf seine evolutionäre Angepasstheit zu untersuchen und Diagnoseeinheiten als Adaptionsbündel anzusehen. Dies ist die Gefahr eines evolutionstheoretisch ausgelenkten, übermotivierten, hyperadaptionistischen Verstehens. Die Depression soll es dann in einer solchen Sichtweise deshalb geben, weil alle Symptome für sich genommen oder im Symptombündel zusammen einen adaptiven Wert besitzen. So werden dann seltsame Überlegungen angestellt, welchen adaptiven Wert der von den Betroffenen in der Depression leider manchmal durchgeführte Suizid haben könnte. Beispielsweise wurde gemutmaßt, dass er eine genaltruistische Geste sein könnte. Bei manchen Insektenarten ist ein solches »Opfer« bekannt, bei den Primaten, bei denen es bei einer evolutionären Erklärung zur Evidenzstärkung ein solches Verhalten geben müsste, ist Suizid allerdings noch nie beobachtet worden. Andere sehen sogar im »Suizid« von Bombenattentätern die Erfüllung genegoistischer Interessen. Welches Verhalten in der menschlichen evolutionären Entwicklung hier Pate gestanden haben soll, bleibt allerdings unbeantwortet.

Dass die Menschen evolutionär entstanden so emotional wurden, dass manche Emotionen einfach unerträglich sind und der Suizid von diesen erlöst, ist doch die viel wahrscheinlichere Interpretation als eine evolutionäre Erklärung, die den Suizid als genetischen Fitnessmaximierungsversuch ansieht. Wenn man die Frage beantworten möchte, von welchem Entwicklungspunkt an eigentlich die Menschwerdung im Primaten-Menschen-Übergangsfeld einsetzt, so ist dies nicht die Fähigkeit zum aufrechten Gang, nicht der Wirk- oder Werkzeuggebrauch, wie die Paläoanthropologie den Beginn der Menschheit definiert, es ist etwas anderes. Nämlich die Suizidfähigkeit. Erst ein Gehirn, das im abstrakten Denken und im subjektiven emotionalen Empfinden so empfänglich für die Welt und ihre sozialen Abläufe wurde, dass Unerträglichkeitswellen sich in ihm zu einem Tsunami hochschaukeln konnten, der den evolutionär tief verankerten Überlebenswillen selbst fortzureißen vermochte, verdient die Bezeichnung »menschlich«. Der erste Suizidversuch markiert den Beginn unserer Art. Paläoanthropologische Spuren für seine zeitliche Datierung werden sich leider niemals finden lassen.

Natürlich ist das Gehirn ein evolutionär erwachsenes Organ, dennoch ist nicht alles, was in ihm geschieht, von adaptiver Bedeutung. Nicht alles, was wir bei den psychopathologischen Veränderungen beobachten, ist eine Demaskierung evolutionär erworbener Kompetenzen. Richtig ist aber auch, dass diese evolutionär erworbenen Kompetenzen in manchen Krankheitsbildern unmittelbar zur Anschauung kommen. Aber bei welchem Phänomen trifft das eine zu und bei welchem das andere? Wann ist eine evolutionäre Interpretation eines Symptoms noch schlüssig und wann ist sie überzogen spekulativ?

Zudem besteht bei der evolutionären Interpretation menschlicher Psychopathologie die Gefahr, dass durch eine übergenaue evolutionäre Analyse die Krankheitseinheiten der aktuellen Psychiatrie so weit zerstückelt würden, dass man sich wieder in der Situation der präkraepelinschen Zeit mit ihren unpräzisen Beliebigkeitsdiagnosen und dem Krankheitsflickenteppich befinden würde. Es gibt kein Diagnosezurück mehr, jedenfalls nicht bei der gegenwärtigen Entwicklungsrichtung der Psychiatrie. Die Zerstückelung der Diagnosen mit einem mehr oder weniger scharfen evolutionären Interpretationsmesser wäre darüber hinaus auch so langweilig, dass ein Buch, welches sich an diesem Thema abmühte, vermutlich gar nicht lesbar wäre.

Die zweite Gefahr besteht darin, die Diagnosen und das nosologische Wissen der Psychiatrie ganz aufzugeben und dann eine durchaus zutreffende Theorie vorzulegen, die aber so weit vom psychiatrischen Denkalltag entfernt ist, dass sie aus dem Fachgebiet heraus weder für die dort stehenden Professionellen noch für die Patienten oder die Angehörigen verständlich erscheint.[69]

Wir bleiben bei unserem Ansatz, der besagt, *dass Psychopathologien vornehmlich eigentlich gesunde Alarmfunktionsweisen des Gehirns darstellen, die allerdings unangemessen überwertig werden und die Freiheitsgrade des betroffenen Individuums aufgrund der Binnenvolumenreduktion empfindlich einschränken. Menschliche Psychopathologien sind in ihrem Wesenskern Verdichtungszitate der anthropologischen Matrix.* Das Seelenlabyrinth selbst, zumindest wenn es uns gelingt, in der Folge dieses ganz in seinem Aufbau und in seiner gesunden Funktionalität zu verstehen, ist evolutionär erwachsen und differenziert worden und gibt, wie wir bereits sehen konnten, Aufschluss darüber, wie Gesundheit und Krankheit funktionieren und untrennbar zusammengehören. Es hat uns auch geholfen, nicht nur die »Krankheit versus Gesundheit«-Dichotomie endlich beiseitezulassen, es hat uns auch ermöglicht, das Bezugsrätsel von reaktiven, endogenen, neurotischen, körperlich begründbaren und exogenen Ursachen der Psychopathologien integrativ denken zu können. Und es hilft, wie wir noch sehen werden, die Trennung zwischen den Krankheitsentitäten, wie sie seit Kraepelin betrieben wird, als eine künstliche zu begreifen.

Menschen leben in Raumverhältnissen

Unser Ausflug nach Wien hat uns aber neben den besprochenen Problemen auch den Problemausweg hin zum Seelenlabyrinth gezeigt. Menschen werden nämlich von unterschiedlichen Räumlichkeiten umgeben. Gemeint ist kein fester Raum, sondern ein bestimmter Raumhorizont, auf den sich der Mensch im aktuellen Seinsquerschnitt schwerpunktmäßig bezieht, von dem er beeinflusst wird und in den hinein er Einfluss nimmt.

Diese Raumverhältnisse sind beispielsweise gegeben, wenn Sie nach der Kaffeetasse greifen und diese zum Mund führen. Damit Sie im Café Central dabei keinen Fehler machen und nichts verschütten sowie mit gespitzten Lippen die Temperatur des Kaffees schlürfend richtig prüfen können, ist der Großteil Ihrer Aufmerksamkeit auf den Raum zwischen Ihrer Handreichweite und Ihrem Mund gerichtet.

Das Paar am Nebentisch teilt hingegen einen zeitlich begrenzten Ereignisraum, dessen Grenzen dicht um die beiden herum liegen, in denen allerdings der eine deutlich mehr an Wärme zu investieren bereit zu sein scheint als die andere. Getrennt durch den Tisch, sitzen sie außerhalb der mühelosen Handerreichbarkeit des anderen. Diese Distanz kann allerdings unter Umständen im gegenseitigen Einverständnis (gefährlicherweise manchmal auch ohne dieses) blitzschnell durchbrochen werden. Bei den Menschen gilt aufgrund von Konventionen, dem Schamgefühl und weiteren Umständen, dass nur wenige Zentimeter getrennte Hände eine Distanz zwischen sich aufbauen können, die der Strecke von Lichtjahren gleicht.

Den Kellner hinter dem Tresen, dem dieser eine Welt ist, umgibt ein Raum, der etwas größer ist, als die Hand hinreicht, und dieser Raum ist nicht nur mit *einem* Objekt (wie bei Ihrem Kaffeetrinkversuch) angereichert, sondern mit vielen sich wiederholenden Objekten, z.B. Flaschen, Gläsern, Untertassen oder auch Tassen.[70] Die Aufmerksamkeit des Obers, der immer wieder nach einem Objekt in seiner Nähe greift (er poliert Gläser, räumt Geschirr zusammen u.Ä.), geht aber auch immer mit einer Überwachungsmodalität über den kleinen Raum um ihn herum hinaus. Er blickt und lauscht in den

Raum dahinter und achtet auf andere Menschen im Caféhaus und auf deren Bedürfnisse. So sieht er, wer bestellen oder zahlen will, achtet auf einen Wink und auf Zurufe. Augen und Ohren ermöglichen ihm eine permanente Rundumüberwachung. Die akustische Kontrolle des Raums ist, anders als die Handkontrolle, die nur eine bestimmte, gerichtete Reichweite besitzt, fließend und ungerichtet. Sie reicht von großer Nähe beim In-das-Ohr-Flüstern von Heimlichkeiten bis zum lauten Rufen über große Distanz.

Wieder anders verhält es sich mit dem geteilten Raum im Stephansdom. Noch mehr Menschen, weniger Sprechen, stattdessen gemeinsame Ausrichtung der Gedanken und Gefühle auf die Transzendenz.

Gestaffelte Raumbühnen und ihr Bezug zu psychischem Wohlbefinden

So gesehen sind Menschen eigentlich auch Handlungsreisende und Raumverhältnissucher, die mindestens so lange unruhig sind, bis sich ein stimmiges und ausreichend beruhigendes Raumverhältnis um sie herum einstellt, in das sie sich einordnen und das ihnen einen Wichtigkeitsüberblick gibt. Das kann ein sehr kleines und bergendes Raumverhältnis sein, z.B. im Uterus oder alleine unter der Bettdecke, oder ein sehr geweitetes, mit vielen anderen geteiltes, etwa bei Großveranstaltungen jeder Art, sowie alle Nuancen der Weltbegegnung dazwischen. Wir werden in den nächsten Kapiteln sehen, dass die Raumverhältnisse um uns herum jedoch nicht unendliche sind. Vielmehr gleichen sie eher ineinander gestaffelten und in ihrer Zahl geringen Themenbühnen, die in ihrer Bühnenthematik immer sowohl Entlastung als auch Belastung bedeuten können. Zwischen den stimmig empfundenen Raumverhältnissen, in denen wir uns wohl fühlen, existieren Übergangszonen, in denen wir Unruhe provozierende Zwischenaufenthalte in deren Nichts ertragen müssen. Die Dauer der Leerverhältnisse versuchen wir Raumverhältnissucher immer so kurz wie möglich zu halten. Gesunde spüren dies z.B., wenn sie eine unruhige Langeweile erfasst, die sie mit Tätigkeit und

Aufbruch in ein stimmiges Raumverhältnis zu kompensieren versuchen und dadurch wieder eine stabile Ich-Dichte herstellen. Ist mir langweilig, mag ich nicht herumsitzen. Ich stehe auf, durchschreite den Raum, räume die Spülmaschine aus und alles in Regale und Schubladen ein. Für den Moment ist die Langeweile weg.

Bei einigen psychopathologischen Auffälligkeiten gewinnt ein bestimmtes Raumverhältnis eine unangemessene Bedeutsamkeit, bei anderen verlieren sich die Betroffenen in den Leerverhältnissen zwischen den zwar unter Umständen Gefahr bergenden, aber eben auch potentiell beruhigenden Raumverhältnissen.

Unterziehen wir die gestaffelten Raumbühnen, die wir in einem früheren Kapitel schon zusammengefasst als den »Außensorgehorizont« kennengelernt hatten, einer genaueren Analyse und sehen wir, ob und wie sich psychopathologische Symptome, Syndrome und die angeblich existenten nosologischen Einheiten in und zwischen ihnen einordnen lassen können.

15. Bühnen

Am nähesten, nah, fern, ferner: Wie unser Sein im Raum unser Welterleben prägt

Die Sorgen- und Bergungsanlässe im Außenhorizont sind zwar vielseitig, das Außen ist aber nicht unendlich nuanciert. Es existieren nur eine Handvoll Weltvariationen, also Raumbühnen, die wir uns nun genauer ansehen wollen. Prinzipiell gelten die gleichen Konstruktionsbedingungen, die wir bereits für die beiden anderen Sorgenfelder, das Innenfeld des Körpers und das Übergangsfeld der Körperoberfläche, kennengelernt hatten. Die Simulation der Welt geschieht im zentralen Nervensystem und erschafft bei ausreichender Stabilität des Systems eine Realitätsnähe, die hinlänglich ist, um über die Anwesenheit von Gefahren rechtzeitig informiert zu werden und sie erfolgreich abzuwehren. Dass dabei Fehlalarmierungen entstehen können, nimmt das evolutionär erwachsene Alarmierungssystem namens »zentrales Nervensystem« in Kauf.

Aber die Welt besteht ja nicht nur aus Gefahren. Sie birgt auch Bergungschancen: Schutz, Wärme und Nähe zu anderen. Allerdings changiert das Bergende schnell in etwas anderes. Schutz kann in Schutzlosigkeit wechseln, Wärme in Kälte, Nähe in Distanz und Einsamkeit. Die Hintergründe, vor denen sich die Dramatik dieser beständigen Unbeständigkeit entfaltet, sind die Raumbühnen. Auch diese Raumbühnen werden, wie die Sorgen, durch das Gehirn simuliert und in die Welt möglichst fehlerfrei projiziert. Sehen wir uns das genauer an.

Das gestaffelte Welttheater: Die fünf Gefahren- und Schutzräume

Der erste Raum: Mit den Händen zu greifen

Während Sie dies lesen, sitzen oder liegen Sie wahrscheinlich an irgendeinem Ort. Dieser Ort wird seine Gemütlichkeit haben. Sie konzentrieren sich auf das zu Lesende und werden sich dazu in irgendeinem sicheren Raumverhältnis eingerichtet haben. Sie halten dieses Buch in Ihren Händen. Das formt den ersten Raum. Zunächst »begreifen« wir von der Welt so viel, wie wir mit den Händen begreifen können. Der erste Raum im Außenhorizont, wir erinnern uns, reicht von Ihrem Körper bis zu dem ersten Raumsaum, den sie um sich herum mit den Händen erreichen. Wenn Sie konzentriert lesen, ist im Fokus der bewussten Aufmerksamkeit dieser Raum ganz im Vordergrund. Voraussetzung für die Konzentrationsfähigkeit auf das Buch ist, dass die Hände nicht zu viel zu tun haben, außer z.B. das Buch zu halten. Gefährliches im ersten Raum kann mit den Händen unmittelbar entfernt und somit ein Sicherheit gebender Abstand geschaffen werden. Der erste Raum konzentriert sich auf ein singuläres Objekt, das angesehen, betastet, berochen und zum Mund geführt werden kann. Intimität finden heißt für uns Menschen in Entsprechung dazu, willkommen eintauchen dürfen in das erste Raumverhältnis eines anderen.

Der zweite Raum: Der persönliche Nahbereich

Der nächste Raum, der einen größeren Umfang besitzt, ist der unmittelbare Raum um Sie herum, der wenige Schritte über die Handreichweite hinausgeht. Vielleicht mit dem Ausmaß des Sofas, auf dem Sie gerade sitzen, das Bett, auf dem Sie liegen, oder der »Tischraum«, an dem Sie Platz genommen haben. Die Größe des zweiten

Raums ist bereits, wie die dann folgenden Räume, dynamisch in seiner Größe und abhängig von den Ereignissen, die in ihm und an seinen Rändern stattfinden. Seine Inhalte können nicht mehr selbstverständlich mit der Hand exploriert und unter Umständen entfernt werden, was sie potentiell gefährlicher macht. Es halten sich in der zweiten Raumbühne darüber hinaus nicht ein singuläres Objekt auf, sondern viele, die die Person von allen Seiten umgeben können. Man kann sich auf sie zubewegen und sie dann »handhaben«, sie können sich aber auch auf die Person zubewegen und dieser gefährlich werden. Täuschungen über die Inhalte des zweiten Raums sind viel leichter möglich als Täuschungen über den Inhalt des ersten Raums, da die zur Verfügung stehenden Informationen über die Inhalte viel geringer sind und gleichzeitig numerisch gesehen mehr beachtet werden muss. Der erste Raum und sein singulärer Inhalt kann über verschiedenste Sinnesmodalitäten geprüft und erfolgreich und treffsicher in die Welt der ersten Raumbühne projiziert werden. Der zweite Raum ist bereits deutlich mehr Bühne und virtueller in seinem Entwurf und seine Inhalte sind distanzierter. Der Sehapparat als die Hauptinformationsquelle kann nur eingeschränkt unterstützt werden durch das Gehör und den Geruchssinn, die Hand als Welterfahrungsorgan fällt als Informationsquelle weg, ebenso der hypersensible Mundbereich, mit dem kleine Kinder zunächst »handgleich« die Welt explorieren, wie auch der Geschmackssinn.

Aufgrund der Distanz zur Person ist der zweite Raum durch diese selbst interpretationsbedürftiger und somit auch in seinem Erkennungs- und Identifizierungsausmaß fehleranfälliger. Seine Inhaltsprojektionen neigen zur thematischen Generalisierung und sind etwas größer als die Objekte im ersten Raum. Wird etwas im zweiten Raum identifiziert, ist es wahrscheinlich, dass etwas anderes dem gerade eben identifizierten Inhalt gleicht. Kommt eine Gefahr in diesem zweiten Raum von vorne auf mich zu, muss ich darauf achten, ob die gleiche Gefahr nicht gleichzeitig aus einer anderen Richtung ebenfalls auf mich zudrängt.

Im Gegensatz zur ersten Raumbühne, die mit den Armen umschlossen werden kann, beginnt mit der zweiten Raumbühne der Umrundungsaspekt der Welt mit meiner Person. Behaglichkeit im zweiten Raum entsteht, wenn dieser dicht an uns seiende Raum Sicherheit vermittelt. Sicherheit zum einen durch von ihm und seinen Inhalten ausgehenden Schutz oder seiner ausreichenden Berechenbarkeit und Harmlosigkeit. Er muss dazu möglichst so aus- und angerichtet sein, dass der nächste Raum dahinter, die dritte Raumbühne, akustisch und/oder optisch überwacht werden kann. Die meisten Menschen lieben es nicht, in öffentlichen Räumen, etwa in einem Restaurant, mit dem Rücken unmittelbar an der Tür zu sitzen. Durch diese Position ist keine optische Überwachung möglich, wer eigentlich den Raum betritt, und die Behaglichkeit stellt sich nicht ein.

In den zweiten Raum hinein dehnt sich unsere Person über den ersten Raum hinaus aus und wir nehmen Besitz von diesem Raum. Wir durchtränken ihn mit unserer Personalität. Setzt sich in einer Kneipe jemand ungefragt mit an den Tisch, nehmen wir dazu irgendwie innerlich Stellung.[71] Autofahren bedeutet den zweiten Raum mobil mit sich herumzutragen und sich durch einen weiten Raum in der Sicherheit des mit der eigenen Persönlichkeit durchtränkten zweiten Raums zu bewegen. Daher rührt die hohe Emotionalität und Rechthaberei im Straßenverkehr. Es geht oftmals nicht nur darum, sich von einem Punkt zum anderen zu bewegen, vielmehr treffen auf der Straße mit den Autos und ihren Fahrern mobile, akustisch abgeschirmte Zweite-Raumbühnen-Reviere aufeinander, die auch dementsprechend aggressiv verteidigt werden. Autos wurden nach ihrer Erfindung zu einem raschen Welterfolg, weil sie einen uralten und bis dahin eigentlich unmöglichen Erfahrungstraum erfüllen: In der Sicherheit einer Zweite-Raumbühnen-Wohnzimmer-Atmosphäre immer rasanter das gefährlich unbekannte Außen explorieren. Auch der Erfolg des Fernsehens erzählt davon. Ohne auch nur einen Schritt aus der Zweite-Raumbühnen-Komfortzone heraus zu machen, überall dabei sein können und in der ersten Reihe sitzen: bei Abenteuern in fernen Ländern bis zu Trivialitätsgesprächen von in Containern eingesperrten Individuen, die untereinander aufgrund des Ausgangverbotes eine erzwungene, gegenseitige Zweite-Raumbühnen-Diffusion erdulden »müssen«, mit allen daraus entstehenden affektiven Entladungen, die aus der eigenen Zuschauerkomfortzone mit Genuss und Sicherheitsabstand voyeuriert werden kann.

Der dritte Raum: Die anderen um mich

Der dritte Raum, der wieder ein wenig größer ist und sich weiter von der Person ausgehend in die Welt hinausdehnt, entspricht in etwa der Größe des Zimmers, in dem Sie sich gerade befinden. Auch seine Größe ist dynamisch, er darf aber auf der einen Seite nur so groß sein, dass er sehr gut überschaubar ist, auf der anderen Seite darf er auch nicht klaustrophobisch beengend klein konstruiert sein. Architektur bemüht sich, diesen evolutionär gewachsenen Raumwünschen entgegenzukommen. Ein Wohnzimmer etwa sollte nicht so klein sein, dass mehrere in ihm befindliche Personen sich voneinander beengt fühlen, aber auch nicht so groß, dass Entfernungsentfremdungen im Raum auftreten können. Schon vor der Sesshaftwerdung errichteten unsere Vorfahren Behausungen, die der dritten Raumbühnenerwartung eine reale Ausformung gaben. Davor suchten Menschenvorläufer entsprechende Bergungsverhältnisse in Höhlen oder ähnlichen Unterschlupfen auf, die wie ein Basislager als Rückzugsort von den Erkundigungen in der noch viel weiteren und unübersichtlichen Natur fungierten. Die Objekte der dritten Raumbühne sind noch vielzähliger als die Objekte der zweiten Raumbühne. Vor allem erscheint obligatorisch in/auf ihr als anthropologische Erwartung der Artgenosse. Dies ist aber keinesfalls eine humanspezifische Erwartung. Die dritte Raumbühne beinhaltet seit der »Erfindung« der Sozialität den anderen als Erwartungsmoment. Dieses ist, Sie erinnern sich, wiederum zweigesichtig: der andere als Schutz und der andere als Bedrohung. Was auch immer ein anderer einer Person in einem bestimmten Moment ist, er ist vor allem mit hoher Wahrscheinlichkeit anwesend. Evolutionär betrachtet, ist der andere schon viel länger ein Darsteller auf der dritten Raumbühne, als sich Menschen mit Worten ansprechen können. Der andere ist anwesend, aber nicht unbedingt im verbalen

Kontakt mit mir. Die Objekte auf dieser Weltbühne sind noch einmal weiter von der Person entfernt und noch schlechter zu überblicken. Aufgrund der Größe der Rundumbühne muss noch viel mehr in Auge und Ohr behalten werden und die Flüchtigkeit der Informationsaufnahme über die Sinne ist deshalb noch einmal größer, weshalb Verwechslungen über den Raumbühneninhalt hier noch schneller geschehen können.

Das Bühnenthema ist das Schauspiel der anderen und ihr Bezug miteinander im Verhältnis zur eigenen Person. Dem schon beschriebenen Kreuzfeuer der Blicke, das vom dritten Bühnenraum ausgeht, muss die ganze Aufmerksamkeit gelten und seine jeweilige Bedeutung gedeutet werden. Was halten die anderen von mir? Was haben die anderen miteinander? Bin ich in diesem Miteinander positiv involviert? Sind die getauschten Blicke wohlwollend, ermunternd, prüfend oder bestrafend? Droht mir etwa sogar die Ausgrenzung aus der Gruppe? Zeigen sich irgendwelche Anzeichen dafür, dass ich die Achtung der Gruppe und ihren Schutz verlieren könnte?

Die größte Gefahr der frühen sozial lebenden Primaten bestand in der Ausgrenzung aus der Gruppe. Wer schon rein ortsbezogen an den Gruppenrand gedrängt wird, da die anderen ihn vielleicht nicht mehr dabeihaben wollen, ist dort der realen Raubtiergefahr, welche die Gruppe umrundet, am stärksten ausgeliefert. Wer nicht mehr richtig erwünscht ist, der steigt auch nicht in den evolutionären Zug ein und schickt seine Gene nicht mehr auf Zeitreise. Kleinste nichtsprachliche Zeichen müssen daher gelesen werden und mit ihrer Hilfe auf die dahinterstehende Realbedeutung geschlossen werden können. Warum geht der an mir vorüber? Warum stehen die beiden zusammen? Soll ich aktiver in die Gruppe hineinhandeln und mich mehr zeigen, oder soll ich lieber defensiv zurückgenommen handeln und mich nicht aufspielen und abwarten, bis die anderen wieder auf mich zukommen?

Die Person steht, wie bei den bereits kennengelernten ersten beiden Raumbühnen auch, im Zentrum des dritten Raums und seiner Inhalte. Alles, was hier geschieht, rutscht in seiner Bedeutung zu mir herüber. Alles kann Zufall sein, aber alles kann auch Hinweis auf die drohende

Erfüllung meiner sozialen Erwartungsängste sein. Da der Informationsgehalt so spärlich ist, die Bedeutsamkeit und das Gefahrenmoment aber so groß, wölbt sich die dritte Bühne trichterförmig nach oben, weshalb sich alles auf mich bezieht und ich von allem gemeint sein kann. Es bleibt unklar, ob ich selbst auf der dritten Bühne ein gerade teilnahmsloser Statist bin oder der heimliche Hauptdarsteller, der nur noch nicht über seine Hauptrollenfunktion informiert worden ist. Ob die Hauptrolle mich zum gefeierten Star macht oder zum Totalverlierer, bleibt ebenfalls verschleiert hinter den Verhaltensweisen der anderen und muss deshalb aus deren Ausdrucksverhalten heraus decodiert werden. Eine Dauerstatistenrolle, in der ich nie zum Bedeutungszug komme, ist dabei nur die lautlose Form des Totalverlierens.

Der Vorhang der dritten Bühne geht in der lebensgeschichtlichen Entwicklung dann auf, wenn erkannt wird, dass die beiden Ergänzer einander ebenfalls Raumbühnenteiler sind, deren Zuwendung zueinander eine Abwendung von mir bedeutet oder bedeuten könnte. Das emotionale Orchester in uns spielt dabei zu diesem Bühnenstück ganze Moll-Sinfonien aus Neid, Hass, Wut und Konkurrenz ebenso wie Musikstücke, die aus Wiedersehensfreuden, Beobachterglück und harmonischen Dreipersonenakkorden bestehen. Die frühe Triangulierung des Kindes mit den beiden Ergänzern ist das anstrengende Trainingscamp, welches auf die dritte Raumbühne des Erwachsenen mehr oder weniger erfolgreich vorbereitet. Geschwister sind Verkomplizierungsmomente dieses Vorgangs, die, abhängig von der Ausgewogenheit des emotionalen Familienorchesters, entweder zu lebenslänglichen Freunden oder lebenslänglichen Konkurrenten werden können oder irgendetwas dazwischen.

Der vierte Raum:
Was wir nicht sehen, aber hören können

Hinter dem sichtbaren dritten Raum schließt sich die vierte Raumbühne an. Sie ist wie ein Saum um die dritte Raumbühne herumgelegt. Optisch ist das in oder auf ihr Geschehende nicht zu erfassen. In

Ihrer Lesesituation ist dies der Raum hinter dem Zimmer, in dem Sie sich gerade befinden. Wie z.B. der Raum nebenan, in den Sie nicht hineinsehen können, der hinter der Zimmertür beginnt, oder der unmittelbare Raum hinter dem Fenster. Die vierte Raumbühne ist weit genug von Ihnen weg, dass keine mittelbare, leibliche Gefahr drohen kann, er ist aber immer noch so dicht an Ihnen, dass er auch nicht ignoriert werden kann. Sein Geschehen findet jedoch hinter einem verschlossenen Vorhang statt und nur Geräusche und Gerüche aus diesem Raum dringen zu Ihnen herüber. Unwichtige Geräusche? Bekannte Geräusche? Unbekannte oder gar verdächtige Geräusche? Nähert sich jemand oder etwas leise und heimlich?

Das einzige Richtungsradar, mit dem Sie den unsichtbaren Raum abscannen können, ist Ihr Gehör. Dem Geruchssinn hingegen kommt keine stimmige Richtungserkennung zu. Alleine mit Hilfe des Gehörten müssen Sie sich Klarheit verschaffen, ob eine Bedrohung aus der vierten Raumbühne vorliegen könnte oder ob Sie in aller Ruhe weiterlesen können. Hier finden sich die spärlichsten und nur aus einer einzigen Sinnesmodalität gewonnenen Informationseinheiten aller Bühnen und dennoch die gleiche Notwendigkeit wie auf den vorangegangenen, sich ein Bild darüber zu machen, was dort geschieht.

Von allen akustischen Informationen, die zu Ihnen herangeweht kommen können, ist diejenige die wichtigste, die von einem Artgenossen stammt. Auf keinen Fall dürfen Sie etwas überhören, was von einem anderen auf der vierten Raumbühne gesprochen wird und schon gar nicht dann, wenn es dabei um Sie gehen sollte. Hier finden wir erstmalig einen nicht mehr primatenspezifischen, sondern alleinig humanspezifischen Raumbühneninhalt. Alle anderen Raumbühneninhalte des gestaffelten Welttheaters finden sich auch bei Primaten und manchen höheren Säugetieren. Das Wort aber ist alleinig ein von uns erwarteter Bühneninhalt. Genauer sollte man wohl sagen: Wir sind von allen Wesen, welche jemals auf der Erde gelebt haben und welche eine sprachliche Raumweltbühnenerwartung in sich tragen, die einzige Art, welche bis heute überlebt hat.[72] Problematisch ist, dass diese dringliche Worterwartung zu den jüngsten evolutionären Errungenschaften unserer Art gehört. *Je phylogenetisch älter eine evolutionäre Entwicklung ist, desto stabiler zeigt sie sich bei Stressungsdekompensationen des Gehirns.* Bei schweren Hirnschädigungen, z.B. im Rahmen eine Schädelhirntraumas, sind wir unter Umständen noch in der Lage zu atmen, obwohl wir bewusstlos sind und nicht mehr sehen können, was um uns herum geschieht. Das Atemzentrum ist aufgrund seines hohen phylogenetischen Alters robuster, da auch einfacher strukturiert, als die komplex konstruierte Sehfähigkeit. Sprache hören und verstehen können ist eine sehr neue und gleichzeitig sehr komplexe Erfindung der Evolution, folglich müsste dieser Vorgang sehr fehleranfällig sein, und ist es auch, wie wir noch sehen werden.

Der fünfte Raum: Die Suchbewegungen nach der Transzendenz

Die fünfte Raumbühne ist alles andere dahinter, alles, was hinter der vierten Raumbühne liegt und zur Welt gehört. Je humanspezifischer wir wurden, desto weiter dehnte sich dieser Raum aus. Irgendwann wurden auf dieser Raumbühne die personifizierten Transzendenzen untergebracht und beheimatet. Die Götter, die Dämonen und die Verstorbenen lungern auf dieser Bühne herum und sind den daheim in den Raumbühnen Eins bis Vier Gebliebenen entweder eine Unterstützung oder eine Plage. Naturwissenschaft betreiben bedeutet zu zeigen, dass dieser Raum letztlich leer ist von Transzendenz und sich in ihm nicht mehr befindet, als es den Anschein hat, selbst wenn noch so großer Pomp und Theologieglamour betrieben wird.

Die terrestrische Leere der fünften Raumbühne wurde erstmalig durch die Weltumsegelung Magellans vom 20.09.1519 bis zum 06.09.1522 konkretisiert, deren Ende er selbst nicht erlebte. 256 Mann Besatzung stießen in die fünfte Raumbühne immer weiter vor, um schließlich nach fast drei Jahren wieder am Ausgangspunkt im Hafen von Sevilla anzukommen. Lediglich 18 Mann gingen als Überlebende von Bord.

Der technische Fortschritt führte später innerhalb eines Jahrhunderts dazu, die Luft zu erobern, die Erdatmosphäre zu verlassen, zum

Mond aufzubrechen und technische Artefakte auf andere Planeten des Sonnensystems oder über dessen Grenzen hinaus in das All zu schicken. Mit dem geostationären Raumteleskop Hubble blicken wir mittlerweile bis an den Anfang des Universums zurück. Immer weiter schieben wir mit unseren technischen Möglichkeiten den Begrenzungssaum der fünften Raumbühne in Richtung Unendlichkeit, und überall findet sich nichts als sein tatsächlicher Inhalt. Für die einen ist das ein Verlust, da sich keine verborgenen göttlichen Bergungshilfen zeigen, für die anderen ist das eine Befreiung aus der selbst verschuldeten Unmündigkeit. Die Transzendenzleere der fünften Raumbühne zu »ertragen«, fällt vielen, auch aufgeklärten Menschen schwer. Warum ist das so?

Wir alle erleben unsere personale Identität als zweifellos vorhanden. Ich bin in der Welt, also bin ich. In Wirklichkeit entsteht unsere personale Identität aber ganz allmählich im Verlauf unserer biologischen Entwicklung und folgt den zunehmenden Komplexleistungen des Gehirns. Die personale Identität dimmt sich dabei allmählich aus der Dunkelheit des nicht Vorhandenseins über ein anfänglich sehr schwaches Licht zu seiner Helligkeit, die mir den Eindruck verleiht, ich bin in der Welt. Diese Helligkeit ist ungefähr mit dem dritten Lebensjahr erreicht. Allerdings sind wir keine Gedächtniszeugen dieser allmählichen Aufhellung. Keiner von uns erinnert sich an Episoden oder Selbsteinschätzungen, die vor unserem dritten Lebensjahr liegen. Unser episodisches Gedächtnis ist in seinen biologisch-cerebralen Voraussetzungen zu diesem Zeitpunkt noch nicht so herangereift, als dass so alte Gedächtnisengramme in ihm verankert werden könnten. Wohl aber »erinnere« ich mich an die Atmosphäre früher Bergungen durch die Ergänzer. Dies verführt uns Menschen zu der Annahme, dass mein Kern eigentlich schon immer da gewesen sein muss und immer eingebettet war in einen »Beschützer«. Was schon immer da ist, das muss auch für immer existent sein und kann nicht in das Nichts zurückdimmen, wenn das biologische Ende meiner Existenz, also der Tod, anklopft. Es muss also da draußen, in der fünften Raumbühne beheimatet, etwas geben, das mich birgt und lenkt.

Dass hinter meiner personalen Identität eigentlich ein riesiger, evolutionär gewachsener Superrechner steht und sonst nichts, davon ahnt das Bewusstsein intuitiv nichts. Es ahnt aber seine Abhängigkeit, seine Brüchigkeit und die Notwendigkeit des Sichanvertrauens an etwas, das außerhalb von ihm selbst, aber dicht beheimatet ist. Das Bewusstsein selbst kann der Welt auf sich alleine gestellt nicht habhaft werden, es muss sich verlassen auf etwas Klügeres, Verborgenes, im »Geheimen« Operierendes, das Existenzhinweise von sich gibt, aber nie direkt in Erscheinung tritt. Dies ist das Seelenlabyrinth. Das Seelenlabyrinth lenkt uns durch die Welt, es hilft uns wie ein Lotse, die Untiefen des Lebensstroms zu bewältigen. Es ist da, und es war schon vor dem Bewusstsein da, und es »wacht« über uns. Gebete, die an die fünfte Raumbühne gerichtet sind, gelten deshalb eigentlich dem Superrechner, der das Seelenlabyrinth entstehen lässt, und dessen immenser, ganzheitlicher Klugheit. Lebensklugheit und Weisheit ruhen auf dem vertrauensvollen Hingeben an das Seelenlabyrinth und seine Fähigkeiten. Diese Ahnungsinhalte und ihre Beruhigungsfantasien sind es, was von den Anhängern der mosaischen Religionen auf die Fünfte-Bühnenwelt projiziert wird. Den Selbstberuhigungscharakter dieser Bühnenprojektion zu entlarven und mögliche Alternativen aufzuzeigen, die dann deutlich weniger »Kollateralschäden« verursachen als die rechthaberischen Auseinandersetzungen der Religionen innerhalb ihres Systems und untereinander, ist eine der großen gesellschaftlichen Herausforderungen der Jetztzeit. Wiederum ist es aus der psychiatrischen Arbeit erwachsene Erkenntnis über den Menschen, die hier wichtige Anstöße geben kann.[73]

In allen diesen erwähnten Raumbühnen sitzen oder liegen Sie gerade und lesen diese Zeilen. Natürlich sind Sie sich darüber nicht bewusst, dennoch überwachen Sie permanent die ineinander gestaffelten Raumbühnen um sich herum auf Sicherheit und Gefahrenmomente mit allen Ihren Sinnen, gestützt auf alle Ihre Erfahrungen. Aber es kommt noch etwas Entscheidendes dazu.

Sie sind während des Lesens ganz mit Ihrer bewussten Aufmerksamkeit im ersten Raum, sonst wären Sie gar nicht in der Lage, mit

Ihren Augen diese Zeilen zu verfolgen. Und dennoch kann plötzlich ein Gedanke aus der Tiefe Ihres Gehirns in Ihrem Bewusstsein aufleuchten, beispielsweise ein Arbeitsplatzproblem, und Sie sofort aus diesem Aufmerksamkeitsfokus der konkreten Ersten-Bühnenwelt herausreißen und Sie auf andere, jetzt nicht existent sichtbare Raumbühnen versetzen. Aufgrund unserer Imaginationsfähigkeit sind wir in der Lage, das konkret jetzt gerade Erlebte zu verlassen, andere Raumbühnen herbeizudenken und in ihnen spazierenzugehen.

Man könnte sagen, einer der Unterschiede zwischen dem Menschen und den Tieren ist, neben der Existenz der fünften Raumbühne der Menschenwelt, das Schicksal des Menschen, in vielen parallelen Vier-Raumweltbühnen existieren zu sollen (oder zu können) und sie darüber hinaus mit ihren möglichen Widersprüchen von Sein und Wollen unter einen Hut bringen zu müssen.

Schauen wir uns die fünf Raumbühnen des Außensorgefeldes in aller Kürze mit ihren prägnanten Themenfeldern von außen nach innen noch einmal kurz an.

Im Überblick: Die Raumbühnen und ihre Themenfelder

Fünfte Raumbühne
Personifizierte Transzendenz; das Leben nach dem Tod; das Glaubenmüssen statt Wissenkönnen, denn »keine Kunde kam je von da«; Bergung und Strafe; der Wozu-das-alles-Erklärungsraum.

Vierte Raumbühne
Alleinig akustische Überwachungsversuche des Raums durch mich; die anderen und andere Gefahren; das Wort und die Sprache; das gefährliche Mich-beobachten-Können der anderen, ohne von mir gesehen zu werden.

Dritte Raumbühne
Der optisch überwachbare Raum; die anderen als anthropologisches, sichtbares Erwartungsmoment; deren Haltung; mein Stellenwert; die Bergungschance in der Gruppe und die Ausgrenzungsgefahr; der steile soziale Trichter.

Zweite Raumbühne
Die gefährliche, da blitzschnell überwindbare Nähedistanz; die vielen sich ähnelnden Objekte; die dichte optische Überwachung.

Erste Raumbühne
Die ganze Fülle der Sinneserfahrung: der alles explorierende Mund, der Geschmack, der Geruch und die Handexploration der Ein-Objekt-Welt.

Damit haben wir in diesem Kapitel die uns umgebenden, ineinander gestaffelten, realen und virtuellen Raumbühnen des Außensorgenhorizontes einmal vor und wieder zurück durchschritten. Den Beweis, dass das Gehirn tatsächlich die Welt um die Person herum so konstruiert, wird das nächste Kapitel erbringen.

16. Raumträume
Psychopathologische Phänomene und ihre Zuordnung zu den einzelnen Räumen

Manche guten Vorsätze führen geradewegs in unerwartete Probleme. So beispielsweise der Entschluss, endlich mit dem Alkoholtrinken aufzuhören. Tausendmal versprochen, soll es jetzt endlich wahr werden. Liegt eine körperliche Abhängigkeit vor, kann dies allerdings fatale Folgen haben. Es entwickelt sich ein Entzugssyndrom, das von harmlosen Schlafstörungen über vegetative Entgleisungen bis zum Krampfanfall reichen kann. Für unser Themengebiet ist allerdings eine weitere Komplikation von besonderer Bedeutung: das Alkoholentzugsdelir.

Im Delirium

Während eines Delirs besteht eine Bewusstseinstrübung mit herabgesetzten kognitiven Kapazitäten und Desorientierung zum Ort, zur Zeit und vor allem zur Situation. Motorische Störungen können ebenfalls auftreten. Die Patienten sind fahrig, unruhig und laufen unter Umständen getrieben hin und her. Andere liegen apathisch da und rühren sich kaum. Die Stimmung kann inadäquat heiter oder äußerst ängstlich gespannt sein. Je tiefer das Delir reicht, desto weniger Emotionen werden generiert. Typisch ist die Fluktuation des psychopathologischen Bildes. Gerade wirken die Patienten besonnen und ansprachefähig, im nächsten Moment wird große Unruhe und unter Umständen andere oder sich selbst gefährdende Aggressivität entladen. Nach Abklingen des Delirs besteht häufig eine Amnesie für den Delirzeitraum, die Patienten erinnern sich gar nicht oder nur bruchstückhaft an das Geschehene. Einzelne Ereignisinseln der deliranten Wahrnehmungsinhalte und ihrer beigeordneten Angst können allerdings gelegentlich erinnert werden und bleiben lebenslänglich rätselhaft querstehend zum übrigen Lebensverlauf.

Strukturell betrachtet bestehen große Überschneidungen zum Ausdruck und Verlauf des sogenannten Durchgangssyndroms. Das Durchgangssyndrom bezeichnete früher einen körperlich begründbaren Verwirrtheitszustand, z.B. postoperativ auftretende psychotische Bilder oder symptomatisch verursachte zentralnervöse Dekompensationen, bei denen allerdings die Bewusstseinstrübung fehlt.[74] Das Bewusstsein ist zwar eingeengt, aber nicht im engeren Sinne getrübt, das Denken in Form, Inhalt und Kritikfähigkeit nivelliert. Auch bei den Durchgangssyndromen können nach deren Abklingen und vollständiger Remission Erinnerungsinseln bestehen bleiben, deren Einordnung in den Lebens-Sinn-Kontext nicht gelingt. Aufgrund des erheblich reduzierten Binnenvolumens und seiner eigenen Weltinterpretationen während des Delirs ist das Gehirn auch hinterher nicht in der Lage, das Delirerleben und seine stehengebliebenen bruchstückhaften Erinnerungen in einen Sinnkontext einzuordnen. Es ist, als sei beim Sinn-Stricken am Lebensfaden während des Delirs eine Masche fallengelassen worden, die in der Folge nicht mehr aufgenommen werden konnte und die nun aus allen übrigen Erinnerungen hervorspringt. Immer wieder kehren die Betroffenen später grüblerisch zur Delirerinnerung zurück. Aus dem Fragezeichen gelingt es aber aufgrund der damaligen, subjektiv richtigen Realitätssicherheit heraus nicht, ein Ausrufezeichen zu bilden.

Ausgeprägte delirante Alkoholentzugsbilder, die potentiell auch immer lebensbedrohlich sind, sind in den letzten Jahrzehnten glücklicherweise seltener geworden. Dies liegt sowohl an der sehr niedrigschwelligen Aufnahmebereitschaft der Krankenhäuser wie an der pharmakologischen Behandlungs- und Verhinderungsmöglichkeit deliranter Symptome während der stationären Entgiftungsbehandlung. Gut für die Patienten, schlecht für den Psychiater, der immer seltener die psychopathologischen Bilder sieht, die er eigentlich zur

Erlangung seines Strukturverständnisses der menschlichen Seele aus eigener Anschauung kennenlernen muss. Es ist etwas anderes, ob man selbst schon einmal in Wien war oder einen auch noch so guten Reisebericht liest, wie es etwas anderes ist, ob man schon einmal einen deliranten Patienten erlebt hat oder dieses Phänomen nur aus der medizinischen Fachlektüre kennt.

Im Folgenden betrachten wir einige authentische Fälle von Alkoholentzugsdelirien und wollen sehen, ob das am Ende des letzten Kapitels gegebene Versprechen eingehalten werden kann, *die Existenz der vom Gehirn projizierten, evolutionär gewachsenen Raumbühnen des Außensorgenhorizontes anhand klinisch psychiatrischer Erfahrung zu beweisen.*

Fallbeispiel 1: Stimmen aus der Wand

Die Polizei bringt einen 38-jährigen Mann notfallmäßig in die psychiatrische Abteilung. Nachbarn, die aus der Wohnung des Mannes einen starken Lärm vernommen hatten, hatten die Polizei verständigt. Als diese eintraf, vernahmen die Polizisten ebenfalls einen ohrenbetäubenden dumpfen, rhythmisch auftretenden Lärm aus der Wohnung. Die Beamten klingelten und es öffnete ein Mann deutlich angespannt und unruhig die Wohnungstür. Er begrüßte die Polizisten erfreut und gab gehetzt wirkend an, erleichtert zu sein, da sie ihm doch jetzt helfen könnten. Die Beamten betraten die Wohnung und folgten dem Mann in sein Wohnzimmer. Dort eröffnete sich ihnen ein Bild der Verwüstung. Die Wände des Wohnzimmers waren sämtlich freigeräumt worden, wozu Bilder abgehängt und ein großes Bücherregal umgeworfen worden waren, sodass überall auf dem Boden Bücher herumlagen. Die Wände waren an verschiedenen Stellen schwer beschädigt, die Tapete heruntergerissen, der Putz und teilweise das Mauerwerk herausgebrochen. Den sprachlosen Polizisten rief der Mann zu, dass man den armen Leuten helfen müsse, und bevor die Beamten reagieren konnten, griff er nach einem Hammer und schlug mit aller Kraft wiederholt auf die Wand ein. Wie sich herausstellte, hörte er halluzinatorisch Hilferufe und Schreie, die er in die Wand hinein lokalisierte und deshalb glaubte, dass dort Menschen eingemauert worden seien, die befreit und gerettet werden müssten.

Am Tag vorher hatte er seinen erheblichen täglichen Alkoholkonsum schlagartig aufgrund eines Abstinenzwunsches eingestellt. Die Überführung in die Klinik durch die Polizei, die dem Mann erst versprechen musste, sich um die Befreiung der Eingeschlossenen zu kümmern, verlief komplikationslos. Bei Aufnahme war der Patient zur Zeit vollkommen desorientiert, zum Ort vage orientiert, er erkannte ein Krankenhaus, wähnte sich aber im Krankenhaus seiner Geburtsstadt, in der er bis zur Volljährigkeit gelebt hatte. Psychomotorisch war er sehr unruhig, konnte nicht still sitzen, war diffus ängstlich und schließlich auch gereizt. Seine Entgiftung, unterstützt durch entsprechende angstlösende und antipsychotisch wirksame Medikation, war im Verlauf dann unauffällig. Nach Abklingen des Delirs war er ein besonnener und höflich auftretender Mann mit hohen humanistischen Idealen. Er war sehr belesen und gab als einen seiner Lieblingsautoren Edgar Allan Poe an, der bekanntlich Gruselgeschichten geschrieben hat, in denen Menschen lebendig begraben oder eingemauert werden.

Während seines Delirs hatte der Patient im häuslichen Bereich vollkommen richtig und realitätsnah die dritte Raumbühne, gebildet von seinem Wohnzimmer, projiziert. Sämtliche auf dieser Bühne befindlichen lebenden und unbelebten Objekte waren zutreffend identifiziert worden: die Bilder als Bilder, das Regal als Regal, die Bücher als Bücher, der Hammer als Hammer und die Polizisten als Polizisten, einschließlich ihrer Rolle als »Freund und Helfer«. Das Themen- und Sorgenfeld der vierten Raumbühne, die sich, Sie erinnern sich, saumförmig über die dritte Raumbühne wölbt, wurde hingegen realitätsfern im Delir entladen. Es wurde nur akustisch halluziniert, das Wohnzimmer selbst zutreffend als ausreichend sorgenfrei identifiziert. Die dahinter aber potentiell liegende Gefahr von oder für andere Menschen wurde projiziert-halluziniert.

Die erste Projektion in die Welt, die im Delir fehlerhaft halluziniert wird, ist die menschliche Stimme in Form von Rede. Als jüngste Errungenschaft der Evolution ist sie die empfindlichste aller Wahrnehmungen und benötigt zur ihrer genauen Projektion in die Welt ein Maximum an fehlerfreien psychischen Funktionen, die aber eben im Delir verloren gehen.

Die Verminderung des Binnenvolumens der Person wird deutlich in der Halluzination selbst, ebenso wie in der wahnhaften Erklärung der Stimmen. Es zeigt sich eine deutliche Kritikminderung gegenüber dem eigenen Erklärungsansatz. Wie sollen Menschen, ohne dass Spuren hinterlassen werden, in das Mauerwerk eines Wohnhauses eingemauert werden? Auch war der Patient selbst nicht auf die Idee gekommen, die Polizei zu rufen. Auch die Desorientierung, die sprunghaft formalen Denkstörungen, die psychomotorische Unruhe und die noch in der Klinik sichtbare diffuse Verängstigung sind Auswirkungen des reduzierten Binnenvolumens. Wäre die Situation tatsächlich zutreffend gewesen, wäre vieles im Verhalten des Mannes den Umständen angemessen gewesen. Das Binnenvolumen war aber andererseits auch nicht so weit reduziert gewesen, dass die Persönlichkeit, die individuell erworbenen Lebenserfahrungen einschließlich des literarischen Interesses »abgestellt« gewesen wären. Die Literaturkenntnisse des Patienten hatten die wahnhafte Erklärung vermutlich gebahnt, aufgrund seiner humanistisch orientierten Lebenseinstellung forderten ihn die Schreie eher zur Hilfestellung auf und waren weniger bedrohlich auf seine Person gerichtet.

Andere Patienten erleben die akustischen »Meldungen« aus der vierten Raumbühne als extrem bedrohlich. Sie entwickeln ein sogenanntes Belagerungsdelir, in dessen Verlauf sie dann kommentierende und bedrohende Stimmen vernehmen und sich unter Todesangst in einem Zimmer verbarrikadieren. Die noch sichere, aber bedrohte dritte Raumbühne soll hermetisch vor der dahinter liegenden und verbal sich anmeldenden Bedrohung abgedichtet werden. Die Drohungsinhalte der Stimmen sind teilweise sadistisch pervers, weshalb gefährliche Fehlhandlungen wie vermeintlich notwendige Rettungssprünge aus dem Fenster mit schweren Sturzfolgen vorkommen.

Bei der Alkoholhalluzinose wird ebenfalls das gleiche Thema auf die vierte Raumbühne projiziert. Selbst bei erreichter Alkoholabstinenz fühlen sich die Betroffenen in einem Zimmer ihrer Wohnung sitzend bedroht von den Nachbarn, deren Stimmen und Androhungen sie akustisch durch die Wand wahrnehmen. Der chronische Alkoholabusus hat dazu geführt, dass auf der vierten Raumbühne permanent gespielt wird, obwohl die exogene Vergiftung durch den Alkohol bereits weggefallen ist. Wird dann zur Beruhigung wieder getrunken, verstärkt sich der Teufelskreis aus Symptomprovokation und Symptomreduktion mit Hilfe der fatalen Selbstmedikation.

Fallbeispiel 2:
Optische Halluzinationen anderer Menschen

Vereinbarungsgemäß kommt in der Vorweihnachtszeit ein 45 Jahre alter Mann zur stationären Alkoholentgiftungsbehandlung. Er nimmt zunächst im Tagesraum der Station Platz und wartet auf mich als aufnehmenden Arzt. Als ich den Tagesraum betrete, um ihn zum Aufnahmegespräch zu bitten, kniet der Patient vor dem Tannenbaum der Station und spricht auf diesen ein. Auch als ich ganz dicht an ihn herantrete, bleibt er unabgelenkt durch mein Erscheinen in seiner Position und redet weiter. Als ich ihn anspreche, blickt er kurz zu mir herüber und gibt an, gleich zu kommen, da er sich noch mit seinem Freund zu Ende unterhalten wolle, und monologisiert wieder in Richtung des Tannenbaums. Meinen Hinweis, dass sein Freund doch gar nicht da sei und er mit dem Tannenbaum spreche, lacht der Patient weg. Er sehe ihn doch schließlich.

Nach einiger Zeit folgt er mir in das Arztzimmer. Im Aufnahmegespräch ist dieser Patient ebenfalls nicht orientiert, weiß auch nicht mehr anzugeben, wie er überhaupt in die Klinik, die er für ein Hotel hält, gekommen sei. Die Stimmung ist gehoben, wiederholt lacht er unmotiviert wirkend und gibt auf Nachfragen an, der Freund grinse ihn so belustigend an. Erst jetzt bemerke ich, dass der Patient den Freund auch in den Arztzimmerraum hinein halluziniert. Darum gebeten zu zeigen, wo er sich befinde, deutet er auf einen leeren Stuhl. Später stellt sich heraus, dass der Patient mit der telefonischen Mitteilung der Station, ihn am kommenden Tage aufnehmen zu können, den Alkoholkonsum eingestellt hatte, um auf keinen Fall alkoholisiert zur Aufnahme zu kommen, da ihm dies sehr peinlich gewesen wäre. Dadurch war er kurz vor der Aufnahme in das Delir gerutscht. Der halluzinierte Freund war sein bester Trinkkumpan.

In der dritten Raumbühne taucht bei fehlerhafter Projektion als optische Halluzination der Artgenosse auf, der in der vierten Raumbühne nur gehört werden konnte.[75] Er wird jetzt gesehen, spricht aber üblicherweise nicht. Es treten in der Regel vertraute Personen und Szenen auf, Familienangehörige oder Freunde. Die Persönlichkeit ist so weit erhalten, dass aus dem lebensgeschichtlichen Fundus geschöpft wird. Es können auch ganze Szenen halluziniert werden, Patienten sitzen dann z.B. in ihrer Lieblingskneipe und bestellen ein Bier. Das Binnenvolumen ist aber so weit reduziert, dass die in der Szene vorkommenden Menschen nicht akustisch wahrgenommen werden können: Die für diese Halluzinationen benötigten Binnenraumvolumina sind bereits abgeschaltet. Führend für die Raumwahrnehmung ist jetzt nicht mehr das Ohr, sondern das Auge. Der Raum wird nicht mehr in allen Einzelheiten korrekt wahrgenommen und stimmig projiziert. In durchaus zutreffende Raumteilaspekte werden stattdessen ausschnitthaft Inseln hineinhalluziniert, die für den Betroffenen aufgrund seiner noch stärkeren Kritikminderung widerspruchslos auftauchen.

Halluzinationsfördernd sind dabei leere Flächen wie kahle Wände, da durch die hier entstehende optische Reizdeprivation Platz für die Halluzinationen geschaffen wird. Hat man klinisch den Verdacht, dass ein Patient beginnt, optisch zu halluzinieren, nimmt man ein leeres Blatt Papier, täuscht im Beisein des Patienten vor, darauf etwas zu zeichnen, und hält ihm mit der Aufforderung, das Gesehene zu beschreiben oder vorzulesen, das Blatt hin. Die Reizdeprivation des leeren Blattes führt dann dazu, dass Linien, Muster, Zahlen oder Wörter gesehen und beschrieben werden. Die Patienten sind verglichen mit der vorangegangenen Raumbühne deutlich schlechter verbal erreichbar und im Kontakt fahriger. Die Exploration ist zäh, die Stimmung misslauniger oder sogar gereizt ablehnend. Manche werden wütend, wenn man versucht, sie von ihren Halluzinationen abzulenken. Der Kontakt ist oberflächlich und floskelhaft, komplexere Selbstauskünfte der Patienten zu ihrer Krankengeschichte oder zum Trinkverhalten sind nicht mehr möglich.

Fallbeispiel 3: Zum Greifen nahe

Ein 50 Jahre alter Mann kommt in Begleitung seiner Frau und auf deren Drängen in die zentrale Notaufnahme. Er wolle nun eine Entgiftung vom Alkohol machen, da seine Frau behaupte, er sei alkoholkrank. Der Patient muss zunächst warten, erscheint wenig selbstmotiviert, wird schließlich gereizt und laut und fängt an, das Pflegepersonal zu beschimpfen. Als er sogar handgreiflich wird, sperrt man ihn unter lautem Protest in eine dafür vorgesehene Zelle, die, bis auf eine Matratze am Boden, vollständig leer ist. Als der Psychiater eintrifft und die Zelle in Begleitung betritt, steht der Mann in einer Ecke der Zelle und wirkt sehr beschäftigt. Er greift mit beiden Händen nach unsichtbaren, etwa handtellergroßen Objekten, die er von links nach rechts sortiert. Dann hebt er mehrere, etwa bierkastengroße Objekte an, die er aufeinander stapelt. Auf Ansprache reagiert er nicht oder nur unwirsch einsilbig. Beim Nähertreten bleibt er in seiner Tätigkeit haften, weicht dem Krankenhauspersonal aus, als nehme er keine wirkliche Notiz von ihnen. Er schwitzt stark und atmet schwer. Ohne Unterlass greift er nach den Objekten und ist nur schwer davon zu überzeugen, Medikamente einzunehmen. Die Ärzte erkennt er nicht mehr als Hilfspersonen, trotz des hohen Symbolwertes der von ihnen getragenen weißen Kittel. Der Mann war von Beruf Apfelbauer und hatte in der Delirwelt seinen Obststand am Markt aufgebaut.

Die zweite Raumbühne ist den Händen fast zum Greifen nahe. Durch Hinbewegung auf sie zu, können Objekte in ihr angefasst und gehandhabt werden. Die unbelebten Objekte variieren in ihrer Größe tatsächlich zwischen Äpfeln und Bierkisten. Sind die Objekte größer, sind sie auch weiter von der Person entfernt und gehören zum Interieur der dritten Raumbühnenwelt. Neben den unbelebten Objekten kommen zum Leidwesen mancher Patienten auch belebte Objekte vor. Tiere von Hamster- bis Kleinhundgröße erscheinen auf der Bühne. Sind sie einmal da, ist ihre Anzahl immer größer eins. Es können harmlose Tauben sein, die zu Hause auf dem Bettpfosten sitzen, oder Katzen, die nur im Augenwinkel sichtbar werden und bei genauerem Hinsehen plötzlich verschwunden sind. Unangenehm wird es, wenn diese belebten Objekte in großer Anzahl auftreten. Es sind dann in Schwärmen auftretende Tiere wie Ratten, Schlangen oder Spinnen, die sich noch jenseits der Hand befinden, aber gefährlich schnell und von allen Seiten näher kommen. Die Patienten erfasst gleichzeitig panische Angst, da es aufgrund des Rundumangriffes keinerlei Ausweg zu geben scheint. Dies sind die berühmten »weißen Mäuse« des früher sogenannten »Delirium tremens«.

Evolutionär betrachtet handelt es sich um eine uralte Säugetierangst, die ihren realen Hintergrund in der damaligen Bedrohung durch aggressive Schwarmtiere findet. Der Artgenosse taucht als Halluzination hier nicht mehr auf, er wird weder gesehen noch gehört. Der Realraum ist praktisch nicht mehr existent, der Bühnencharakter der ineinander gestaffelten Raumprojektionen wird jetzt ganz deutlich. Es wird eine undurchsichtige und schallisolierte Raumblase in den Realraum hineinhalluziniert, deren Inhalt, im Beispiel der Marktstand, die Person ganz in ihren Bann zieht und mit Tätigkeiten beauftragt. Es muss im Raum um mich herum angepackt und zugepackt werden, die Welt will sortiert und geordnet sein. Die Persönlichkeit des Betroffenen ist aufgrund des deutlich reduzierten Binnenvolumens fast gänzlich aufgehoben, man kann mit ihm nicht mehr geordnet kommunizieren und sich ein Bild von ihm machen. Persönlichkeitsspuren zeigen sich allerdings immer noch im Inhalt der Raumbühne, der beschriebene Patient hatte einen Aspekt seiner beruflichen Tätigkeit motorisch abgespult.

Fallbeispiel 4: Von der Hand in den Mund

Eine 99-jährige Patientin wird nachts notfallmäßig in die zentrale Notaufnahme gebracht. Die Patientin liegt im Bett, ist wach, aber nicht ansprechbar, antwortet auch nicht auf einfache Fragen. Die neurologische Untersuchung ist weitgehend unauffällig, natürlich bis auf das deutliche Psychosyndrom: Die sehr gepflegt wirkende Patientin greift ununterbrochen nach einem unsichtbaren, etwa kirschkerngroßen Objekt, übergibt es der anderen Hand mit spitzen Fingern, führt es zur Nase, beriecht es offensichtlich, führt es zum Mund, scheint es darin aufzunehmen, um es dann wieder mit Daumen und Zeigefinger herauszuholen. Eine begleitende Urenkelin berichtet, dass ihre Urgroßmutter noch vollkommen selbständig lebe. Sie kaufe ein, habe regen Kontakt mit anderen Menschen und sei in verschiedenen Seniorenkreisen tätig. Heute Abend habe sie ihre Urgroßmutter vollkommen verändert in diesem Zustand vorgefunden und den Notarzt verständigt. Eine dekompensierte Demenz scheidet offensichtlich aufgrund der fehlenden Gedächtnisstörungen in der Vorgeschichte differentialdiagnostisch aus.

Zur Überwachung wird die Patientin in die Neurologie aufgenommen. Zwei Tage später sehe ich sie dort auf Bitten der neurologischen Kollegen fachberatend wieder. Die mittlerweile erfolgte magnettomographische Untersuchung des Kopfes, bei der das Gehirn und seine Form beurteilt werden können, war mittlerweile erfolgt und ohne größere Auffälligkeiten. Die Patientin erscheint in diesem Kontakt vollkommen unauffällig, sehr eloquent in ihrer Sprache und unglaublich rüstig. Der Konsilanforderung der neurologischen Kollegen ist zu entnehmen, dass sie bereits am Tag nach der Aufnahme und der Gabe spezifischer Beruhigungsmittel wieder vollkommen orientiert und unauffällig kontaktierbar war. In der nächsten Nacht zeigte sie allerdings wieder das gleiche delirante Bild, um am folgenden Tag doch wieder vollkommen geordnet zu sein. Sämtliche apparativen Untersuchungsbefunde einschließlich Labor waren ohne richtungweisende Befunderhebung verlaufen. Die Patientin war gesund und zeigte dennoch jede Nacht ein Delir. Die Eigenanamnese verlief unauffällig, Alkoholkonsum wurde glaubhaft verneint. Medikamente waren im häuslichen Bereich auch nicht eingenommen worden, die Patientin war so gesund, dass sie keinerlei internistische Medikation benötigte. Ich war ratlos.

Nachdem ich mich von der Patientin verabschiedet hatte, sprachen mich auf dem Flur noch Angehörige, zwei Urenkel, an und erkundigten sich. Mehr aus Routine befragte ich sie ebenfalls nach Alkoholkonsum, der wiederum verneint wurde. Ich fragte, ob sie denn ganz abstinent lebe, was lachend auch verneint wurde. Nein, man trinke immer zur Begrüßung ein Glas Sekt miteinander, aber immer nur eins, für den Kreislauf. Eine Flasche stehe bei ihr stets im Kühlschrank. Damit war die Diagnose klar. Die Patientin hatte eine körperliche »low-dose«-Alkoholabhängigkeit und war in beiden Nächten in ein Entzugsdelir geraten. In der Klinik hatte sie dann kleine Benzodiazepinmengen gegen die körperliche Unruhe und zur Schlafanstoßung erhalten, welche die Entzugssymptomatik erfolgreich zurückgedrängt hatten. Da die Medikation nicht fortgeführt worden war, rutschte sie in der zweiten Nacht, zusätzlich destabilisiert durch die nächtliche Reizdeprivation, wieder in ein Delir. Um der Patientin keinen in ihrem Alter sehr gefährlichen Alkoholentzug zuzumuten, wurde sie umgehend in Begleitung der Angehörigen und nach erfolgter Aufklärung nach Hause entlassen. Wir empfahlen ihr noch, am gleichen Abend und an allen folgenden Abenden mit ihren Angehörigen mit ihrer Lieblingsmarke auf unser Wohl anzustoßen. Keinen alkoholkranken Patienten habe ich je wieder in der Krankenhausentlassungssituation so sehr ermutigt weiterzutrinken, wie ich es bei dieser Dame tat.

Das Fallbeispiel zeigt die Projektion der ersten Raumbühne als tiefste Delirform. Die ganze Welt ist zusammengeschrumpft auf ein einziges brustwarzengroßes, unbelebtes Objekt, mit dem herumhantiert wird, an dem man riecht und das in den Mund gesteckt wird. Die Aufmerksamkeit und Handlungsbereitschaft der Person ist auf den Raum zwischen Händen und dem Mund beschränkt. Anderes, darüber Hinausgehendes der Welt wird nicht mehr wahrgenommen.

Kein Artgenosse taucht hier auf, keine Tiere und keine Objektvielfalt, es muss selbst nicht mehr gesprochen und Sprache nicht mehr verstanden werden. Nur ein einziges Objekt ist da und ein Binnenvolumen, das ausreicht, um dieses Objekt zu identifizieren bzw. im Krankheitsfall zu halluzinieren. Mehr braucht es nicht. Die Essbarkeit ist die Hauptfrage, die das verbliebene Binnenvolumen an das Objekt stellt.

Die Person ist in ihrer Individualität zumindest nach außen nicht mehr sichtbar und nicht mehr kommunikationsfähig. Was im Inneren als verbliebener Persönlichkeitsanteil wahrgenommen wird und mitverhandelt, entzieht sich unserer Kenntnis. Keiner kann nach einem solch schweren Delir angeben, was er erlebt hat. Der Weltbezug ähnelt stark dem ersten Sein im Außen, wie wir ihn in früheren Kapiteln kennengelernt haben, ist mit diesem aber nicht ganz deckungsgleich. Wir haben eine Person vor uns, welcher der Weltentwurf nicht gelingt, unter Umständen flackert er aber bruchstückhaft im inneren Erleben auf und erlischt dann wieder. Dass dies so sein könnte, darauf gibt der unter Umständen sehr fluktuierende Verlauf des Delirs einen Hinweis. Theoretisch und gelegentlich auch klinisch beobachtbar verläuft das Delir, wie weiter oben beschrieben, mit dem stufenförmigen Verlust der Außenraumbühnen und ihrer Inhalte von weit weg bis nah heran zum letzten, kleinen Weltobjekt. Zwischen- und Übergangsformen sind dabei möglich. So kann aus dem nicht optisch einsehbaren Nebenraum Sprache vernommen und gleichzeitig eine Person optisch halluziniert werden. Eine plötzliche Ausdehnung des Binnenvolumens und eine damit einsetzende Wiederansteuerung einer bereits abgeschalteten Außenraumbühne kommt vor. Gerade sehen die Patienten die kleinen bedrohlichen Schwarmtiere auf sich zukommen und sind voller Angst, durch Zuwendung und Ansprache gelingt die Lösung und Ablenkung von der Gefahr, man kann miteinander sprechen, und im nächsten Moment sind wieder nur die bedrohlichen Tiere da. Die dahinterliegende Bühne mit dem realen Gesprächspartner verdunkelt sich und verschwindet. Es könnte doch sein, dass sie im tiefen Ersten-Raum-Delir oder auch im noch tieferen Delir, wo die Patienten den vollkommenen Weltzerfall »erleben«, keinerlei Kontakt mehr aufnehmen und selbst das letzte Weltobjekt verschwunden ist, für Sekundenbruchteile ihr Binnenvolumen immer noch ausdehnen können. Dabei fliegen vielleicht Weltfetzen vorbei, aber nur so kurz, dass kein Bezug und kein Kontakt hergestellt werden können. Aus diesem Grund ist den Delirpatienten, trotz ihres vor allem bei der letzten Raumbühne zu beobachtenden, mitunter kindlich anmutenden Verhaltens, die gesamte Personenfülle eines gesunden Erwachsenen zuzugestehen.

Das Gleiche gilt meiner festen Überzeugung nach auch für demente Menschen, also beispielsweise für diejenigen, die an einer Alzheimererkrankung leiden, ganz gleich, wie schwer die Demenz ist. Die öffentliche Diskussion um die Lebensgüte von Demenzerkrankten, die manchmal mit Begriffen wie »Zombiedasein« oder »lebendig begraben sein« etikettiert wird, lässt eine ungute gesellschaftliche Bewertungsrichtung ahnen. *Wenn wir aber anfangen, Menschen nur noch nach ihrer Außenwirkung und Kommunikationspotenz zu beurteilen und wertzuschätzen, dann ist die Ausweitung inhumaner Kampfzonen unserer Wettbewerbsgesellschaft in die Medizin hinein unumkehrbar gelungen.*

Fallbeispiel 5: Das »besonnene Delir«

Mitunter sieht man Delirien, bei denen eine Raumbühnenkonstruktion und ihre Inhalte isoliert in die ansonsten richtig identifizierte Welt hineinprojiziert wird. Der merkwürdigste Fall dieser besonderen Delirformen, den ich jemals gesehen habe, war der folgende:

Nachts kam ein etwa 50 Jahre alter Mann in die Notaufnahme und bat darum, einen Psychiater zu sprechen. Als ich in der zentralen Notaufnahme ankam, traf ich auf einen gepflegt und ruhig im Untersuchungsraum wartenden Mann. Er erhob sich freundlich, reichte mir die Hand und gab an, Hilfe zu benötigen. Aus einer mitgeführten Aktentasche holte er mit spitzen Fingern ein verschlossenes Einmachglas heraus und zeigte es mir deutlich geängstigt. Das Glas war ganz offensichtlich leer. Auf meine Frage, was dies denn sei, reagierte er verwundert. Ob ich denn »das Biest« nicht sehe. Ich sah mir noch einmal das Einmachglas an, konnte aber immer noch nichts darin entdecken. Ich ließ mir beschreiben, was ich denn sehen sollte. Er beschrieb daraufhin ein etwa zehn Zentimeter großes, fingerdickes, farbloses Wurmobjekt, das sich durch das Einmachglas bewege. Er habe es von zu Hause mitgebracht, wo es seit einigen Nächten immer wieder auftauche. Mehrere Nächte habe er vergeblich versucht, den Wurm einzufangen, dieser sei aber immer schneller gewesen als er. Er vermute, dass er sich auch blitzschnell in den Teppich oder in das Sofa hineingebohrt habe, weshalb bisher jeder Fangversuch gescheitert sei. Heute Nacht sei es ihm aber gelungen, das Tier einzufangen. Er wolle nun wissen, worum es sich dabei handle und wie man es wieder loswerden könne. Die weitere Exploration ergab, dass der Mann bei einer gemeinsamen Wochenendreise mit seiner Freundin vor fünf Tagen schlagartig seinen nicht allzu großen, aber doch täglichen Alkoholkonsum eingestellt hatte. In der dritten Nacht war der Wurm erstmalig aufgetaucht.

Der Mann war vollkommen orientiert und zeigte keinerlei Bewusstseinsstörung. Ganz offensichtlich war er aber deutlich kritikgemindert. Ich gestehe, der Versuchung nicht widerstanden zu haben, denn ich öffnete nach den Schilderungen des Mannes, die eine Verdachtsdiagnose erbrachten, das Einmachglas, indem ich den Deckel abschraubte und das Glas mit der Öffnung nach unten drehte. Der Patient machte einen erschreckten Satz zurück, starrte auf den Boden, rief mir zu: »Vorsicht, das Biest«, fiel auf seine Knie und kratzte mit den Fingernägeln auf dem Fußboden an der Stelle, wo seiner Meinung nach der Wurm aufgeschlagen war. Er sei verschwunden, bemerkte er, er habe sich wieder in den Boden hineingebohrt. Ich trat mit den Schuhen einige Male feste auf die Stelle des Fußbodens, bemerkte, jetzt sei das Biest sicherlich tot, und leitete die stationäre Aufnahme in die Psychiatrie ein.

Im Gegensatz zu den bisher besprochenen Delirpatienten zeigte dieser Patient keinerlei Orientierungsstörungen. Er war zum Ort und zur Zeit stets vollkommen orientiert. Es handelte sich um ein sogenanntes »besonnenes Delir«, das symptomatisch leiser als die »richtigen« Delirien verläuft und weniger Angst und motorische Anspannung entlädt. Seltsam war, dass sich der Patient an einen Psychiater gewendet hatte. Er hatte bis dahin aufgrund seines mäßigen Alkoholkonsums gar nicht bemerkt, dass er körperlich abhängig war und keinerlei Problembewusstsein besessen. Lediglich seine Freundin fühlte sich gestört, weil immer irgendwie Alkohol mit im Spiel sein musste. Als ich ihn nach Abklingen des Delirs darauf ansprach, gab er an, irgendwo gewusst zu haben, dass er die Hilfe eines Psychiaters benötige, da er aus seiner ganzen Lebenserfahrung nichts Vergleichbares habe ableiten können.

Schlussfolgerungen

Damit haben wir die typischen Prägnanztypen des Alkoholentzugsdelirs beschrieben. Ihre Außenformen und Entfernung von der deliranten Person werden gebahnt durch die evolutionär erwachsenen Raumbühnen eins bis vier. Die Erscheinungsformen der Inhalte sind ebenfalls abhängig von evolutionär gewachsenen Überwachungsmodalitäten und bedienen sich unterschiedlicher Sinne. Sie sind unterschiedlich fehleranfällig und zerfallen im Delir von außen nach innen. Auch die Person selbst wird immer weiter geschwächt und in ihrer Individualität eingeschränkt. Wird nur noch auf der letzten Raumbühne ein einzelnes Objekt wahrgenommen, besteht nach außen sichtbar keinerlei Individualität mehr. Der Mensch aber ist noch da.

Im Alkoholentzugsdelir kommen die im vorangegangenen Kapitel vorgestellten Raumbühnen unmittelbar zur Anschauung. *Auf ihre Existenz als Weltunterteilungsmodus des Gehirns in der Funktionsweise des Gesunden ist anhand der psychopathologischen Phänomenologie des Entzugsdelirs unmittelbar zu schließen. Das Gehirn kommt mit der Welt nur deshalb einigermaßen zurecht, weil es ein evolutionär erworbenes Wissen mitbringt, welches darüber Bescheid weiß, in welcher Entfernung von der Person mit welchen Objekten und welchen Gefahrenmomenten zu rechnen ist.* Im individuellen Lebensverlauf wird dieses universell vorhandene

Hintergrundwissen mit Erfahrung angereichert und die Stabilität der Bühnenkonstruktionen durch Einüben gefestigt. Diese Stabilität wird mehr oder weniger optimal erreicht. *Sind wir »gesund«, sind die Bühnenränder und ihre Übergangsfelder so geglättet, dass wir die Welt unbekümmert als eins wahrnehmen und für real halten, obwohl wir sie »in Wirklichkeit« in Segmente unterteilen und diese Segmente mit entsprechenden Vorerwartungen der Welt um uns herum überstülpen. Sind wir psychisch nicht mehr »gesund«, kommt es zu Erlebnisrissen zwischen den Bühnenwelten und die gefahrorientierten Vorerwartungen realisieren sich selbst.*

17. Themavariationen

Neurose, Halluzinationen und Paranoia: Gefahreninterpretation im Raum und ihre Folgen

Schrittweise Dekompensation der Raumbühnen

In den beiden vorangegangenen Kapiteln haben wir die Außenraumbühnen in ihrer Staffelung kennengelernt. Sie unterscheiden sich voneinander in der Entfernung von der Person, ihrer Bühnengröße und in ihren Inhalten. *Je weiter die Bühne von der Person entfernt ist, desto weniger Sinnesmodalitäten stehen der Person zur Verfügung, mit deren Hilfe sie den Bühneninhalt auch zutreffend zu erfassen vermag, und desto störanfälliger ist die Identifikation des tatsächlichen Geschehens auf ihr. Aus diesem Grund dekompensieren die Bühneninterpretationen bei Störungen des Gehirns in der Reihenfolge von »entfernt weg« zu »nah da«.* Beim Alkoholentzugsdelir durchlaufen die Patienten bei fehlender Behandlung die Außenraumbühnen deshalb von außen nach innen und projizieren deren evolutionär gewachsene Bühnenthemen entsprechend in die Welt. Kein Entzugsdelirpatient ist gerade noch voll da und halluziniert dann plötzlich das kirschkerngroße Einzelobjekt der ersten Raumbühne. Vielmehr dekompensiert zunächst beim Delir die vierte Raumbühne, die Patienten beginnen Stimmen zu hören oder Geräusche von einem Ort kommend, den sie nicht optisch einsehen können. Als Nächstes dekompensiert die dritte Raumbühne, andere Menschen werden gesehen, die nicht vorhanden sind. Die nächste »Angriffswelle« zitiert die zweite Raumbühne und deren Dekompensation in Form kleiner belebter Objekte, die sich noch außerhalb der Handreichweite befinden und den Betroffenen gefährlich umzingeln. Dann schließlich als Letztes dekompensiert die erste

Raumbühne: Ein kleines, kirschkerngroßes Objekt wird halluziniert und mit aller Aufmerksamkeitsmöglichkeit des Hand-Mund-Feldes »wahrgenommen«. Die gleichen Phänomene und Bühnenthemen treten auf, wenn Patienten mit einer Demenzerkrankung, also mit einer substanziellen Erkrankung des Gehirns, delirante Verwirrtheitszustände entwickeln. Oder bei den symptomatischen Erkrankungen, bei denen das Gehirn in der Folge eines außerhalb des Gehirns liegenden Krankheitsprozesses aufgrund unserer biologischen Ganzheitlichkeit in Mitleidenschaft gezogen wird. Wenn schwerkranke Menschen vor der Entwicklung der heutigen Intensivmedizin nicht mehr wirklich ansprechbar waren und begannen, mit Daumen und Zeigefinger nach kleinen Objekten zu greifen, das so bezeichnete »Flockenlesen« zeigten, war dies Anlass, den Pfarrer als Sterbebegleiter zu rufen.

Letztlich haben wir bei all diesen Psychopathologien die Erscheinungsform einer evolutionär gewachsenen Bühnenkonstruktion der Welt vor uns, die uns im entspannten Zustand als ungebrochene Einheit erscheint, die aber im evolutionären Prozess unentwegt durch Anbauten geschaffen und dabei um neue Raumbühnen und Themeninhalte erweitert wurde. Die gestaffelte Bühnenkonstruktion wird in den psychopathologischen Phänomenen, wie wir am Beispiel des Alkoholentzugsdelirs und seinen Bezugsthemen gesehen haben, offenkundig. Die Außenwelt zerbricht in ihre Einzelteile, die Bühnenübergänge werden sichtbar und der Weltzusammenhang geht verloren. Jede Bühne kann plötzlich in ein besonderes Scheinwerferaufmerksamkeitslicht getaucht werden. Die anderen Bühnen werden dabei entweder ganz abgeschaltet, wenn sie von der Person aus gesehen »hinter« der Themenschwerpunktbühne liegen, oder herunter gedimmt, wenn sie vor der Themenschwerpunktbühne liegen. *Jede Bühne kennt ihr eigenes Gefahrenmoment und ihre eigenen Gefahrenlösungswege. Hat das Gehirn genug potentielle Gefahrenhinweise zusammen, löst es auf einer bestimmten Bühne Alarm aus. Auf welcher Bühne Alarm ausgelöst wird, ist davon abhängig, in welcher vermutlichen Entfernung von der Person sich die Gefahr befindet.* Blitzschnell und mit aller zur Verfügung stehenden Aufmerksamkeit wird dann mit evolutionär erwachsener Kenntnis über das Wesen des zu vermuteten Gefahreninhaltes nach diesem gefahndet. Beruhigung tritt erst dann ein, wenn die lokalisierte Gefahr gebannt ist oder erkannt wird, dass gar keine Gefahr vorgelegen hat und Fehlalarm ausgelöst worden war. Beruhigung bedeutet in unserem Kontext die Beleuchtung aller Bühnen und zutreffende Identifizierung der Bühnenthemen durch die Person nach Entwarnung.

Nachdem wir die jeweils ortstypisch gestaffelten Raumbühnen nun kennen, wollen wir nach dieser vertikalen Erkundung im Raum eine horizontale anschließen. Sehen wir uns dazu eine Raumbühne ganz genau an. Beschäftigen wir uns mit ihrem speziellen Inhalt und wie dieser wiederum in verschiedenen Variationen in Erscheinung tritt. Die dabei gewonnenen Einsichten übertragen wir dann als gewonnene Regeln auf alle anderen Raumbühnen. Dann werden wir in den folgenden Kapiteln zwanglos die wichtigsten psychiatrischen Krankheitsbilder in ihrer Leitsymptomatik den verschiedenen Raumbühnen zuordnen. Wiederum werden uns klinische Fallbeispiele behilflich sein, die theoretischen Überlegungen auch zu belegen.

Die Angst vor dem Schwarm

Die Bühnensituation, mit der wir uns beschäftigen wollen, ist die zweite Außenraumbühne mit ihren belebten Objekten: kleine, im Schwarm auftretende Tiere, die sich rasch nähern und der Person gefährlich nahe kommen können. Welche Funktion und welche pathologischen Variationen findet man?

Die Vorstellung, sich in eine Situation zu begeben, in der man umringt von Kleintieren wie Skorpionen, Vogelspinnen, Schlangen oder Ratten ausharren muss, ist wohl für die allermeisten Menschen schwer erträglich. Die Angst vor kleinen belebten Objekten, die sich schnell bewegen können und in Schwärmen auftreten, muss nicht erlernt werden. Sie liegt als rasch konditionierbare Angst in uns bereit. Auch wenn wir in unserer heutigen Lebensform in den technisch dominierten Ländern des Westens eigentlich gar keinen Kontakt mehr zu solchen Situationen haben, begleitete uns diese Gefahr sicherlich über viele Millionen Jahre während unserer evolutionären Entwicklung. Einfach unbekümmert dazusitzen, während sich kleine Tiere auf einen zubewegen, wäre sicherlich eine gefährliche Alternative zur panischen Flucht vor solchen Tieren gewesen. Der Angriff des Schwarms durch unter Umständen giftige oder aggressiv zubeißende Tiere schafft eine gefährliche Unübersichtlichkeit, die auf jeden Fall gemieden werden musste. Deshalb verankerten sich über die beschriebenen evolutionären Mechanismen Vermeidungsimperative in uns, die mit Hilfe der Angst eine solche Dringlichkeit Richtung Flucht vermitteln, dass niemand sich der Situation und ihrem Bann entziehen kann. Dies ist die Normalfunktion der Repräsentanz der zweiten Außenraumbühne mit ihren belebten Objekten.

Kleintierphobien

Besteht aus noch näher zu erläuternden Gründen eine stärkere Vorängstigung für die zweite Außenraumbühne, wird bereits Angstalarm durch lebende Objekte ausgelöst, die dem eigentlichen giftigen und wirklich gefährlichen Sorgeobjekt ähnlich, mit diesem aber nicht identisch sind. Dadurch sind die sogenannten Kleintierphobien verständlich. Die betroffenen Menschen erleben z.B. eine sie in den Bann ziehende Angst nicht nur beim Anblick von real gefährlichen Spinnen, sondern bereits bei harmlosen Kleininsekten wie Weberknechten. Diese gehören zwar zu den Spinnentieren, besitzen aber weder Spinn- noch Giftdrüsen. Sie ernähren sich von mikroskopisch kleinen Gliederfüßlern, übertragen keine Krankheiten auf den Menschen und sind demnach vollkommen ungefährlich. Selbst das kognitive Wissen um diese Tatsachen reicht bei vielen Menschen nicht aus, die beim Anblick solcher Tiere auftretende zweite Außenraumbühnenangst erfolgreich zu unterdrücken. Man hält einen unnötigen Sicherheitsabstand ein und ekelt sich vor direkter Berührung. Ganz so, als sei der Weberknecht genauso gefährlich wie eine wirklich giftige Spinne. Das Objekt Weberknecht wird zwar optisch korrekt identifiziert, es wird aber gleichzeitig aus dem zweiten Außenraumweltverständnis heraus projektiv mit Attributen der Gefährlichkeit belegt, die das Objekt selbst gar nicht besitzt. *Die evolutionär erwachsene Bühnenthematik wird aufgrund der überhöhten Angst der Person an das Objekt herangetragen und diesem angeheftet.* Es findet keine hundertprozentig zutreffende Bedeutungsidentifizierung mehr statt, das gesehene und erlebte Objekt besteht vielmehr aus einer Mischung von zutreffender Identifizierung und nicht zutreffender projektiver Fehlidentifizierung. Es besteht eine neurotische Fixierung auf einen bestimmten Objekttyp.[76] Bei noch größerer neurotischer Untergrundangst entfernt sich das Angst auslösende Objekt immer weiter in seinem Aussehen von dem realen Angstobjekt. Dann kann die Bühnenangst schon bei harmlosen Objekten wie kleinen Vögeln ausgelöst werden.

Unter Umständen bleibt die Begegnungsangst präsent, auch wenn der Weberknecht gar nicht da ist. Deshalb werden Örtlichkeiten gemieden, an denen man Weberknechten begegnen könnte, z.B. Kellerräume. Es kommt zu einer neurotischen Einengung gegenüber dem harmlosen Objekt sowohl in der direkten Begegnung wie auch in der sonstigen Lebensgestaltung, da die eigene Bewegungsfreiheit empfindlich eingeschränkt werden kann. Die zweite Außenraumbühne bleibt im Hintergrund permanent aktiv und bestimmt als Hauptbühne, wo es für die Person noch langgehen darf. Eine vollständige Entängstigung und stimmige Einordnung der zweiten Außenraumbühne in die Bühnenstaffelung gelingt nicht mehr. Die Person ist in ihrem neurotischen Gefängnis in der zweiten Außenraumbühne eingeschlossen. Verhaltenstherapie kann helfen, die überwertige Angst zu reduzieren und die Freiheitsgrade im Außen wieder zu erlangen. Allerdings bleiben bei diesem Ansatz die unter Umständen in der Person liegenden Gründe für die innerpsychische Überängstigung unberücksichtigt, weshalb es zur Symptomverschiebung kommen kann. Wird durch die Verhaltenstherapie das grelle Zweite-Außenbühnenlicht wieder stimmig heruntergedimmt, kann eine andere Bühne plötzlich überbeleuchtet werden, da die für die Überbeleuchtung verantwortliche Angst nicht reduziert und bearbeitet wurde. Tiefenpsychologische Behandlung kann helfen, die intrapsychischen Gründe der chronischen Überängstigung zu erhellen.

Verschiebung der Gefahr von innen nach außen

Dabei sei darauf hingewiesen, dass die gemiedenen und Angst auslösenden Objekte des Phobikers in der Realität seiner lebensgeschichtlichen Entwicklung nur in den seltensten Fällen durch ein bestimmtes Erlebnis angestoßen worden sind. Vielmehr sind sie Ersatzobjekt für innerliche, oft nicht im Bewusstsein vorhandene oder mit diesen vereinbare differente Themenfelder. *Die zweite Außenraumbühne wird deshalb beleuchtet, weil die eigentlich im Inneren des Patienten bestehende Gefahr zu einer Überängstigung führt, welche die alarmbereiten Außenraumbühnen aktiviert und deren Inhalte auftreten lässt, unter Umständen symbolisch verschlüsselt.* Kurzfristig kommt es zur Erleichterung, da, jetzt im Außen untergebracht, die vermeintliche wirkliche Problematik, die nur eine Scheinproblematik ist, gemieden werden kann. Der Kleintierphobiker meidet erfolgreich über den Umweg im Außen eigentlich einen Teilaspekt von sich selbst. Der Erfolg ist aber ein fauler Kompromiss. Zum einen, weil die mangelnde Selbsterkenntnis das eigentliche Problem nicht löst und die Person auf ihrer Problematik sitzen bleibt, zum anderen wird die Präsenz der zweiten Außenraumbühne immer schneller angesprochen. Die Angst weitet sich auf immer mehr belebte Objekte aus und das neurotische Gefängnis wird immer enger und ausbruchssicherer.

Fallbeispiel: Kleintierparanoia

Nimmt die Untergrundangst ein noch stärkeres Ausmaß an, findet sich ein anderes Krankheitsbild, das aber eigentlich nur eine Themenvariation in der Bühnenpräsenz darstellt.

Ein 72-jähriger Patient kommt mit Einweisung in die stationäre psychiatrische Behandlung. Gleich zu Beginn macht er klar, dass er eigentlich nur auf Drängen seines Hausarztes in die Klinik komme. Er sei ganz bestimmt nicht verrückt. In den nächsten Tagen habe er einen Termin im gerichtsmedizinischen Institut der Universitätsklinik, dort werde er Beweise für seine Vermutung vorlegen und diese würden sicherlich bestätigt werden. Seit zwei Jahren sei seine Wohnung jetzt schon verseucht. In seine Matratze und in seine Teppiche, vor allem in die rund um sein Bett, seien kleine Tiere eingedrungen, die ihn gesundheitlich schädigen würden. Seine Augen seien häufig morgens verschwollen und gerötet, er fühle sich oft kraftlos und müde. Ein Wechsel der Matratze habe keine Besserung gebracht, nicht einmal ein Wohnungsumzug.

Auf welchem Wege die gesundheitliche Schädigung durch die kleinen Tiere geschehen könne, kann er nicht angeben. Ebenso nicht, um welche Tiere es sich eigentlich handeln könne. Auch die Größe bleibt unklar. Auf jeden Fall seien sie wohl mit bloßem Auge erkennbar. Wahrscheinlich seien sie nachtaktiv und kämen dann aus der Matratze heraus. Gesehen hat er sie noch nie. Auch war er selbst nie von ihnen befallen gewesen, hat sie nie auf der Haut gespürt. Er hat einige kleine Glasbehälter dabei, in denen er seine »Beweise« aufbewahrt. Bei näherem Hinsehen sind es sandkorngroße Objekte, die er für die Fäkalien der Tiere hält. Winzig kleine Wollmäuse seien Fellreste oder Organismusteile seiner Widersacher. Medikamente lehnt er zunächst ab. Die Untersuchung der »Beweise« im rechtsmedizinischen Institut verläuft negativ, die wahnhafte Gewissheit über die Existenz der Tiere bleibt natürlich unbeeinträchtigt. In der Klinik ist er von seinem Erleben frei und schläft jede Nacht gut. Bei den Belastungserprobungen in den häuslichen Bereich ist er sofort wieder mit den Tieren beschäftigt und schläft nachts deshalb kaum. Nach einiger Zeit akzeptiert er eine neuroleptische Medikation und ist erstaunlich schnell von seinen Ängsten distanziert. Auch bei den Belastungserprobungen in die eigene Wohnung fühlt er sich nicht mehr geängstigt. Eine inhaltliche Distanzierung gelingt allerdings nicht mehr. Die Tiere seien wohl ausgezogen, deshalb habe er jetzt Ruhe.

Bei fehlender Krankheitseinsicht war aber eine ausreichende Behandlungseinsicht erreicht worden und der Patient war anderen Themen gegenüber zugänglich geworden. Im Vordergrund standen dabei die begleitenden körperlichen Einschränkungen des Älterwerdens. Der allein lebende Patient hatte immer großen Wert auf seine körperliche Verfassung gelegt, hatte immer Sport betrieben und sich mit Gleichaltrigen in der Leistungsfähigkeit gemessen. Jünger zu wirken war ihm sehr wichtig gewesen, mit Anfang 70 waren aber altersbedingte Einschränkungen nicht mehr zu leugnen. Die Angst vor zunehmenden altersbedingten Einschränkungen der eigenen Leistungsfähigkeit und die damit einhergehende Beraubung von narzisstischen Stabilisierungspotentialen riefen eine permanent präsente und zunehmende Untergrundangst herbei, die sich schließlich in der paranoiden Präsenz der zweiten Außenraumbühne entlud. Altersbedingte Einschränkungen, wie nachlassende körperliche Belastbarkeit, raschere Ermüdbarkeit und geschwollene Augen am Morgen, wurden den Widersachern angeschuldet: auch hier, wie bei den Phobiebeispielen, eine Entlastung von den eigenen, in einem selbst lauernden Gefahren durch Verschiebung der Ursachen auf die Außenbühne. Aber auch hier ein vergebliches Bemühen. Durch Matratzenwechsel und durch Wohnungsumzug war das eigentliche bedrohliche Alterungsproblem nicht abzuschütteln gewesen.

In den stützend geführten Einzelgesprächen und vor allem in der Gruppentherapie mit Gleichaltrigen konnte der Patient zumindest in Ansätzen mit dem Thema Älterwerden und seinen Befürchtungen in Tuchfühlung treten. Die neuroleptische Medikation blieb unerlässlich, Reduktionsversuche ließen die alten Sorgengedanken und den Fahndungseifer sofort wieder anspringen. Nur durch die in ihrer Wirkung Angst reduzierende Medikation konnte eine ausreichende Stabilisierung des Binnenvolumens erfolgen, sodass sich die vermeintliche Gefahrenlage auflöste.

Wir finden das gleiche Bühnenthema vor wie bei der real behilflichen Angst vor kleinen Tieren und der Kleintierphobie. Wieder geht es um in Schwärmen auftretende lebende Objekte, die gefährlich sind, sich in unmittelbarer Reichweite und knapp dahinter befinden und potentiell schädigend sind. Den Organismus selbst haben sie allerdings noch nicht erreicht. Die Raumbühne wird fast korrekt identifiziert. Lediglich kleine Objekte werden in illusionärer Verkennung ihres eigentlichen Charakters umidentifiziert und den vermuteten Kleintieren zugeordnet. Die Bühne ist zwar weitgehend, bis auf die Hinweisspuren, leer von den Tierobjekten, dennoch sind sie mit absoluter Gewissheit anwesend, sie sind eben nur verborgen. Ihre Anwesenheit ist aber emotional und körperlich spürbar.

Der Patient ist so überzeugt von der Existenz seiner Widersacher, dass er für argumentative Erläuterungen oder negative labormedizinische Untersuchungen seiner »Beweise« nicht mehr zugänglich ist. Er ist wahngewiss. Am besten spricht man von einer Kleintierparanoia, einer monothematischen Wahnerkrankung, wobei diese Krankheit eigentlich nur als Alterspsychose auftritt. Sie ist ein typisches Wahnthema von Menschen im höheren Lebensalter, junge Menschen sind nie von dieser Thematik betroffen. Noch stärker als beim Phobiker ist die betroffene Person durch die Bühnenpräsenz in Mitleidenschaft gezogen, sie ist in höheren kognitiven Bewertungsfunktionen beeinträchtigt und in stärkerer emotionaler Beteiligung, die breitere Schatten auf das Leben wirft. Die Verzweiflung ist noch größer, da der abgewehrte Lebensangstthemenkomplex noch gewichtiger ist. Der Phobiker weiß um die Unsinnigkeit seiner Phobie, kann aber nicht anders. Der Wahnkranke hat diese Fähigkeit zum Überstieg und zur Distanzierung von sich selbst verloren, er kann nicht anders und weiß es auch nicht besser.

Im nächsten horizontalen Bühneneskalationsschritt wird das Bühnenthema selbst mit absoluter Realitätsgewissheit aus der Person heraus in die Welt projiziert. Wir haben dieses Phänomen bereits als Bühnenpräsenz am Beispiel des Alkoholentzugsdelirs kennengelernt. Dort werden z.B. die berühmten weißen Mäuse gesehen oder auch von der Decke herabfallende Schlangen, die sich dann in großer Zahl um das Bett herumwinden. Die Patienten sind von panischer Angst ergriffen und finden keine Fluchtmöglichkeit. Hinter der Kleintierwelt existiert keine andere Welt mehr, sie ist in eine Dunkelheit aus

Desinteresse getaucht, da die Tierwelt in unmittelbarer Nähe die ganze Aufmerksamkeit in Anspruch nimmt. Was sich noch näher befindet, z.B. das Bett, in dem der Patient liegt, wird zutreffend erkannt, aber die eigentliche Krankenhaussituation, in der sich der Patient befindet, wird fehlidentifiziert. Man wähnt sich zu Hause oder in einem Hotel. Die Identifizierung der Welt ist auf einen Bruchteil reduziert, die Projektion des Bühnenthemas bei hundert Prozent angekommen.

Strukturregeln der horizontalen Angsteskalation

Fassen wir unsere gewonnenen Erkenntnisse der horizontalen Erkundigung der zweiten Außenraumbühne und ihrer belebten Objekte zusammen:

Bei voller Funktionstüchtigkeit nimmt das Gehirn die Welt mit der Gefahrensituation real vorkommender, lebendiger Objekte bei deren In-Erscheinung-Treten korrekt wahr. Die Gefahr wird rasch erkannt und gebannt.

Besteht eine leicht verminderte Funktionstüchtigkeit, genügt die Ähnlichkeit gegenüber dem potentiell realen Gefahrenobjekt, um den gleichen Bühnenalarm auszulösen mit seiner entsprechenden Angst und dem dazugehörigen Flucht-/Vermeidungsverhalten. Das real vorhandene Objekt wird mit Attributen belegt, die ihm nicht zukommen, vor dessen Anwesenheit sich die Person aber evolutionär erwachsen und fixiert fürchtet. Es erfolgt eine eingeschränkte Identifikation des Objektes und die Ergänzung um einen zuaddierten Projektionsanteil. Die »Realitätssumme« des Objektes erscheint dem Gehirn dann gefährlich genug, um Bühnenalarm und die beigeordnete Angst auszulösen. Der Patient ist neurotisch fixiert.

Bei weiter eingeschränkter Funktionstüchtigkeit erfolgt die emotionale Angstgewissheit, dass das gefährliche Objekt anwesend ist, obgleich es nicht gesehen werden kann. Überall finden sich aber Indizienbeweise für sein Vorhandensein. Unerlässlich wird danach gesucht. Die Gewissheit erreicht wahnhaften Charakter, da eine argumentative Überzeugung vom Gegenteil nicht mehr gelingt. Der Patient ist paranoid.

Ist die Identifikation des Bühnengefahrenobjektes noch weiter reduziert, findet als Nächstes bei weggefallener Realitätsidentifizierung die hundertprozentige Projektion des Bühnengefahrenobjektes statt. Der Patient halluziniert seine evolutionär erwachsenen, Angst auslösenden und zu vermeidenden Objekte.

Immer geht es um die gleiche Bühne. Das Objekt befindet sich in einer bestimmten Entfernung von der Person, unmittelbar dicht dran, aber mit den Händen nicht erreichbar. Immer geht es um das gleiche Bühnengefahrenobjekt. Mit zunehmender Krankheitsschwere wird die Realität immer eingeschränkter wahrgenommen und das Bühnengefahrenobjekt wird schließlich entladen und läuft als Halluzinationsprojektion auf der Bühne herum.

Wir haben es also einmal mit einer korrekten, zielgerichteten und sinnvollen Gefahrenanalyse und Gefahrenabwehr zu tun und dreimal mit psychopathologischen Pseudogefahrenmomenten, die aus der schrittweisen Einschränkung der Funktionstüchtigkeit des Gesamtsystems resultieren.

Da ein komplexes System wie das menschliche Gehirn niemals perfekt sein kann – der Evolution geht es ja nicht um Perfektion, sondern um Hinlänglichkeit –, sind aufgrund unserer Systemstruktur psychische, dann psychopathologisch genannte Entgleisungen unausweichlich. Die Evolution hat mit unserem Gehirn keine ultrastabile Weltinterpretationsmaschine gebaut, sondern eine Struktur errichtet, die gerade ausreicht, um das reproduktive Evolutionsziel zu erreichen.

Herbert Spencer, ein Zeitgenosse Darwins, prägte als Verständnismetapher evolutionärer Prozesse den Begriff des »survival of the fittest«, den Darwin in die *Entstehung der Arten* zunächst als Kapitelüberschrift aufnahm, später aber bei Neuauflagen wieder verwarf. In unserem Kontext der Pathologiealternativen sehen wir, dass eine Realgefahr und ihre Erkennung sowie »Entschärfung« unausweichlich, man könnte sagen systemimmanent, mit drei psychopathologischen Dekompensationsstufen verbunden sein muss. *Gerade die Voraussetzungen für unseren evolutionären Erfolg machen uns pathologie-*

vulnerabel. Menschliche Psychopathologie ist demzufolge pseudoparadox »illness of the fittest«.

Die Einschränkung der Funktionstüchtigkeit kann durch körperlich begründbare Erkrankungen auftreten ebenso wie durch eine »Überregung« des Gehirns, deren zentrale Ursache aus einer permanent anwesenden Untergrundangst besteht. Je größer die Angst, desto größer der projektive Anteil, den das Gehirn der Welt da draußen untermischt. Das neurotische Krankheitsgeschehen steht dabei dem Reaktiven näher, das endogene dem körperlich Begründbaren.

Dehnen wir unsere Erkenntnisse jetzt auf alle Außenraumbühnen aus. Jede Raumbühne kennt ihre Realgefahren. Jede Raumbühne kennt darüber hinaus ihre neurotische Einengung auf ein Bühnenthema sowie ihren pseudoneurotischen (körperlich begründbaren) Zwilling. Jede Raumbühne kennt die paranoide Themeneinengung im Rahmen nicht funktionell begründeter Angstüberflutung und ebenfalls ihren körperlich begründbaren Zwilling. Und schließlich noch findet sich in der horizontalen Bühneneskalation als Drittes die Funktionsstörung mit hundertprozentiger Projektion des Sorgeninhaltes, die dann Halluzination genannt wird und ebenfalls körperlich begründbar ist oder psychische Ursachen haben kann.[77] Wie das auf den anderen Raumbühnen in Erscheinung tritt, das werden wir später sehen.

Damit haben wir nach der vertikalen Raumdurchschreitung des vorangegangenen Kapitels auch die horizontale Thementiefe und ihre Variationen kennengelernt. Dadurch haben wir jetzt in allen Kapiteln zusammengenommen genug Teilinformationen über das Seelenlabyrinth gewonnen, um es nun in seiner Ganzheit in Augenschein zunehmen.

18. Das Geheimnis des Seelenlabyrinths

Die verschiedenen Räume, ihr wohlgeordneter Aufbau und die klaren Strukturregeln unserer Psyche

Wenn wir alle bisher auf diesen Buchseiten zusammengetragenen Informationen übereinander stapeln und gegen das Erkenntnislicht halten, dann schwebt plötzlich das Seelenlabyrinth sichtbar vor uns. Wenn wir es mit zwei Augen betrachten, einmal aus der Perspektive der Individualentwicklung eines Menschen und gleichzeitig mit dem evolutionären Auge, das aus der Perspektive der evolutionären Entwicklung hin zur Menschheit auf das Seelenlabyrinth gerichtet ist, dann erkennen wir eine dreidimensionale, gewundene Struktur. *Im Seelenlabyrinth, das aus der Gesamtfunktion unseres Gehirns in allen seinen Kapazitäten entworfen wird, bewegt sich unentwegt jeder Mensch. Wir bewegen uns bedarfsangepasst in den durch das Seelenlabyrinth bereitgestellten, unterschiedlichen Interpretationsräumen mit deren unterschiedlichem Weltverständnis und unterschiedlichen Bewertungsmaßstäben. Abhängig davon, in welchem Raum des Seelenlabyrinths wir uns gerade bewegen, entfalten wir unterschiedliche Kapazitäten unseres funktionellen Seins, die wir als »dynamisches Binnenvolumen« der Person kennengelernt haben. Die Reisen durch das Seelenlabyrinth ermöglichen es, richtige Antworten auf Herausforderungen des Lebens mit seinen zu erwartenden Gefahrenmomenten bereitzuhalten und erfolgreich darin navigieren zu können.* Aber wie ist das Seelenlabyrinth zu seiner so hilfreichen Struktur gekommen? Es beinhaltet ganz offensichtlich unterschiedliche Räume. Wie sind diese entstanden? Durch Synergie von zwei unterschiedlichen Vergangenheiten, die wir noch einmal, nur kurz, skizzieren wollen:

Die fünf Räume und ihre Themen im Schnelldurchlauf

Zu Anbeginn unseres Seins sind wir in einem kleinen Raum geborgen, in dem wir beschützt und genährt werden. Dann sind wir draußen und in den Armen eines anderen: ein anderes Geborgensein mit einem anderen, erweiterten Weltbezug. Da greifen wir mit den Händen und dem Mund nach der Welt, die, ähnlich wie im Innen, zunächst aus Biomasse besteht, auf deren Anwesenheit wir existentiell angewiesen sind und die von sich selbst etwas gibt, um uns psychisch wie somatisch zu stillen. Sprachwellen stranden zu uns herüber, die wir nicht verstehen, deren Wellenmelodie wir aber als angenehm oder unangenehm empfinden. Wir berühren die Welt und sie berührt uns. Wir können kaum etwas farblich sehen, noch nicht wirklich differenzieren, aber dass sich da etwas bewegt und dass das da ein Gesicht ist, das mich interessiert, das wissen wir. *Ganz eins sein mit dem anderen und doch bei sich bleibend sein, ist das hier zu erreichende Raumthemenziel.* Damit dies gelingt, brauchen wir Erfahrungen. Vom ersten Moment im Außen an nehmen wir Bezug zur Welt und sammeln Eindrücke von ihr. Die Ergänzer helfen uns dabei, dass wir uns erst dann den jeweiligen Teilaspekten der Welt zuwenden, wenn wir auch bereit und somit reif für sie sind. Irritationen in diesem ersten Raum führen zu einer mangelnden ersten Näheerfahrung mit der Folge von extremen, unvereinbaren Verschmelzungs- und gleichzeitigen Separationswünschen in Beziehungen. Dies wird im späteren, erwachsenen Lebensverlauf virulent, wenn Beziehungen gänzlich gemieden werden müssen, um nicht seelisch aus dem Gleichgewicht zu geraten. Manche Menschen gehen keine engen Beziehungen ein, da ansonsten ihre unvereinbare Beziehungspolarität aufbricht und sie im Intimfeld mit einem anderen zwischen Isolationswunsch und Verschmelzungsbegehren unerträglich hin und her schwanken. Sie können nicht bei sich bleiben und einem anderen angehören. In der Fachsprache bezeichnet man solche Menschen als schizoid. Noch dringlicher wird das Problem im psychotischen Erleben, wie wir weiter unten noch genauer sehen werden.

Dieser erste Raum wird im folgenden Raum erweitert um eine andere Person, dem zweiten Ergänzer. Er geht anders mit uns um, er verhält sich zu uns und hat ein Verhältnis mit dem anderen Ergänzer. Wir lernen in diesem Dreiecksverhältnis vor allem erstmalig konsequent Bedürfnisaufschübe zu ertragen. Warten, bis man dran ist, warten, bis man den Stuhl und den Urin an geeigneter Stelle absetzen kann, warten, bis man seine Liebe jemandem geben kann, warten, bis man sie selbst bekommt, warten, bis Verärgerungsstau abebbt. War der Charakter des Daseins im vorangegangenen Raum noch olympisch nach dem Motto »Dabei sein ist alles und dafür bekommt man eine Goldmedaille«, so ist hier bereits der Wettbewerbscharakter späterer Verhältnisse angedeutet. Wer bekommt mehr Aufmerksamkeit für was? Was muss ich tun, um gesehen zu werden? Was bin ich dem anderen wert? *Das Raumthema ist hier die Erfahrung von Selbstwirksamkeit.* Störungen führen zu leicht irritierbarem oder dauerhaft irritiertem Wirksamkeitserleben in sozialen Bezügen.

Im nächsten Raum dann wird dies verschärft eingespielt. Dort finden wir die anderen, die als Gruppe erkennbar sind. Auch Menschen, die mit uns verwandt sind, aber nicht die gleiche Fürsorge aufwenden wie die primären Ergänzer, beispielsweise Großmütter, Onkeln, Tanten und deren Kinder. Vor allem der Zwang, sich im Konkurrenzunternehmen »soziales Miteinander« zu behaupten, ist hier verschärft. Man muss sich zeigen, darstellen, nehmen, geben, zurückfordern, verschenken, zurücknehmen. Dafür erhält man Aufmerksamkeit, da jeder jeden in Augenschein nimmt und jeder über jeden spricht. Hier kristallisiert sich etwas aus, das uns lebenslänglich begleitet. Eine innerliche Richtschnur, ein Gradmesser, der uns darüber informiert, wo wir in der Gruppe stehen: Gemeint ist das Selbstwertgefühl. Unser Selbstwertgefühl ist der Versuch des im Geheimen und unbewusst, dafür ganzheitlich analysierenden Gehirns den bewussten Teil unserer cerebralen Informationsverarbeitung darüber zu informieren, wie angesehen wir in der Gruppe wohl sind und welche Strategie uns im Gruppengeschehen weiterhelfen könnte. Es ist eine Mischung aus kognitiven und emotionalen Selbst- und Weltinterpretationen, denen man sich nur schwer entziehen kann und die uns, ähnlich wie ein Gleis, die soziale Fahrtrichtung vorgeben. Sollen wir uns eher passiv abwartend verhalten und uns selbst nicht zu viel zutrauen, oder sollen wir eher aktiv auffallend auf uns aufmerksam machen, getragen von einem großen Selbstwertgefühl? Welches Verhalten das richtige ist, übermittelt uns das Seelenlabyrinth mithilfe seiner Weltbezugsvorschläge, wobei der jeweilige aktuelle Vorschlag das Bewusstsein mit Hilfe des Selbstwertgefühls durch das soziale Miteinander dirigiert.

Störungen in dieser Raumthemenaneignung führen zu Störungen im Selbstwertgefühl, bei der die stimmige und hilfreiche Dynamik der Selbstwertregulation nicht im wünschenswerten Maße gelingt. Statt im sozialen Miteinander virtuos und dynamisch auf der Selbstwertklaviatur zu spielen, verliert die Person aus unterschiedlichen Gründen diese Virtuosität oder erlangt sie nie, und wenige Selbstwerttöne werden stupide und monoton in den sozialen Raum hinübergespielt. Dann ist es egal, wie die anderen auf mich reagieren, unbeeindruckt und unerreichbar bleibe ich sozial letztlich tragisch entkoppelt von den Rückmeldungen in einem bestimmten, im Hier und Jetzt unnützen negativen Selbstwertgefühl hängen. Lebenslängliches Hadern mit sich ist die Folge.

Der sich daran anschließende Raum in unserer lebensgeschichtlichen Entwicklung ist der Raum, den wir nicht einsehen können, den die anderen aber unter Umständen untereinander teilen. Der Raum, den ich intuitiv erschließen muss und in den hinein ich nicht direkt handeln kann, der für meine eigene Gruppensituation aber extrem wichtig ist. Was denken die anderen über mich? Wie beurteilen sie mich? Welchen Stellenwert billigen sie mir zu? In diesen Raum kann ich nicht blicken, aus ihm schauen aber heikle Blicke zu mir herüber. *Das Raumthema, das es sich anzueignen gilt, ist die Stabilität vor sozialer Kritik, das Standhaltenkönnen vor möglicher Beanstandung der anderen.*

Der letzte Raum öffnet sich in die Unendlichkeit, in die wir hineingehalten sind durch unsere Todesgewissheit. *Das Raumthema ist hier die Sinnfindung des Seins.*

Für alle Raumthemen gilt, dass sie von Anfang an da sind, Schwerpunktbereiche und Bewährungszeiten in bestimmten Raumthemenfeldern haben und lebenslänglich an ihnen gearbeitet werden muss. Die Bearbeitung des letzten Raumthemas, das lange aufgeschoben und im Gegensatz zu den anderen Themen auch verdrängt werden kann, wird dringlicher, je älter wir werden.

Geglückte und missglückte Weltaneignung

Der schwierigste Reifungsschritt in dieser lebensgeschichtlichen Raumerweiterung ist das Verlassen unserer Ergänzer in der Adoleszenz. Von da an bewegen wir uns nämlich notgedrungen weitgehend selbständig durch das Draußen und müssen bis dahin genug Selbstergänzungskompetenz erlernt haben, um nicht Schiffbruch zu erleiden. *Wir zeichnen mit unserer lebensgeschichtlichen Außenraumerweiterung damit eigentlich unsere evolutionäre Entwicklung nach.* Zunächst waren wir Wesen, die ganz auf sich gestellt ohne Ergänzer durch das Leben kommen mussten. Dann, lange vor der Erfindung des Säugens, durch dieses aber hochgradig konkretistisch verkörperlicht, tauchte ein Ergänzer auf, der einen Teil seiner Lebenszeit uns opferte: durch Nestbau, Bebrütung des Eis und Brutpflege. Dann wurde die Ergänzertätigkeit durch einen weiteren Ergänzer ergänzt. Schließlich wurden wir zu in Gruppen lebende Wesen, die einander Kooperationspartner und gleichzeitig Konkurrenten waren. Und schließlich wurde evolutionär die Sprache erfunden, die das Reden über die anderen ermöglichte und einen unsichtbaren, aber hochbrisanten Bedeutungsraum schuf. Dahinter liegt dann für uns Menschen noch der Sinn-Raum, den wir selbst anzufüllen haben und in den hinein wir alles betten. *Die Evolution hat diese von ihr selbst durchschrittenen Welterweiterungen in uns als Weltaneignungsfähigkeiten verankert und informiert uns mit ihrem in unserer Gehirnarchitektur geronnenen Wissen darüber, welche Gefahren wo auf uns lauern und wie wir sie bewältigen können.* Die Evolution liefert also die Weltverständnisnetze, mit deren Hilfe wir in unserer eigenen Entwicklung dann jene wichtigen Weltinformationen herausfischen, einlernen, bedarfsangepasst abrufen und dann anwenden.

Diese Bahnung verschmilzt mit den jeweiligen Erfahrungen eines Menschen zu einer ihm ganz eigenen seelischen Struktur, die uns alle unterscheidet und dennoch in ihrem Grundaufbau bei allen Menschen gleich ist. Die synergetisch geformten Welträume lernten wir bereits als »Außenbühnen« kennen. Gelingt dieser Vorgang einigermaßen, ist ein Mensch in der Lage, das Seelenlabyrinth und seine Gefahrenerkennungsfähigkeit für sich zu nutzen. Er ist geängstigt, wenn diese Ängstigung notwendig ist, und es gelingt ihm die ausreichende Entängstigung, wenn die Angst auslösenden Umstände bewältigt worden sind. Damit einhergehend wird das Binnenvolumen des Menschen bedarfsangepasst reduziert und anschließend wieder auforganisiert. Gelingt die allmählich vonstatten gehende Weltaneignung in einem bestimmten Raum mit seinen Inhalten, aus welchen Gründen auch immer, nur ausreichend, wirft dies Schatten auf die folgende Raumaneignung mit seinen Themen und ihren Herausforderungen. Es findet keine ganz erfüllte und geglückte Raumeroberung statt, die Raumthemen sind für die Person mehr Mühsal und Anstrengung statt Bereicherung und Erfüllung.

Steckengeblieben im Evolutionsaufzug

Die psychiatrischen Erkrankungen sind Ausdruck einer in ihrer möglichen Dynamik und Treffsicherheit gestörten Seelenlabyrinthbenutzung. Eine bestimmte Außen- oder die Innenweltbühne bleibt überrepräsentiert und zwingt die ganze Person aufgrund einer nicht enden könnenden Fehlalarmierung anhaltend in ihr Themenfeld. Ist die Gefahr realpräsent, ist eine Konzentration des Seelenlabyrinths auf eine ganz bestimmte Teilfunktion seiner Möglichkeiten notwendig und richtig, um die Gefahr zu erkennen, einzukreisen und schließlich zu bannen.

In der Gefahr versteht man so viel von der Welt, wie es braucht, um die Gefahr zu überwinden. Psychopathologie ist in weiten Aspekten nichts anderes als das unnötige Steckenbleiben in einer gesunden, lösungsorientierten Normalfunktion. Dies ist der Zusammenhang zwischen unserer seelischen Funktionsweise im sogenannten Gesunden und den psychopathologischen Phänomenen. Psychopathologie ist keine Parallelwelt zur Normalfunktion im Gesunden. Sie folgt in ihrer kausalen Entstehung, ihrem Weltbezug und ihrem Weltaneignungsversuch vielmehr in uns bereitliegenden seelenlabyrinthischen Bahnungswegen, die der Gesunde ebenfalls permanent benutzt, aber eben auch wieder verlassen und dann weiterreisen kann. Psychisch krank sein ist kein Verrücktsein in einen anderen Sinnraum außerhalb der menschlichen Normalität. Vielmehr handelt es sich um eine Verdichtung dessen, was wir als Menschen sind und was uns ausmacht. Die befremdlichen und manchmal verstörenden psychiatrischen Phänomene sind Verdichtungszitate der anthropologischen Matrix, die uns alle formt und prägt.

Das Strukturmodell

Demnach handelt es sich bei dieser seltsamen, vor unseren Erkenntnisaugen schwebenden Struktur offensichtlich gar nicht um ein Labyrinth. Es erscheint nur demjenigen rätselhaft labyrinthisch, der nicht nach seinen Strukturmerkmalen fragt und sich mit oberflächlichen Reisebeschreibungen und pathologischen Zwischenaufenthalten mancher Reisender zufriedengibt. Wer aber darüber hinausdenkt und -fragt und sich evolutionärer Grundkenntnisse bedient, der erkennt einen wohlgeordneten Aufbau, bei dem in allen Teilbereichen gleiche Strukturregeln herrschen. Evolutionäre Weltbezugsräume und individuelle Weltaneignungsräume verschmelzen im Seelenlabyrinth zu Weltbühnen. Die meisten dieser Bühnen liegen außen und eine weitere in uns. Mit jeder Außenbühne wird die Welt komplizierter und unübersichtlicher und wir entfernen uns mit jeder Bühnenaneignung immer weiter von unseren Ergänzern, bis wir unter Umständen selbst welche werden.

Existenziell bedrohliche Gefahren lauern auf jeder dieser Bühnen. Zu ihrer Erkennung und Abwehr besitzt jede Raumbühne ein korrespondierendes Binnenvolumen der Person, durch welches rasch und suffizient gehandelt werden kann. Bei voller Entfaltung des Binnenvolumens sind wir ausreichend entängstigt, um die Welt weitgehend so wahrzunehmen, wie sie ist, und um nicht alarmiert zu werden.

Aber auch wenn unmittelbar keine Gefahr zu erkennen ist, führt die evolutionär gewachsene Binnenvolumenkapazität dazu, dass wir vom Leben mehr wissen, als uns emotional guttut. Wir sind das einzige Tier, das sich fragen kann und muss: Wo komme ich her? Wo gehe ich hin? Was soll ich glauben? Was kann ich hoffen? Was ist der Sinn des Lebens? Wann werde ich sterben?

Darauf gibt uns das Seelenlabyrinth keine Antwort, Evolution taugt nicht zur Ableitung ethischer, rechtlicher oder sozialmoralischer Prinzipien, sie erklärt aber, wie wir so weit kommen konnten, dass wir diese Fragen stellen können. Und sie erklärt, warum diese Fragen in manchen psychopathologischen Zustandsbildern überrepräsentiert sind, sodass vor lauter Fragen kaum noch das Leben und der mögliche Lebensgenuss gelingen.

Natürlich gibt es das Seelenlabyrinth gar nicht. Es ist ja nur eine Metapher, ein bildhafter Beschreibungsversuch dessen, zu was das Gehirn des Menschen in der Lage ist. Dennoch wollen wir versuchen, ein konkretes Aussehen des Seelenlabyrinths zu formulieren, um anhand dieses Modells verschiedene Fragen der Psychopathologietheorie zu erhellen, mit denen sich die Psychiatrie aufgrund ihrer vermeintlichen Unbeantwortbarkeit herumschlägt. Wie sind z.B. »endogene« Erkrankungen und ihr Auftreten zu verstehen? Als endogen, als »von innen heraus entstehend«, werden in der Psychiatrie Erkrankungen dann bezeichnet, wenn eine äußere Ursache, ein äußerer Auslöser als Erkrankungsursache fehlt. Das Fremdwort verstellt dabei das Eingeständnis, dass man gleichzeitig keine Ahnung hat, wie dieses Von-innen-heraus-Entstehen eigentlich vonstatten gehen soll. Warum gibt es darüber hinaus Mischzustände verschiedener Krankheitsgruppen? Wie sind die psychiatrischen Erkrankungen systematisch-strukturell zu gliedern und zu sortieren?

Die letzte Frage ist das Thema der folgenden Kapitel. In ihnen werden wir versuchen, das in der Einleitung beschriebene und aktuell in der Psychiatrie herrschende Zettelkastendenken der Diagnosen in ein »natürliches« Unterteilungssystem zu übertragen, bei denen die Außenraumbühnen und ihre Themenfelder der äußerliche Bezugsrahmen sein werden. Zur Beantwortung der ersten beiden Fragen bedienen wir uns eines organischen Modells, mit dessen Hilfe wir Räume und deren Übergänge sowie die jeweiligen Binnenvolumen sichtbar machen können.

Wie sich psychopathologische Mischzustände erklären

Denken wir uns das Seelenlabyrinth als eine konisch geformte Struktur. Wenn wir diesen Kegel aufklappen, um in sein Inneres zu sehen, erkennen wir Räume unterschiedlicher Größe. Von unten nach oben nimmt die Raumgröße zu. In jedem Raum liegt in seinem Zentrum eine Binnenstruktur, die ebenfalls von Raum zu Raum größer wird. Die Räume sind in dieser aufgeklappten Form nicht miteinander verbunden. Sie liegen vielmehr durch Wände getrennt in unbezogener Nachbarschaft übereinander, wie ein mehrstöckiges Hochhaus, das allerdings mit seiner Spitze auf dem Kopf steht. Wir sehen sechs Räume. Sie entsprechen unseren Außenraumbühnen, wobei der kleinste Raum, die Spitze mit dem kleinsten Binnenvolumen, eigentlich noch keine Außenraumbühne hat. Der Raum entspricht aber unserer ersten Welterfahrung, die aus einem Raum besteht, der in einem anderen Menschen gelegen ist und uns zunächst ganz umhüllt. So wie es die Welt da draußen noch gar nicht gibt, so gibt es uns auch noch nicht in ganzem Maße. Die anderen Räume sind die bereits besprochenen Außenraumbühnen, um deren Entstehung wir wissen und deren jeweilige Themenfelder uns bekannt sind. Der letzte Raum öffnet sich in die Unendlichkeit. Dass sich für eine Sinnevidenz dort nichts findet, erleben die einen als Erleichterung, die anderen als Bedrohung.

In Ansätzen konnten wir auch Beispiele kennenlernen, wie sich Psychopathologie und manche traditionell definierten Krankheitseinheiten auf den jeweiligen Bühnen entfalten. Dies werden wir noch vertiefen. Unklar bleibt aber noch, wie es zu Mischzuständen der Außenraumbühnenthemen kommen kann. Die Psychiatrie hat mit der Tatsache, dass sich Krankheitsbilder miteinander mischen können, große Verständnisschwierigkeiten. Ein typischer Mischzustand, der häufig klinisch gesehen und diagnostiziert wird, sind z.B. die schizo-affektiven Psychosen. Es kann beim Versuch des diagnostischen Verstehens eines Patienten unklar sein, ob er an einer Schizophrenie leidet oder an einer manischen Erkrankung. Bei solchen Patienten sind dann typische, der Manie zugeordnete Krankheitszeichen erkennbar, wie psychomotorische Enthemmung, Antriebssteigerung, Impulsivität, Gereiztheit und Größenwahn. Die Patienten sind extrem spracheifrig und distanzgemindert, kommen nicht zur Ruhe und finden nachts keinerlei Schlaf. Gleichzeitig können sie unter Umständen auch Stimmen hören und sich verfolgt fühlen, zusätzlich also eine paranoid-halluzinatorische Symptomatik zeigen, die eher an eine psychotische Symptomatik im engeren Sinne denken lässt und an eine Schizophrenie erinnert. Typische schizophrene Kernsymptome wie Störungen der Meinhaftigkeit oder Ich-Störungen fehlen aber. Wie kann das sein? Die klassische Psychiatrie unterstellt doch seit Kraepelin unterschiedliche unterlegte Krankheitsprozesse für unterschiedliche Krankheitsbilder, wobei ein bestimmter Krankheitsprozess eine ganz bestimmte Symptomatik auslösen soll. Wie kann dann ein Mischbild entstehen? Erklärlich ist dieses Phänomen nur, wenn wir das kraepelinsche Krankheitskonzept verlassen und aufhören, nach spezifischen Krankheitsursachen, die dem »gesunden« Erleben gegenüberstehen und sich von diesem gänzlich unterscheiden, zu suchen.

Die Trennung bestimmter Krankheitsgruppen voneinander ist, wie die klinische Erfahrung täglich zeigt, eine künstliche. Psychopathologische Phänomene zu trennen und in Krankheitsgruppen zusammenzuziehen ist zwar notwendig, um überhaupt einen ersten Verständnisüberblick über das psychopathologische Feld zu erlangen, verrät aber mehr über die Art und Weise des Menschen, in Strukturen zu denken, als über die psychopathologische Realität. Es gibt Krankheitsgruppen, die Themengeschwister sind und sich vereinend mit ihrer Thematik in einem Patienten die Hand reichen. Letztlich sieht der Kliniker viel mehr dieser »Mischzustände« als lehrbuchhafte, »reine« Krankheiten.

Mit unserem Seelenlabyrinth ist es allerdings auf den ersten Blick auch nicht viel besser bestellt. Auch hier haben wir Räume, die voneinander getrennt sind und in denen wir beginnend unterschiedliche Leitsymptome unterschiedlicher Krankheiten hineinsortiert haben. Wenn die Räume separiert sind, wie erklären wir dann Mischzustände? Wir erklären die Räume als pseudosepariert. Sie sind miteinander verbunden, denn einer geht übergangslos in die anderen, jeweilig über und unter ihm liegenden Räume über. Wie kann das sein, wir sehen doch Trennwände? Die vermeintlichen Trennwände entstehen nur durch unsere artifizielle Betrachtungsweise des Seelenlabyrinths. Nur unser sezierend, diagnostisch ausgerichteter Blick schaut auf eine Weise in das Seelenlabyrinth, dass beim interessierten Betrachter der Eindruck entsteht, als existierten Trennwände. Sie erinnern sich? Weiter oben hatten wir zum besseren Verständnis das Seelenlabyrinth aufgeklappt, um seine Innenstruktur besser erkennen zu können. Klappen wir es nun wieder zu, sind wie von Zauberhand alle Räume verbunden, weil nur noch ein Raum existiert. Dieser windet sich wendeltreppenartig, nach oben zunehmend raumgreifend, durch das Seelenlabyrinth. Alle vormals separierten Räume sind verschwunden, es gibt keine Übergänge, nur einen Raum und das sich nach oben ausdehnende Binnenvolumen. Aber wie ist das zu denken?

Das Seelenlabyrinth gleicht einem sich über mehrere Ebenen hinstreckenden Schneckenhaus. In diesem existiert ebenfalls nur ein Raum, der sich spiralförmig nach oben windet und immer breiter wird. Schneidet man ein Schneckenhaus in der Mitte längs durch, wie wir es mit unseren Strukturverständnisfragen und unserem diagnostischen Blick beim Seelenlabyrinth getan haben, sieht man scheinbar separierte Räume, da durch das Aufklappen des Schneckenhauses in zwei Hälften die »Raumübergänge« weggenommen wurden. In der Mitte eines Raumseparees ist das korrespondierende Binnenvolumen erkennbar.[78] Der Versuch zu verstehen hat das Schneckenhaus und das Seelenlabyrinth seines wichtigsten Strukturmerkmals beraubt und uns beinahe auf die falsche, kraepelinsche Fährte gesetzt.

Wenn das Seelenlabyrinth eine geschlossene, voll funktionstüchtige Einheit ist, dann ist der Seelenlabyrinthträger gesund und wir

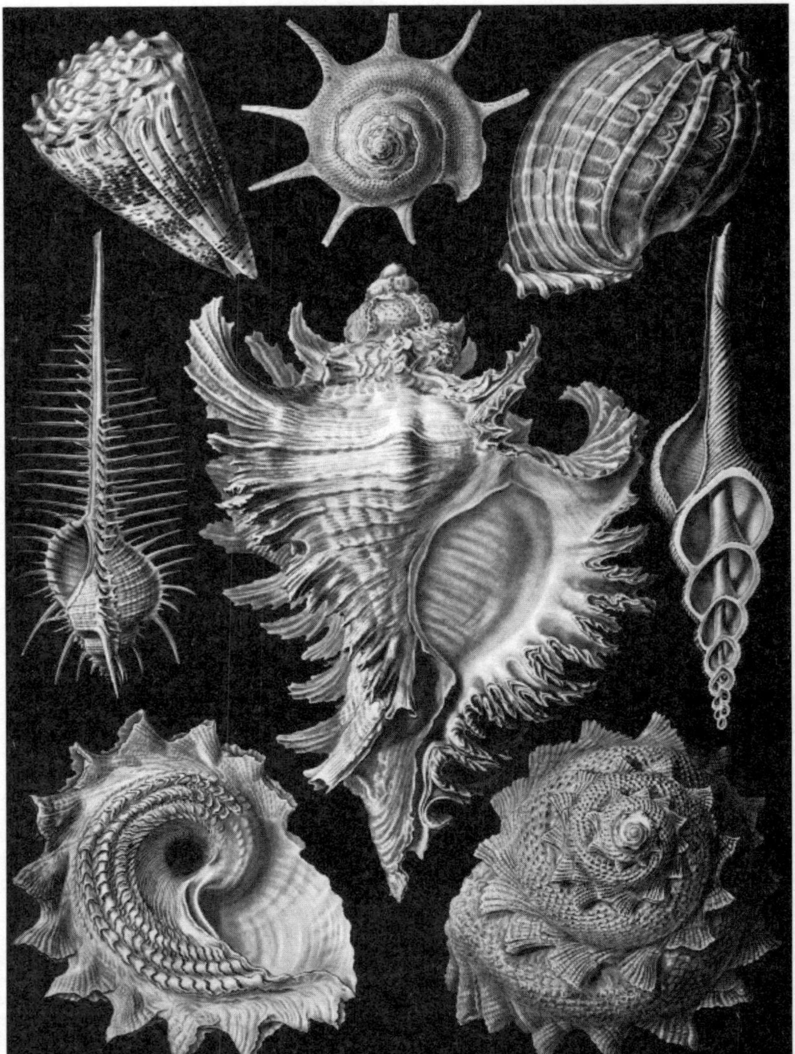

Eine Illustration des Zoologen Ernst Haeckel aus seinem von Charles Darwin inspirierten Werk *Kunstformen der Natur* verdeutlicht den Aufbau des Seelenlabyrinths. Die Tafel Nr. 53 »Prosobranchia – Vorderkiemen-Schnecken« offenbart in der Abbildung Mitte rechts, wie sich der spiralförmig gewundene Innenraum eines Schneckenhauses durch ein Aufschneiden in scheinbar getrennte Räume verwandelt.

haben aufgrund der »Lautlosigkeit« bei voller Funktion so gut wie keine Möglichkeit zu erkennen, wie das Seelenlabyrinth eigentlich konstruiert ist. Psychopathologische Auffälligkeiten, und vor allem die als Krankheitseinheiten bezeichneten Funktionsstörungen des Seelenlabyrinths, gleichen einem Teilaufklappen des »Schneckengehäuses« und wir erhalten einen Teileinblick in die Seelenlabyrinthstruktur.

Aber wir dürfen uns nicht täuschen lassen. Die Krankheitsseparationsräume, die wir doch ganz offensichtlich sehen, sind gar nicht existent. Sie sind ein Verständnisartefakt. Sie sind nicht Ausdruck eines »Krankheitsbefalls« des Seelenlabyrinths, der nur entfernt werden muss, und alles ist wieder funktionstüchtig, wie die Kraepelinorientierte Psychiatrie bis heute glaubt. Das dynamische Seelenlabyrinth und das zu einer bestimmten Organisationshöhe gehörige Binnenvolumen, das ebenfalls dynamisch wechselhaft in seiner Ausdehnung ist, haben sich vielmehr beim Vorliegen einer psychiatrischen Erkrankung »verhakt« und verharren in einer bestimmten Strukturhöhe. Die Bewertungsplastizität der Welt durch die Person ist somit in einer bestimmten Weltthematik festgefahren. Die klassischen Krankheitseinheiten sind nicht das Ergebnis eines ihnen jeweilig spezifisch zugrunde liegenden Krankheitsprozesses, sie sind vielmehr Prägnanztypen. Das Prägnante an ihnen ist, dass sie das Raumbühnenthema einer bestimmten Strukturhöhe des Seelenlabyrinths anhaltend konkretisieren, das macht sie für die klinisch tätigen Psychiater auffällig und wieder-erkenntlich. So rein, wie die Lehrbücher diese Prägnanztypen aber als Krankheitseinheiten zelebrieren, so rein werden sie klinisch nicht gesehen. Viel häufiger sind die Übergangsformen, die man aber bei einem Denken in Setzkastendiagnostik nicht zum Prägnanztyp erheben kann, da ansonsten die phänomenologische Differenzierung in Schwerpunktsymptome nicht gelingen kann. Man muss deshalb so tun, als ob jedes Setzkastenfach ein eigenes Krankheitsbild darstellt und mit den anderen Fächern nichts zu tun hat. Mischformen von Krankheitsbildern sind deshalb ein großes Ärgernis, da sie die Fragwürdigkeit und Schwächen des kraepelinschen Denkansatzes bloßlegen.

In der Theoriewelt des Seelenlabyrinths ist das mögliche Auftreten von Mischzuständen dagegen kein Theorieproblem mehr. Sie fügen sich vielmehr harmonisch in das Seelenlabyrinth ein. Warum? Klappen wir durch unser Verstehenwollen das Seelenlabyrinth auf, schauen wir in die anscheinend vorhandenen Prägnanztypräume. Übergangsformen gibt es dann keine, da die Prägnanzräume ja voneinander separiert erscheinen. Die andere Hälfte des Seelenlabyrinths aber birgt die Übergangsformen, die Schwellenräume zwischen den Prägnanztypräumen und hier befinden sich die merkwürdigen, räselhaften und ansonsten kaum erklärlichen Mischzustände als »Übergangsräume«.

Wie sich endogene Störungen erklären lassen

Sehen wir uns einmal an, ob wir mit unserem Modell ein weiteres klassisches Psychopathologierätsel lösen können. Zum Leidwesen der biologisch orientierten Psychiatrie existieren die sogenannten »endogenen« Erkrankungen. Der Begriff findet sich zwar nicht mehr in der ICD 10, da diese weniger Wert auf kausale Zusammenhänge zwischen Krankheitsursache und Krankheitsphänomenologie legt, dennoch ist das Problem der Endogenität vorhanden. Es gibt ganz offensichtlich Krankheiten im psychiatrischen Bereich, bei denen die kausale Krankheitsursache nicht bekannt ist und trotz intensivster Forschung nicht gefunden wird. Ihr Entstehungsprozess bleibt kryptisch, irgendwie verborgen und aus innen heraus entstehend, eben endogen.

Endogenität bleibt so lange ein Rätsel, solange man die eigentliche Funktionsweise des Gehirns und die weiter oben hinlänglich beschriebene projektive Weltinterpretation des Gehirns im Gesunden nicht versteht. Folgt man aber dem Modell des Seelenlabyrinths mit seiner synergetischen Entstehung aus der zweigliedrigen Geschichte des Menschen, wird klar, dass die Weltinterpretationsstruktur, die man gemeinhin als Gehirn bezeichnet, aus unterschiedlichen Gründen auf einer bestimmten Interpretationsebene stecken bleiben kann. Noch einmal sei darauf hingewiesen, *dass die psychopathologischen Kern- bzw. Leitsymptome bestimmter Krankheitsentitäten dem entsprechen, was das Seelenlabyrinth auf dieser Funktionsebene können kann und können muss. Je kränker jemand ist, desto lebensgeschichtlich ungeschminkter, ursprünglicher, evolutionsdichter ist sein Verständnis über sich und sein Verhalten zur Welt.* Weniger krank sein bedeutet, dichter an der Welt und der individualentwicklungsgeschichtlichen Realität sich selbst und das Draußen zu interpretieren, aber eben noch nicht im dynamischen und möglichen vollen Umfange dessen, was sein könnte – denn das wäre »gesund sein«.

Je stärker ein Seelenlabyrinthraum die Regie über das ganze System übernimmt und dem Seelenlabyrinthrest damit seine Weltsicht aufzwingt, desto mehr Freiheitsgrade verliert die Person in ihrer Selbstwahrnehmung und in ihrer Fähigkeit der stimmigen Navigation im Außen, weil dann eine Permanentinterpretation des Seelenlabyrinths vorliegt, die rigide bestehen bleibt und mit den dynamischen Veränderungen da draußen nicht mehr Schritt hält. Wenn wir dies so sehen, dann muss es, alleine dadurch, dass das Seelenlabyrinth »existiert«, endogene Dekompensationsrisiken des superkomplexen Systems namens Gehirn geben. Warum? Weil, ähnlich wie im Automatikgetriebe eines Autos, das ebenfalls wie das Seelenlabyrinth bedarfsangepasst »automatisch« hoch- und runterschaltet, genau dieser Mechanismus fehlerhaft funktionieren kann und das Getriebe in einem Gang »hängen bleibt«. Fährt das Auto dann rigide in diesem einen Gang weiter, ist das eigentlich keine Krankheit, keine Fehlfunktion, sondern ein »endogenes« Risiko der Gesamtkonstruktion namens Autogetriebe. Die Fehlfunktion des Automatikgetriebes offenbart überhaupt erst die Tatsache des Gangwechsels in der Normalfunktion. Die endogenen Erkrankungen des Gehirns offenbaren den Weltsichtgrundriss, die Bezugsräume von uns Menschen, mit deren Hilfe wir über die Straße des Lebens dahingleiten. *Das Phänomen der Endogenität ist gar kein Rätsel, es ist vielmehr eine der Antworten auf die Frage, was das Gehirn des Menschen in seiner Normalfunktion informationsverarbeitend Ungeheuerliches leistet und wie es dabei versucht, die Welt zu verstehen, um in ihr zu überleben.*

Die Kindheit der Menschen mitbedenken

Damit haben wir das Seelenlabyrinth nun weitgehend enträtselt. Wir kennen seine Entstehung, seinen Aufbau und seine Funktion. Es hilft uns zu erkennen, wie das Verhältnis von Gesundheit und psychischen Erkrankungen beschaffen ist. Es zeigt uns darüber hinaus, *dass unsere einzigartige Stellung im Tierreich nicht nur daher rührt, dass wir über das größte Lernwissen aller Tiere verfügen, sondern auch das größte evolutionär erworbene Weltwissen aller Tiere in uns tragen.* Wir sind durch die Kulturfähigkeit nicht instinktamputiert, wie gemeinhin angenommen wird, wir sind als evolutionär entstandene Art nur einen bestimmten Weg weitergegangen als andere Tiere, und dieser Weg ist ein evolutionärer. Wir würden uns selbst fortgesetzt nur rudimentär verstehen, wenn wir das evolutionär erwachsene Weltwissen ignorieren und z.B. außer Acht lassen, wenn wir danach fragen, wer wir sind. Die Psychiatrie kann die Patienten und ihre Krankheitsbilder nur »ganzheitlich« verstehen, wenn wir zwei Wissenssäulen beachten, die in jedem Menschen zu seiner Individualität verschmelzen und ihn durch das Leben tragen. *So wie die Frage nach der menschlichen Kindheit für Psychiater zur Erklärung psychiatrischer Erkrankungen selbstverständlich ist, so sollte auch die Frage nach der Kindheit der Menschheit selbstverständlich herangezogen werden, um psychopathologische Phänomene und ihr Auftreten zu verdeutlichen.*

Sehen wir uns nun an, ob das Modell des Seelenlabyrinths auch etwas taugt, die psychiatrischen Erkrankungen gewinnbringend und verständnisvertiefend in ihrem strukturellen Verhältnis zueinander zu sortieren.

19. Krisenzeiten

Affektive Störungen und ihre evolutionär gebahnten Lösungsansätze

Alle psychischen Störungen oder »Krankheiten« sind in erster Linie Entfaltungskrisen des Binnenvolumens. Dies gilt auch für die psychiatrischen Störungsbilder, die man unter der Überschrift »Depression« zusammenfassen kann und mit denen wir uns nun beschäftigen wollen.

Der Mensch als Raumteiler

Beim Vorliegen einer Depression wird der von ihr betroffenen Person eine ganz bestimmte Welt- und Selbstsicht aufgezwungen, zu der das Binnenvolumen in dieser Ausdehnung in der Lage ist und von der sich die Person aus eigener Kraft nicht mehr befreien kann. Sie braucht dazu andere. Der betroffene Mensch bleibt unter seinen Möglichkeiten und ist durch seine Ängste in eine Interpretationssicht hineingesperrt, die einen Erlebnishorizont aufzwingt, welcher in der akuten Lebenssituation in diesem Ausmaß gar nicht hilfreich ist. Der Verlust an Freude, an Teilnahmebereitschaft gegenüber dem Leben und den Wechselwirkungen sowie Gegenseitigkeitsinspirationen mit anderen sind die Folge.

Bisher haben wir große Sorgfalt darauf verwendet, zu erkennen, welche Gefahren auf welchen Außenbühnen und der Innenraumbühne lauern und welche Bergungschancen das Seelenlabyrinth im Außen erhofft und ansteuern will. Die Bergungschancen sind dabei letztlich die Fortsetzung des ersten Bergungswesens im Uterus mit anderen Mitteln: geschützt werden, genährt werden, im Austausch sein und dies mit immer fragileren und kostspieligeren Mitteln. Wie wir sehen werden, ist das, was der Depression zugrundeliegt, ebenfalls ein Bergungsversuch im Schoße anderer. Eine evolutionär gewachsene, in jedem Menschen abrufbereit daliegende Soziokompetenz, welche die anderen, mit denen ich den Gruppenraum teile, in bestimmten Situationen veranlassen soll, mich zu bergen. Wie kann das erreicht werden? Sehen wir uns eine typische depressionsauslösende Konstellation an, wie sie mir bei meiner Arbeit häufig begegnet.

Menschen sind ihrer evolutionären Veranlagung nach Raumteiler. Wir leben miteinander in geteilten Erlebnis- und Ereignisräumen. Wir teilen Räume mit anderen, und wir teilen Räume, in dem sich andere befinden, in einen Mein-Raum und in einen Euer-Raum. Sie, die anderen, sind dann ein Teil unseres Lebens oder auch nicht. Dass Menschen zusammenleben und diese Eingrenzungs- und Ausgrenzungsziehungen zwar im Äußeren verhandelt werden, diese aber schließlich im Inneren eines jeden unsichtbar und letztlich undurchschaubar bleiben, macht das Zusammensein heikel. Demnach sind Menschen, die Postprimaten, in ihrer Veranlagung Innenraumausstatter für andere, wobei die potentielle Bereitstellungsfülle für andere von Mensch zu Mensch abweicht und von minimalistisch nüchtern bis zu barock überladen reichen kann.

Depression als evolutionäre Lösungsstrategie

Manche Menschen investieren ihr Ausstattungspotential gänzlich in die Gaststube, in der sie andere empfangen, und leben mit ihrem Ich-Kern in einem einsamen, dunkel-freudlosen Hinterzimmer. Heimlich wird eine innere Bilanzierung durchgeführt, bei der die Diskrepanz zwischen Einnahmen und Ausgaben thematisiert wird. Als Beruf wird dann häufig eine sozial karitative Tätigkeit gesucht: Bei Ärzten, Kranken- und Altenpflegepersonal scheint dieser Persönlichkeitszug statistisch überrepräsentiert. Oft sind es Menschen, die in ihrem Kern nicht glauben können, dass sie anderen nicht immer automatisch zur Last fallen, wenn sie bedürftig sind, da sie selbst zu

Beginn im Love boat mehr geduldet als willkommen waren und sie diese erste Miteinanderatmosphäre in die späteren Lebensbezüge hineinprojizieren. Die Serienschaltung mit anderen besitzt dann subjektiv Einbahnstraßenqualitäten: Es findet ein emotionaler Transfer nur in eine Richtung statt, immer ausschließlich hin zu den anderen.

Ändern sich plötzlich die Lebensumstände oder verringern sich aufgrund des einsetzenden Alterns die körperlichen und seelischen Kräfte solcher altruistisch konfigurierten Menschen, erscheint ihnen ein Weitermachen in den alten Lebensgewohnheiten auf einmal fraglich. Die vorher auch vor sich selbst verheimlicht stattfindende Kontoführung »Wie viel heben andere bei mir ab und wie viel zahlen andere auf mein emotionales Konto ein?« bricht auf und wird in ihrer Diskrepanz nun schmerzlich realisiert. Aber erst bei der nun einsetzenden, krisenbedingten Loslösung aus der Einbahnstraßenserienschaltung wird diese Bilanzierung öffentlich gemacht und die Rechnung nach außen präsentiert, deren Abschlusssatz zusammengefasst lauten könnte: »Ich finde keine Kraft mehr für euch.«

Gelingt der Neustart nach der Notbremsung?

Eine Lebenskrise setzt dann ein, wenn der altruistische Bogen überspannt wurde und die lebenslängliche Verweigerung eigener Begierden nicht mehr trägt. Gleichzeitig erscheint die Konfrontation mit der eigenen Bedürftigkeit nicht gut im Selbstbild integrierbar, der ewig helfende Superhelfer definiert sich selbst ja als unbedürftig und saugt daraus seinen narzisstischen Nektar. Ein aktives Umsteuern aus dem Bewusstsein heraus ist aufgrund der Unvereinbarkeit von Geben und Nehmen bei mangelnder Dynamik der Persönlichkeitsstruktur allerdings nicht möglich. Der Lebenszug ist auf ein Abstellgleis geraten, und es droht bei voller Fahrt die eigene Verunglückung durch die permanente Arbeit am Glück der anderen. Schließlich beendet das ganzheitlich »denkende« Seelenlabyrinth die psychische Notlage und zieht die Notbremse: *Es schaltet kompromisshaft auf ein Binnenvolumen herunter, von dem aus der betroffene Mensch die Zugänge zu seinen eigenen Kräften und Möglichkeiten nicht mehr erfolgreich ansteuern kann, wodurch die zerstörerische Selbstausbeutung verhindert wird.* Motivation, Freude, Antrieb und Selbstsicherheit gehen verloren. Der Lebenszug verliert an Fahrt und bleibt schließlich stehen. Seine Verunglückung wurde verhindert, aber derjenige, der auf freier Strecke aussteigt, ist ein unglücklicher Mensch. Er ist von nun an Anhalter an den Lebensgleisen anderer. *Dass diese seine Not sehen, seine Bedürftigkeit wahrnehmen, selbst anhalten und sich seiner bergend annehmen, ist die evolutionär gewachsene Strategie depressiver Selbst- und Fremdkommunikation.* Mit Hilfe der anderen kann unter Umständen der eigene Lebenszug umrangiert und auf ein neues Gleis gesetzt werden.

Wenn dies gelingt, kann wieder Fahrt aufgenommen und Selbstsicherheit zurückgewonnen werden. Die Depression hätte somit erfolgreich den Konflikt gelöst, der sie verursacht hat. *Wenn alles gut geht, ist sie eine evolutionär gewachsene Superwaffe sozial lebender, intelligenter Wesen. Ein Teil ihrer Brisanz, ihrer Dringlichkeit und Verzweiflungsausprägung, wie ich sie bei der klinischen Arbeit sehe, entsteht allerdings dadurch, dass sie entwickelt wurde für das Leben in Gemeinschaften, die numerisch übersichtlich sind, allenfalls hundertfünfzig Individuen umfasst, und von großer Gegenseitigkeit geprägt sind.* Unsere menschlichen Vorfahren lebten über viele Hunderttausende von Jahren in solchen Bezügen mit großer Wechselseitigkeit und »verfeinerten« evolutionär die Superwaffe »Depression«, die bei unseren äffischen Vorfahren bereits erfunden worden war, erfolgreich immer weiter. Mit der Sesshaftwerdung und vor allem mit dem modernen Leben in anonymen Verhältnissen änderte sich auch das Bild der Depression: Die Wunderwaffe wurde stumpf und löst immer seltener die Konflikte, die sie auslöst.

Natürlich können auch Menschen mit gänzlich anderen Persönlichkeitszügen als die beschriebenen Altruisten eine Depression entwickeln, ebenso kann ihr Aussehen, wie später deutlich werden wird, andere Binnenvolumen und Außenbühnenthemen annehmen. Sehen wir uns nun den Zusammenhang zwischen Leben in sozialen Einheiten und einer speziellen Gruppe psychiatrischer Erkrankungen genauer an.

Serienschaltungen und ihre Schattenseiten

Wir haben bei unserer Reise durch die Evolutionsgeschichte sehen und verstehen gelernt, warum Menschen Individuen sind, die bereit sein müssen, sich in Serie schalten zu lassen. Serienschaltungen reichen in ihrer Teilnehmerzahl von der Paarschaltung in einer dyadischen Beziehung über triadische Beziehungen des Zu-dritt-Seins weiter über Familiengrößen und noch größere Familienverbände und sind darüber hinaus offensichtlich numerisch fast unendlich ausdehnbar. Das Gefühl, mit anderen in einem Bestimmungsboot zu sitzen und ein gemeinsames Was-auch-immer-Schicksal zu teilen, ist der Nährboden von Nationalismus, Faschismus, Kommunismus, aber auch von Demokratie. Manche möchten die Serienschaltung in unserer Zeit auf die gesamte jetzt lebende Menschheit ausdehnen, indem sie ein Bild der Jetztzeit entwerfen, die mit Blick auf die Weltökologie einer gefährlichen Fahrt auf der Titantic mit drohender Eisbergkollision gleicht. Ob man tatsächlich handlungsrelevant gegenüber einer über den ganzen Erdball verstreut lebenden Masse an Menschen empathisch solidarisch sein kann, bleibt »abzuwarten«.

Militärische Interventionen, bei denen es um Leben und Tod geht, »leben« davon, dass untereinander nur semibekannte Individuen eine identifizierende und infizierende Solidarität zwischen sich generieren, die in der Serienschaltung den anderen zu einem Teil von mir macht. Fällt der andere, ist es so, »als wär's ein Stück von mir«.[79] Man geht gemeinsam gegen die Individuen vor, die nicht mit einem selbst zur Serie geschaltet sind, sondern vielmehr eine eigene Serienschaltung aufgebaut haben. Die Primatologin Jane Goodall war entsetzt, als sie in den 1970er-Jahren an frei lebenden Schimpansen kriegsähnliche Handlungen beobachtete, welche ausgebrochen waren, nachdem eine Teilgruppe von Schimpansen sich aus der Hauptgruppe herausgelöst hatte und versuchte, eine neue, autonome Gruppe aufzubauen. Erwachsene Männchen der Hauptgruppe streunten daraufhin durch das Gelände und griffen die »Abtrünnigen« an. Dabei kam es zu massiven körperlichen Tätigkeiten mit Todesfolge. Diese und andere Beobachtungen zerstörten bei Jane Goodall das Bild des

»guten« Affen, das sie selbst vorher öffentlich kolportiert hatte.[80] Man könnte auch hier sagen, viel Unglück des Menschen kommt daher, dass das Seelenlabyrinth evolutionär gewachsene sozioemotionale Adapter besitzt, die auf Anschluss warten, jeder *Anschluss* immer mit einem *Ausschluss* der Nichtangeschlossenen verbunden ist und ein dramatisches Empathiegefälle folgt. Das Schicksal der Nichtangeschlossenen ist dann entweder gleichgültig oder wird sogar zum Hauptziel destruktiver Angriffe.

Individuen, die in schicksalhafter Weise in Serie geschaltet sind, geraten allerdings untereinander unausweichlich in Konfliktspannung. Diese Konfliktspannungen müssen durch vorhersehbares Verhalten der einzelnen Gruppenmitglieder aufgelöst werden, damit sich nicht permanent ein Streit-Stress entlädt, der den Einzelnen wiederum psychosomatisch überlastet. Die Evolution hat in uns bereits während unserer Primatenzeit entwickelte und immer mehr verfeinerte Reaktionsmodule auf diese Herausforderung hinterlegt, die auf das Engste mit unserer sozialen Navigationsfähigkeit verknüpft sind. Dass diese Reaktionsmodule ebenfalls auf das Engste mit psychopathologischen Phänomenen neu verknüpft sind und verknüpft sein müssen, ist eines unserer Hauptthemen. Wir wissen ja bereits, *dass evolutionär erworbene psychosomatopsychische Reaktionsmodule »heiß laufen« können und unangemessen überschießend das Seelenlabyrinth in seiner Entfaltungsfähigkeit behindernd können. Geschieht dies, wird das, was dann zu beobachten ist, von der Psychiatrie etwas ratlos und vereinfachend als »Krankheit« bezeichnet.*

Kein Evolutionsreduktionismus

Die psychopathologischen Phänomene, mit denen wir uns in der Folge beschäftigen wollen, zählt man zu den affektiven Störungen. Diese umfassen die Depression, die Manie und die bipolaren Störungen, welche bis vor wenigen Jahren als manisch-depressive Erkrankungen bezeichnet worden sind. Ein mögliches Grundfehlverständnis wollen wir hierbei von Anfang an beachten und beiseiteräumen. Evolutionäre Modelle erklären nicht die gesamte psychopathologische Phänomenologie einer bestimmten Krankheit oder einer bestimmten Krankheitsgruppe. Es geht hier nicht um die evolutionären Wurzeln beispielsweise der klinischen Depression und all ihrer von der klassischen Psychiatrie aufgelisteten Symptome. Es geht »nur« um die evolutionären Wurzeln einer menschlichen Depressionspotenz. Es ist jetzt wohl auch klar, dass, wenn wir von evolutionären Wurzeln sprechen, wir dabei immer auch die lebensgeschichtlich erworbenen Zusatzinformationen mitdenken und diese für genauso wichtig erachten wie die evolutionär gewachsenen Gehirninformationen. Was in dieser Deutungsrichtung psychiatrischer Krankheitsbilder dargestellt werden soll, ist keine hoch reduktionistische, evolutionsbiologistische Sicht auf den Menschen. Diese engt für sich genommen den Blick zu sehr ein und wird dem Menschsein in seiner individuellen Ausprägung nicht gerecht. Es wird vielmehr angestrebt, eine evolutionäre Anthropologie aufzuzeigen, die die Individualität eines jeden Menschen wertschätzt und dem gemeinsamen evolutionären Erbe gleichzeitig und gleichberechtigt seine Bedeutung zubilligt. Aus dieser Synergie heraus wollen wir die affektiven Erkrankungen verständlich ableiten. Verständlich in ihrer Funktion, verständlich in ihrer Dysfunktion und verständlich in ihrer therapeutischen Erreichbarkeit.[81] Es ist allerdings in der Tat die Folge langwieriger evolutionärer Prozesse, dass wir in der Lage sind, lebensgeschichtlich hinzuzulernen. Die Evolution hat einen enormen Aufwand betrieben, unsere Hinhör- und Hinerlebnisfähigkeit gegenüber dem, was von außen an uns herangetragen wird, zu steigern, um sich daraus schließlich einen Sinnreim machen zu können. Dieser Sinnreim kann der Welt entsprechen, er tut es in manchen Fällen aber eben auch nicht.

Soziale Navigation in der Gruppe

Wie das Altruistenbeispiel am Anfang des Kapitels aufzeigt, *liegt die Depressionspotenz in jedem Menschen bereit und dient dem »Gesunden« dazu, in der sozialen Navigation in bestimmten Konstellationen und unter bestimmten Auslösern besser, sprich ökonomischer zurechtzukommen.* Oberflächlich zusammengefasst dient die Depressionspotenz dazu, den anderen und sich selbst möglichst glaubhaft zu versichern, dass man kein Konfliktpotential mehr aufbringt, den anderen im Wege zu stehen. Es ist die evolutionär-zeitliche Verlängerung des Unterwerfens der Zwergtupaja-ähnlichen Primatenprototypen. Sie erinnern sich: Die einzelgängerisch lebenden und ihr Revier verteidigenden Zwergtupajas kämpfen miteinander, wenn ein anderes Männchen in das eigene Revier einzudringen droht. Dieser Kampf wird so lange geführt, bis einer der beiden Rivalen seine Niederlage anerkennt und im wahrsten Sinne des Wortes das Raumfeld räumt. Dazu signalisiert er seine Unterwerfung gegenüber dem Sieger, und der Kampf wird schließlich von beiden Seiten eingestellt.

Menschen und alle anderen höheren Primaten sind in ihren kognitiven und emotionalen Kapazitäten durch den evolutionären Prozess aufgeschäumte Zwergtupaja-Rivalen, die das Glück und das Unglück teilen, aufeinander angewiesen zu sein und sich deshalb nach der Auseinandersetzung nicht trennen können. Das Feld kann nicht durch den Verlierer geräumt werden, er ist nicht in der Lage, sich ein neues, eigenes Revier zu suchen. Mein Revier ist auf Gedeih und Verderben auch dein Revier, aber wie können wir diesen Raum teilen, der dir und mir gehört, in dem aber einer von uns beiden den Vorrang genießt?

Die Antwort auf diese Frage, die im evolutionären Prozess gefunden wurde, sieht für alle sozial lebenden und intelligenten Tiere gleich aus: Die in horizontaler Konfliktspannung lebende Gruppe bildet vertikale Rangfolgen aus, welche die horizontale Spannung entlasten. Die Rangfolgen werden erarbeitet und durch Gruppendynamik laufend in Frage gestellt. Diese Hierarchisierung der Gruppe ist dabei eine evolutionär gewonnene Möglichkeit, unnötigem Stress zu entgehen, da dann für eine gewisse Zeitspanne klar ist, wer den Vorzug hat. Den Vorzug in der Nahrungsreihenfolge, im Zugang zu den Weibchen, zu den besten Nistplätzen und bei vielem mehr. Aber es ist eben ein dynamisches, labiles Gleichgewicht. Die unten Stehenden drängen nach oben, und die oben Stehenden wollen ihre

Vorteilsplätze nicht räumen. Das Kondensat, zu dem sich die soziale Interaktion in jedem Einzelnen destilliert und das Zuflüsse erhält aus Vorerfahrungen und aktuellen Ressourcen, ist das Selbstvertrauen. Das Selbstvertrauen besitzt eine starke Wechselwirkung mit dem Fremdvertrauen, also mit dem, was andere uns zutrauen. Ähnlich wie das Gruppengeschehen einer labil-stabilen Dynamik unterworfen ist, so muss das Selbstvertrauen eines Wesens, das in einem wechselhaft beweglichen sozialen Interaktionsraum navigiert, dynamische Beweglichkeit aufweisen.

Der Entschluss, dynamisch expansiv aus sich heraus und in das Gruppengeschehen hineinzugehen oder sich lieber zurückgenommen zurückzuhalten, unterliegt der Steuerungszentrale namens Gehirn. Diese Steuerungszentrale lässt seinem bewussten Anteil über das aktuelle Selbstwertgefühl ein Berechnungskondensat zukommen, welches die Richtschnur für die jetzt angebrachte soziale Interaktion vorgibt. Denken, Fühlen und Handeln bilden dann eine aufeinander abgestimmte Trinität mit stimmiger Innen- und Außenwirkung. Im Ausdrucksverhalten, also mit Gestik, Körperhaltung und Mimik, wird in der sozialen Interaktion schließlich das innerliche Erleben zur Sprache gebracht. Dieser »Spracherwerb« ist im evolutionären Prozess in uns verankert worden, die Feinmodulation und ihre treffsichere Anwendung verdanken wir den Ergänzern. Das Ausdrücken dieser sozialen Sprache findet im sozialen Alltagsgeschäft laufend statt, ohne dass wir permanent über unsere Bewusstseinssteuermöglichkeit Einfluss darauf nehmen müssen. Permanent pendeln wir uns in sozialen Beziehungen, z.B. am Arbeitsplatz, mit Hilfe des Selbstwertgefühls in der horizontalen und vertikalen Konfliktspannung aus und tun dies meistens, ohne bewusste Entscheidungen zu treffen. So gesehen sprechen wir nicht über das Bewusstsein sozial handelnd mit anderen, ein »Es«, das Seelenlabyrinth, spricht in uns und aus uns heraus. Das Bewusstsein nickt die wichtigsten, bereits getroffenen Entscheidungen nur nachträglich ab, lebt aber auch hier in der Illusion, entschieden zu haben.

Wie handeln wir in den mit anderen geteilten Raum üblicherweise hinein? Wie wir das tun, wird, wie so vieles andere von uns, besonders deutlich, wenn wir die psychopathologisch bedingten Verhaltensweisen betrachten. Sie sind Verdeutlichungshandlungen von dem, was uns ausmacht.

Depression und Manie als Antworten in sozialer Kommunikation

Bereits subdepressive Menschen beanspruchen wenig Raum für sich. Sie nehmen, wo sie stehen und gehen, kaum Platz ein. Ihre Körperhaltung ist gebeugt, als trügen sie eine schwere, unsichtbare Last. Sie bewegen sich langsam und spärlich. Ihre Füße setzen sie leise auf, als befürchteten sie, zu viel Lärm zu machen und damit unnötige Aufmerksamkeit auf sich zu ziehen. Das soziale Miteinander erscheint nicht wie eine Herausforderung, sondern wie ein Minenfeld, in dem man sich, wenn überhaupt, nur zögerlich bewegen kann. Gleichzeitig herrscht große Angst, etwas falsch zu machen oder falsch gemacht zu haben und somit in den strengen Augen der anderen keinerlei Anerkennung mehr zu finden. Die permanente innere Anspannung kann sich auch in rastloser motorischer Unruhe zeigen, ein stetiges Hin-und-her-Gehen, das aber eher einem Lauf im Hamsterrad gleicht, intensiv und ruhelos, doch ohne nennenswertes Ergebnis. Die Gedanken sind langsam und zäh, haftend an Themen der Selbstverurteilung, die Gefühle spärlich und die wenigen, die da sind, quälend intensiv.

Ganz anders die Maniker. Sie sind laut. Im Schrittklang und in der Sprachlautbildung. Es scheint, als befürchteten sie, überhört zu werden. Ihre Körpersprache ist raumgreifend, sie brauchen Platz für zwei und mehr. Sie sind rastlos, laufend unterwegs, hetzen von hier nach dort und mögen sich kaum hinsetzen. Alles scheint interessant, zu allem kann etwas gesagt werden, jeder muss angesprochen und von den eigenen Gedanken belehrt werden. Das Selbstwertgefühl ist aufgebläht und unerschütterlich. Die Gedanken galoppieren mal in die eine, dann wieder in die andere Richtung. Die Stimmung kann heiter und sogar ansteckend fröhlich sein oder gereizt, unerbittlich und vorwürflich. Es wird durch das Auftreten mitgeteilt: »Mit mir ist jederzeit und überall zu rechnen!«

Wir alle nehmen teil an der emotionalen und inhaltlichen Gestaltung des geteilten Raums und tun dies bedarfsangepasst, ausgelotet zwischen dem »depressiven« und dem »manischen« Auftreten. Aber denken wir permanent darüber nach? Sitzen Sie bei einem beruflichen Meeting und achten, während Sie sprechen, darauf, wie Sie auftreten und wie viel oder wie wenig Raum Sie nutzen? Wahrscheinlich nicht, dennoch treten Sie sicherlich auf eine bestimmte Weise in Erscheinung – und das jetzt stimmige Ausloten Ihres Auftretens übernimmt Ihr Seelenlabyrinth für Sie. Aber auch Ihre Gegenüber besitzen ein Seelenlabyrinth, welches die von Ihnen kommenden sozialen Informationen jenseits Ihrer fachlichen Mitteilung aufnimmt und auswertet. Ihre Gegenüber machen sich anhand Ihres Verhaltens, von der Stimmlage über die Mimik bis zur Gestik, einen Eindruck darüber, wie ernst das zu nehmen ist, was Sie zu sagen haben. Allerdings tun Ihre Meetingteilnehmer dies ebenfalls nicht bewusst, das erledigt der Superrechner hinter dem Bewusstsein automatisch.

Wo immer Menschen aufeinander treffen, tasten sich Seelenlabyrinthe mehr oder weniger behutsam ab. Da Hominiden-Männchen in der evolutionären Entwicklung in ihrem Erfolg stark rangabhängig waren, sind Menschen-Männchen im Durchschnitt bei der Seelenlabyrinthabtastung mit anderen Männchen sehr an Statusfragen interessiert und unterhalten sich tatsächlich nach dem Werbemotto: »Mein Haus, mein Auto, meine Yacht …« Sie sind auch das Geschlecht, das bei Infragestellung von rangsichernden Ressourcen wie Einkommen und Berufstätigkeit eher dazu neigen, depressiv zu dekompensieren. Kaum eine Frau wird depressiv, weil sie berentet wurde, bei Männern ist das hingegen keine Seltenheit. Frauen sind in ihrem Konkurrenzverhalten zurückhaltender und subtiler. Als das körperlich tatsächlich schwächere Geschlecht konnten sie sich direkte Auseinandersetzungen in den Hominidengruppen nicht leisten und zeigten schneller ein »depressiv« angepasstes Verhalten in Konfliktsituationen. Ihr Seelenlabyrinth musste schneller bereit sein, auf »Depression« umzuschalten, als sich das ein Männchen leisten musste. Auch heute noch erkranken in unserer Gesellschaft Frauen drei- bis viermal häufiger an Depressionen als Männer, da die schnelle Bahnungsbereitschaft Richtung »Depression« als Konfliktlöser trotz moderner Lebensführung und Gleichberechtigungsbemühungen erhalten blieb. Männer hingegen, die evolutionär getunten Berufsprahler, erkranken dreimal häufiger an Manien als Frauen. Sie müssen die »Depression« so lange als möglich abwehrend verleugnen und gegebenenfalls extrem gegensteuern, da mit ihr ein Rangabsturz mit allen negativen Konsequenzen verbunden sein kann.

Bitte nicht verwechseln!

Nach diesem kleinen Ausflug in die Psychopathologie der affektiven Störungen müssen wir uns vor dem nächsten Gedankenschritt innehaltend wieder eines in das Bewusstsein rufen: Psychiatrische Krankheitseinheiten bilden nicht die psychopathologische Realität ab. Sie stellen Orientierungsbojen im psychopathologischen Meer der Menschen dar und nicht mehr und nicht weniger. Übergangs- und Mischformen sind möglich und beherrschen eigentlich die klinische Realität. Auch wenn wir gerade depressive und manische Symptome in ihrer Unterschiedlichkeit beschrieben haben, ist das hier zugrunde liegende Thema doch die Frage, was sie eigentlich mit der Funktionsweise im seelisch »gesunden« Zustand zu tun haben, wie ihr strukturelles Verhältnis zur psychischen »Normalität« ist. Deshalb, und hier kommt das oben bereits erwähnte drohende Missverständnis noch einmal in das Augenmerk, welches auftreten kann, wenn psychiatrische Erkrankungen aus evolutionär anthropologischer Perspektive begründet und erklärt werden sollen: Depression ist etwas grundsätzlich anderes als Depressionspotenz! Und Manie ist etwas anderes als Maniepotenz!

Der Unterschied ist in etwa der gleiche wie zwischen einem gelungenen Gericht und einem misslungenen. Beide verfügen zu Kochbeginn über die gleichen Voraussetzungen, die gleichen Zutaten, dennoch ist das Kochergebnis nicht dasselbe. Die Depression ist ein misslungenes Gericht, das ungenießbar ist, die Depressionspotenz, die alle Menschen in das soziale Spiel hineinwerfen können, wenn es darauf ankommt, ist ein gelungenes Gericht, auch wenn sie spärlicher Schmalkost gleicht. Wir werden dies in der Folge vertiefen. Hier aber zunächst noch so viel: Thema der folgenden drei Kapitel sind die evolutionär gewachsenen Voraussetzungen, die uns zu dem machen, was wir sind, und gleichzeitig den Horizont eröffnen für das, was wir im psychopathologischen Sinne sein können – bezogen auf die affektiven Störungen und bezogen auf die Schizophrenie. Das Thema ist nicht eine mögliche Deckungsgleichheit zwischen gesunder, evolutionär gewonnener Soziopotenz und psychopathologischen Entitäten. Ein solcher Ansatz würde unweigerlich scheitern, da er den Versuch bedeuten würde, Welten in eine Deckungsgleichheit zu bringen, die keine Deckungsgleichheit besitzen. Denken Sie noch einmal an die beiden oben erwähnten Kochgerichte. Sie sind nicht identisch, haben aber die gleichen Entstehungswurzeln. Diese Entstehungswurzeln sind es, die uns in der Folge vor allem interessieren.

20. Krisenzeit Depression
Unerträglicher Volumenmangel des Seins

Um nicht in die im letzten Kapitel beschriebene Verständnisfalle zu laufen, werden wir uns in diesem Kapitel nicht an fachpsychiatrischen Fallbeispielen abmühen, um die Brücke zwischen evolutionären Modulen und menschlicher Psychopathologie zu schlagen. Vielmehr werden wir uns auf andere Autoritäten beziehen, auf andere, außerklinische, eigenanamnestische Angaben, die allgemein zugänglich sind und von jedem nachgelesen werden können. Eigenanamnestische Angaben, die durch ihr Überleben im Zeitstrom und ihren Überstieg in das bürgerlich-ästhetische Kollektivgedächtnis gezeigt haben, dass sie implizite Wahrheiten der menschlichen Daseinsgefahren ausdrücken, denen man sich nicht ernsthaft verschließen kann, wenn man sich mit dem Verstehen von uns selbst auseinandersetzt. Gemeint sind semipathologische eigenanamnestische Angaben, gemeint ist Lyrik.

Gedichte in einem Buch über menschliche Psychopathologie zu finden ist wohl äußerst ungewöhnlich. Hier soll aber der Versuch unternommen werden, dies zu wagen. Psychiatrische Fachbücher gleichen mittlerweile in ihrem Versuch, das Fachgebiet zu erläutern und zu transportieren, eher Fachbüchern der klinischen Chemie. Sie sind nüchtern, objektiv, kühl und im wissenschaftlichen Sinne zutreffend. Ihre Aussagen und Lerninhalte sind aber genauso objektiv, wie sie patientenfern sind. Und noch ferner sind sie von dem, was der Mensch ist. In seinem Erleben, in seiner subjektiven Wahrheit, in seinen existenziellen Ängsten. Keine Kunstgattung bringt aber genau dies so treffend auf den Punkt wie ein Gedicht. Dabei liegt die hier verfolgte Absicht nicht darin, eine kleine Literaturgeschichte der Psychopathologie vorzulegen. Es soll nur der Versuch unternommen werden, komprimiert mit Hilfe der Lyrik im Leser jeweilig eine bestimmte Saite zum Schwingen zu bringen, die in den verschiedenen klinischen Depressionsthemen ebenfalls erklingt, aber so weit überspannt wird, dass sie schließlich reißt. Man kann das Psychopathologische im Gegenüber nur ansehend verstehen, wenn man bereit ist, in sich zu blicken. Lyrik kann hier ein Pfadfinder sein, ein Scheinwerferlicht, das bisher unbekannte Stellen unserer Erlebnisfähigkeit ausleuchtet und somit erst erkennbar macht.

Die menschliche Depressionspotenz: »Halte mich, du, ich falle!«

Wir beginnen unsere anthropologische Erkundungsexpedition im Dreiecksniemandsland zwischen Evolution, Psychopathologie und Normalpathologie bei der Depression. Wir wollen sehen, wie sich das Thema Depression und die Depressionspotenz auf den fünf Außenbühnen und der Innenraumbühne entfaltet. Wir werden dabei sehen, so viel sei schon verraten, dass es »die« Depression gar nicht gibt. Es gibt nur Bühnenimplosionen und daraus folgende gestufte seelische Destabilisierungen, die an einem Wesen, das extrem haltbedürftig ist, nicht spurlos vorbeigehen können. Wem die gestufte Welt nach und nach implodiert, der findet keinen Sinn mehr in der Eroberung des Außen und dem ist die Welt in jeder Hinsicht zu groß geworden.

Die ungehörte Bitte um Halt

Das depressionspotente Evolutionsmodul ist ein sich intrapsychisch entfaltendes Antwortmuster des Seelenlabyrinths mit Lösungspotenz für den Konflikt, dem das Seelenlabyrinth gegenübersteht. Gleichzeitig ist es ein auf Außenwirkung bedachter Kommunikationsstil. Ziel der Kommunikation ist es letztlich, natürlich nicht auf einer bewussten Ebene, die Mobilisierung von Hilfeleistungen durch die anderen zu ermöglichen. Die »Depression« gleicht einer Kapitulationsoffensive in das soziale Außen, dem mit aller Kraft vermittelt wird, dass ein bestimmtes Bühnenthema nicht mehr ohne Hilfe bewältigt werden kann. Dass in der Moderne dieser appellative Charakter in einen leeren Resonanzraum fällt, gehört zu den tragischen Realitäten der Art und Weise, wie Menschen *nicht* zusammenleben, die auf engsten Raum zusammenleben. *Therapeuten werden vor allem dort gebraucht, wo die Sprache der Depression aufgrund der modernen Lebensführung nicht mehr erlauscht wird und keine unterstützenden Antworten von dem formuliert werden können, den das depressive Geschehen erreichen soll.*

Eine Gesellschaft wie die unsere spricht in Bezug auf das Gesundheitssystem zwar permanent von Solidargemeinschaft, delegiert aber die Unterstützung in anonymisierte »geteilte Räume«: Andere, dem Kranken Unbekannte, arbeiten und erwirtschaften die Lohnfortzahlung über die Krankenkasse, eigentlich Fremde lauschen dem depressiven Ausdruck in Arztpraxen, psychotherapeutischen Praxen und Krankenhäusern. Die hohen Chronifizierungsraten der depressiven Erkrankungen haben meines Erachtens viel mit diesem, bisher nicht in der Fachwelt diskutierten Punkt zu tun. Menschliche Depressionsereignisse auf phänomenologischer Ebene entbehren zwar nicht ihrer evolutionär gewachsenen Wirkungsabsicht, sie entbehren aber immer häufiger ihrer Wirkung. Wenn Depressive verschlüsselt sagen: »Halte mich, du, ich falle«, so ist da häufig genug außerhalb therapeutisch geteilter Räume niemand, der Arme hinhält, die halten könnten. Ebenfalls tragisch ist dabei die Haltebereitschaft der somatischen Medizin, die nicht selten versucht, Depressionen somatisch zu behandeln oder gar zu operieren.

Betrachten wir nun nach und nach die fünf Außenraumbühnen[82] und untersuchen wir sie mit Hilfe literarischer Äußerungen auf ihre Depressionspotenzen und ihre depressiven Ausformungen.

Fünfte Außenraumbühne und ihre Depressionspotenz

Menschen sind Sinnsucher. Sie können alles ertragen, wenn es einen Grund gibt, der das Unerträgliche erträglich erscheinen lässt, mag der Grund anderen noch so skurril erscheinen. Wir sind darauf angewiesen, dass die fünfte Außenraumbühne eine Sinnklammer bildet, die das Geschehen auf den anderen Raumbühnen in ein generelles Bedeutungslicht taucht und somit alles für uns und unser Erleben zusammenhält.

Implodiert die fünfte Außenraumbühne, sind Menschen nicht mehr in der Lage, sich weiterhin vorzumachen, dass die Nebensachen im Leben sich zu einer Hauptsache summieren sollen. Es schläft dann kein Lied mehr in allen Dingen, stattdessen wird alles schal und ist von höheren Bedeutungen unglücklich befreit, die bis dahin den Geschehnissen ihren Glanz verliehen. Man stand bisher morgens auf und wusste wofür. Geht das Wofür verloren, das über das Augenblickswofür hinausgeht, bleibt nur mehr ein schalbitterer Rest. Klang einem vorher von überall ein »Du darfst!« entgegen, flüstert es nun von allerorten auf einen ein: »Du musst!« Permanentanstrengung ist dort, wo vorher Leichtigkeit war.

Friedrich Hölderlin (1805)
Hälfte des Lebens

Mit gelben Birnen hänget
Und voll mit wilden Rosen
Das Land in den See,
Ihr holden Schwäne,
Und trunken von Küssen
Tunkt ihr das Haupt
Ins heilignüchterne Wasser.

Weh mir, wo nehm' ich, wenn
Es Winter ist, die Blumen, und wo
Den Sonnenschein,
Und Schatten der Erde?
Die Mauern stehn
Sprachlos und kalt, im Winde
Klirren die Fahnen.

Die Implosion der fünften Außenraumbühne droht in Schwellensituationen verbunden mit realen Umzügen des Lebens. Müssen wir Serienschaltungen mit anderen aufgeben, beispielsweise die Serienschaltung mit den Eltern im Laufe der Pubertät oder noch dringlicher in der Adoleszenz, droht die Implosion. Im fremden Sein hält uns noch kein neues, und das alte, bisher tragende, sinnstiftende, haben wir bereits verlassen.

Dem, der diese erste Wanderschaft antritt, erscheint im Vorausblick jetzt schon das ganze restliche Leben wie eine immerwährende Wanderschaft. In der Regel findet man zwar neue Unterkünfte, aber zunächst gilt es, die entstandene Lücke durch die Kurzimplosion der fünften Außenraumbühne auszuhalten. Unvergleichlich ausgedrückt in folgendem Gedicht.

Friedrich Nietzsche (1887)
Vereinsamt

Die Krähen schrein
Und ziehen schwirren Flugs zur Stadt:
Bald wird es schnein. –
Wohl dem, der jetzt noch Heimat hat!

Nun stehst du starr,
Schaust rückwärts, ach! wie lange schon!
Was bist du Narr
Vor Winters in die Welt entflohn?
Die Welt – ein Tor
Zu tausend Wüsten stumm und kalt!
Wer das verlor,
Was du verlorst, macht nirgends halt.

Nun stehst du bleich,
Zur Winter-Wanderschaft verflucht,
Dem Rauche gleich,

Der stets nach kältern Himmeln sucht.
Flieg, Vogel, schnarr
Dein Lied im Wüstenvogel-Ton! –
Versteck, du Narr,
Dein blutend Herz in Eis und Hohn!

Die Krähen schrein
und ziehen schwirren Flugs zur Stadt:
Bald wird es schnein. –
Weh dem, der keine Heimat hat!

Vierte Außenraumbühne und ihre Depressionspotenz

Wo die anderen zwar emotional sichtbar sind, ich aber vielleicht nicht dazugehöre, weil mein Wert nicht ausreicht, die anderen ausreichend zu beeindrucken, da implodiert die vierte Bühne, die ebenfalls wie die fünfte Außenraumbühne ein virtueller Raum ist, der nicht einblicksfähig, aber in hohem Maße interpretationsbedürftig ist. Die Kunde, die von dort her kommt, ist neben meinen Inhaltsinterpretationen in erster Linie das Wort.

Die Gefährdung des Raums ist die Absprache der anderen über mich, das Gesehen-werden-Können, ohne selbst wirklich zu sehen. Das Wort eines anderen ist die Wiege, in der wir uns bergen können. Das Wort ist aber zugleich auch das scharfe Schwert, das uns fast tödlich in das Herz gerammt werden kann. Es grenzt ein und es grenzt aus. Was reden die anderen über mich? Was bleibt mir, dem potentiellem Serienschalter, von mir, wenn mir die anderen mit ihren Worten und Ansichten die Welt zerreden? Wie kann ich eigentlich eigene Ansichten haben und für eure Ansichten gleichzeitig offen sein?

Rainer Maria Rilke (1897)
Die Dinge singen hör ich so gern
(Ich fürchte mich so vor der Menschen Wort)

Ich fürchte mich so vor der Menschen Wort.
Sie sprechen alles so deutlich aus:
Und dieses heißt Hund und jenes heißt Haus,
und hier ist Beginn und das Ende ist dort.

Mich bangt auch ihr Sinn, ihr Spiel mit dem Spott.
Sie wissen alles, was wird und war,
kein Berg ist ihnen mehr wunderbar;
ihr Garten und Gut grenzt gerade an Gott.

Ich will immer warnen und wehren: Bleibt fern.
Die Dinge singen hör ich so gern.
Ihr rührt sie an: sie sind starr und stumm.
Ihr bringt mir alle die Dinge um.

Dritte Außenraumbühne und ihre Depressionspotenz

Welchen Stellenwert besitze ich für die anderen? Auch mitten unter den anderen kann man sich einsam fühlen, wenn man den Eindruck gewinnt, dass das eigene Rufen nicht gehört wird. Depressiv werden bedeutet auf dieser Raumbühne ein langsames Herausdrehen aus der Serienschaltung. Formal wird noch mitgetan, innerlich wurde bereits gekündigt. Wozu soll man noch Schätze sammeln, unterliegen diese doch einer scharfen Inflation in der Bewertung der anderen?

Oskar Loerke (1930er-Jahre)

Ich treibe mich um in den Menschenhorden,
Sie sind ohne Sünde;
Ich bin milde geworden.

Sie haben mich nicht hören wollen.
Wo sind meine Gründe
ihnen zu grollen?
Nur weil das Meine werter war
als andres, das begehrter war?

Das resigniert-milde »Dann halt nicht« kann sich steigern zur totalen Abkehr, zur totalen Herausdrehung aus dem Mitsein mit der Menschenhorde. Nachdem der Sinnraum verloren ging und auch der persönliche, von den anderen generierte Bedeutungsraum, verliert das Ich in der Folge unter Umständen jeden Du-Raum und ist auf sich selbst beschränkt. Ohne den Sinn-Raum und ohne den Du-Raum ist der Ich-Raum nutzlos.

Reinhard Goering (1912)
So kann ich sitzen …

So kann ich sitzen und die Stunden fragen,
Was bringt ihr mir so trüber – trübster Fracht?
Und meine Stunden werden so zu Tagen,
Und alle meine Tage so zur Nacht.

Soll ich dem jungen Leben denn entsagen?
Wofür? Warum denn ist‘s in mir entfacht?
Ich bin ja willens, alles zu ertragen,
Was mir das Leben nur erträglich macht.

Ich sitze müde brütend, und ich winde
Vergeblich mich, vergeblich hin und her
Wie schon so viele andere und finde,

Was alle anderen fanden und nicht mehr:
Dass dieses Lebens bitteres Angebinde
Mir leer verfließt und ach, so schmerzlich leer.

Das Ich treibt endlos verloren durch ein Meer von Dus, zu denen kein Anschluss, keine Serienschaltung mehr gefunden werden kann. Obgleich mitten unter den anderen ist man allein. Die eigene depressive Desubjektivierung führt zur Deindividualisierung der anderen. Schmilzt das weg, was ich von mir als zu mir gehörig erlebt habe, meine Stärken, mein Können, meine Interessen, meine Wirkungsfähigkeiten auf andere, verliert jeder Einzelne da drüben seine Individualität. Stattdessen schalten sie sich zusammen zu einer polymorphen Megaeinheit, die mich nicht braucht und mich nicht achtet und auf mich schon lange nicht mehr achtet. Alles geht besser ohne mich, der Ablauf in der Familie, der Ablauf am Arbeitsplatz, überall, wo ich auf Menschen treffe, bin ich nur störend. Ich kann aus dem Leben gehen, da keiner mein Weggehen mehr bemerken würde.

Nicht selten kommt es dann zu Überraschungssuiziden, mit denen niemand gerechnet hat.

Zweite Außenraumbühne und ihre Depressionspotenz

Der Aufforderungscharakter, den die Welt für den explorationsfreudigen, hyperneugierigen »Gesunden« bereithält, implodiert an dieser Stelle. Die um mich herum befindlichen, anfassbaren Dinge sind nur noch Dinge und in ihrer Aufreihung mir gegenüber stärker als ich. Bereits Kleinstkinder spielen mit den für sie handhabbaren Dingen um sie herum und geben ihnen einen labilen Mehrwert, indem sie etwa aus Bauklötzen hohe Türme errichten. Was wir in der Folge auch im Erwachsenenalter tun, ist die Wiederholung dieser Mehrwerterschaffung in immer abstraktere Höhen hinauf.

Diese Mehrwerterschaffung wird nun bedeutungslos. Die Neugierde ermüdet, die Motivation erschlafft, die intentionale Absicht geht verloren. Die Realobjektdinge, mit deren Hilfe ich in die Welt hineinwirken könnte und sollte, singen endgültig nicht mehr. Sie stehen da, schweigend, gewichtig, unverrückbar, stumme Ankläger meiner Nutzlosigkeit.

Gottfried Benn (1954)
Melancholie (Auszug)

Was ist der Mensch, – die Nacht vielleicht geschlafen,
doch vom Rasieren wieder schon so müd,
noch eh ihn Post und Telephone trafen,
ist die Substanz schon leer und ausgeglüht,
ein höheres, ein allgemeines Wirken,
von dem man hört und manches mal auch ahnt,
versagt sich vielen leiblichen Bezirken,
verfehlte Kräfte, tragisch angebahnt:
Man sage nicht, der Geist kann es erreichen,
er gibt nur manchmal kurzbelichtet Zeichen.

Erste Außenraumbühne und ihre Depressionspotenz

Alles, was sich hier aufhält, wird auf seine Essbarkeit überprüft. Einem einzelnen Objekt gehört die ganze Aufmerksamkeit. Ist das Objekt ungefährlich genug und geeignet, dass ich es nicht nur nah an mich heranlasse, sondern auch in mir aufnehmen kann? Auch diese basalste Neugierde, die im ersten Draußensein nach der Geburt der Brustwarze der Mutter gilt, kann implodieren und somit erlöschen. Die Freudlosigkeit dehnt sich dann sogar auf das aus, was ich zum Überleben brauche. Aufgrund seines vorsprachlichen Charakters findet sich für dieses Urbedürfnis keine lyrische Beschreibung.

Innenraumbühne und ihre Depressionspotenz

Alles, was mich davon ablenken kann, dass eine gewaltige Kränkung jederzeit in mir abrufbereit ist, welche darin besteht, dass ich selbst somatisch angreifbar und letztlich sterblich bin, ist bereits implodiert. Jede Leichtigkeit ist verloren, jedes Auftriebmittel, das mir bisher geholfen hat, mich antigravitativ über die letzte Verzweiflung zu erheben und hinwegzutäuschen, hat endgültig ausgespielt. Der Hauptwidersacher wird die Zeit. Sie verhält sich paradox, tritt einerseits auf der Stelle und ist kein dienstbares Gefährt mehr bei der Reise durch die Lebensdinge, und gleichzeitig beschleunigt sie sich immer mehr und schmilzt zusammen zu einem kümmerlichen letzten Rest.

Albert Ehrenstein (1910er-Jahre)
Leid

Wie bin ich vorgespannt
Den Kohlenwagen meiner Trauer!
Widrig wie eine Spinne
Bekriecht mich die Zeit.
Fällt mein Haar,
ergraut mein Haupt zum Feld,
darüber der letzte
Schnitter sichelt.
Schlaf umdunkelt mein Gebein.
Im Traum schon starb ich,
Gras schoss aus meinem Schädel,
aus schwarzer Erde war mein Kopf.

»Halte mich, du, ich falle!« Für den depressiven Menschen liegt die Rettung im Gegenüber. Auch wenn er sagt und innerlich auch zutiefst davon überzeugt ist, keine positive Hilfe mehr von anderen erfahren zu können, ist seine eigentliche Wirkungsabsicht doch auf die anderen gerichtet. Warum ansonsten sein Leid beklagen, seine Schlechtigkeit, wozu sonst das aufwendige Mitteilen der eigenen Hoffnungslosigkeit, wenn nicht doch irgendwo gehofft wird, dass jemand ein Ohr bereithält, welches die Aussagen und Überzeugungen der eigenen Hoffnungslosigkeit wohlwollend aufnimmt und sich somit zuwendet und schließlich die Bühnenimplosion verhindern hilft?

Wer das nicht mehr kann, der nimmt als vielleicht doch noch letztes Mittel das Ruder der sozialen Navigation selbst in die Hand. Das letzte Mittel zur Vermeidung der Bühnenimplosion ist dann der Versuch, sich gegen die zusammenrückenden Bühnenwände zu stemmen und sich selbst auf ihre Themenfelder auszudehnen. Das letzte Mittel zur Vermeidung der depressiven Leere ist das manische Gegensteuern. Ihre Krisenzeit ist die Volumenüberfülle des Seins zur Vermeidung eines unerträglichen Volumenmangels.

21. Krisenzeit Manie
Überfülle des Seins

Ein Wesen, das darauf angewiesen ist, Sexualpartner zu finden und zu beeindrucken, um sich zu reproduzieren, muss in der Lage sein, sich die Attitüde des Siegers überzustreifen. *Wenn ein Teil der menschlichen Depressionspotenz darin besteht, sich über die eigene Unzulänglichkeit, das eigene Ungenügen nichts mehr vormachen zu können, dann besteht die Maniepotenz darin, die eigenen Zweifel über sich beiseitezuräumen und vor sich selbst strikt zu ignorieren.* Das dynamisch dehnbare Selbstwertgefühl bläht sich hierzu so weit auf, dass die eigene Sicht auf die Umstände um einen herum von einem selbst ganz eingenommen wird. Dann ist man selbst die ganze Fülle der Außenraumbühnen und besetzt jeden Winkel mit unerschütterlicher Selbstsicherheit.

Die menschliche Maniepotenz: »Ich fliege über euch hinaus«

Wenn der depressive Mensch sagt: »Überall, wo ihr seid, werde ich nicht mehr gebraucht«, dann sagt der manische Mensch: »Überall, wo ihr noch nicht seid, bin ich schon angelangt!« Dementsprechend ist die Aufmerksamkeit überall und nirgendwo. Das Denken schnell und vielschichtig. Die Stimmung gehoben. Wer sich aber offensiv in den sozialen Raum hineinwagt, der muss in der Lage sein, die kritisch bewertenden Blicke der anderen auch auszuhalten. Vor allem, wenn er den gefährlichen, narzisstisch motivierten Sog des »Noch mehr« in sich spürt. Für den weiterhin in Serienschaltung bleibenden »Gesunden« ist der Höhenaufstieg stets mit Höhenambivalenzen gekoppelt, welche durch die Angst vor der möglichen Abkehr der Blicke hervorgerufen wird. Wenn Dädalus seinen Sohn Ikarus vor ihrem gemeinsamen Fluchtflug warnt, nicht zu tief zu fliegen, da ansonsten die Feuchtigkeit des Meeres die Flügel zerstören könnte, und auch mahnt, einen Überaufstieg zu meiden, dann ist ausgesprochen, zwischen welchen Extrempositionen sich der Mensch im sozialen Miteinander auszupendeln hat und welche Permanentanstrengung er selbstregulativ über die Rückmeldungen der anderen aufbringen muss.

Dem Aufsteiger können die Bewertungen der anderen dabei nicht so wichtig sein wie dem Absteiger. Er will ja nicht gehalten oder besser, aus seiner Sicht, aufgehalten werden, er braucht die anderen nur zum Emporheben und hat sie dann überwunden. Auf- und Absteiger rauschen vorbei an den anderen, aber eben in gänzlich unterschiedlichen Richtungen. Den Verlust von Nähe, Zuwendung und Bedeutsamkeit spürt derjenige, der an Bedeutungshöhe verliert, schmerzlich. Nähe und Zuwendung hingegen braucht der Aufsteiger nicht im gleichen Maße, sie halten ihn vom Aufstieg eher ab und bremsen seine Auftriebsgeschwindigkeit. Depressive Menschen spüren schmerzhaft den Verlust von Serienschaltung, manischen Menschen, die die Serienschaltung verloren haben, ist der Verlust vermeintlich gleichgültig, die Fremdbeurteilung erreicht sie nicht mehr und wird zurückgewiesen. Ikarus hört die warnenden Rufe seines Vaters nicht mehr und steigt höher und höher, bis ihm schließlich der Sog des »Noch mehr« zum Verhängnis wird.

Menschen sind so gesehen Aeronauten der sozialen Lüfte. Ein gelungener Flug ist dabei immer ein Fesselflug, da die Höhenkontrolle und die Verbindung zu den anderen durch den Erhalt der Serienschaltung gesichert bleiben.[83] Gesunde brauchen deshalb stets die anderen, um sich selbst zu verstehen und ihr soziales Verhalten gegebenenfalls stimmig zu korrigieren. Die Augen der anderen sind dabei der Selbsterkenntnisspiegel, in den wir lebenslänglich blicken. Dem Ergänzer-Augenspiegel, der initial irgendwo zwischen äußerst matt und glänzend reflektieren kann, kommt dabei eine bahnende Funktion zu, die uns lebenslänglich prägt.

Frei von Serienschaltung, vom Augenspiegel der anderen, steckt der depressive Mensch all seine Kraft in den Ausdruck seiner subjektiv erlebten Kraftleere, um die anderen und deren Serienschaltungsbemühungen zu aktivieren. Der manische Mensch hingegen steckt seine letzte Kraftbemühung in den Ausdruck seiner vermeintlichen Kraftfülle. Er stürzt sich in das Außen, klammert sich förmlich an dieses, da er eigentlich fürchtet, nicht mehr gesehen und übersehen zu werden. Er wehrt seine vor sich selbst verheimlichte Kleinheit ab, indem er sich selbst zur Grandiosität überredet. Der korrigierende Augenspiegel der anderen wird ersetzt durch eine selbstgenügsame Selbstbeurteilung. Ähnlich wie die böse Königin im Märchen »Schneewittchen« in den Spiegel blickend nur sich allein fragt, wer die Schönste im ganzen Land sei, richtet der Maniker die Frage, was von ihm zu halten sei, nur noch an sich selbst. Die Verzweiflungshoffnung, die dahinter steht, geht davon aus, dass die Grandiositätsbeurteilung ansteckend wirkt und dadurch Serienschaltung wiedererlangt werden kann.

Durchlaufen wir wieder, diesmal von innen nach außen, die verschiedenen Raumbühnen, auf denen wir uns alle bewegen und denen unsere Aufmerksamkeit gilt, und betrachten wir, wie sich das manische Erleben und Handeln auf ihnen ausbreitet und damit einen Extrempol menschlichen Seins markiert.

Innenraumbühne und ihre Maniepotenz

Ist im Außen eine überschwere und anstrengende Aufgabe zu bewältigen, dann macht es keinen Sinn, sensibel auf die eigenen Kraftreserven und die Ansprüche des Körpers nach Erholung zu achten. Da muss erfolgreich ignoriert werden, dass der eigene Körper eigentlich nicht ignoriert werden kann. Das Vitalgefühl muss aufschäumen und ein großes Volumen einnehmen, selbst wenn diese Aufschäumung in Wirklichkeit fragil und anfällig ist. Zärtliche Selbstbeobachtung lenkt dann nur von der zu bewältigenden Aufgabe unnötig ab.

Wir dürfen nicht vergessen, dass die aktuelle Lebensweise des modernen Menschen in wohltemperierten Versicherungs- und Rückversicherungsräumen stattfindet, in denen durch die Möglichkeit der

Technik ein Verwöhnaroma erzeugt werden kann, das in der evolutionären Entwicklung des Menschen zeitlich betrachtet einen Wimpernschlag einnimmt. Unsere hominiden Vorfahren hingegen mussten bis zur Sesshaftwerdung vor ca. 12.000 Jahren Entbehrungen auf sich nehmen, die uns heute wahrscheinlich unvorstellbar sind. Eine evolutionär mitgegebene energetische Überschussreserve, die im Bedarfsfall den Körper zu einer Nachbrennerleistung befähigt, hat in schwierigen Zeiten das Überleben gesichert und Höchstleistungen im Durchhalten ermöglicht. Maniepotenz ist das Anzapfen dieser evolutionär entstandenen Kraftreserve und Manie ist das Einschalten dieses Nachbrenners, obwohl die Startbahn weder durch die Umstände noch durch die anderen freigegeben wurde und kein Höhenflug stattfinden soll.

Dem Depressiven ist der eigene Körper zu einer einzigen vielschichtigen Sorgenlast geworden, dem Maniker ist er die vermeintlich hyperbelastbare Leistungsbasis für seinen Aufschwung in die sozialen Lüfte. Der eigene Körper wird vom Maniker nicht mehr bekümmert, er wird stattdessen selbstschädigend ausgebeutet und aufgrund des permanenten Antriebsüberschusses über den Rand der Erschöpfung getrieben. Die Schmerzwahrnehmung wird abgeschaltet. Dass z.B. aufgrund des tage- und nächtelangen Herumlaufens ohne Pause, manchmal barfuß, die Füße zerschunden sind, mit extremer Blasenbildung und manchmal sogar Ermüdungsbrüchen, wird nicht registriert oder vollkommen bagatellisiert. Das Binnenvolumen ist so weit reduziert, dass keine Selbstfürsorge, deren Grundbedingung die Selbstliebe ist, mehr aufgebracht werden kann. Wer die Flucht nach vorne angetreten hat, dem muss das unwichtig sein.

Erste Außenraumbühne und ihre Maniepotenz

Der Unruhe- und Antriebsüberschuss, den die Maniepotenz auszeichnet, macht sich bereits in der ersten Außenraumbühne bemerkbar. Die Hände sind entweder ununterbrochen mit sich selbst beschäftigt, fassen sich gegenseitig an, als seien sie einander ein fremdvertrautes Objekt, welches betastet, gerieben oder geknetet werden muss, oder die Hände greifen nach einem einzelnen Objekt und es wird mit diesem hantiert. Der Raum, der zwischen dem Mund und den Händen aufgespannt ist, steht permanent unter Entladungsdruck, was sich durch motorische Unruhe an seinen Polen verrät: Die Unruhe der Hände findet ihre Entsprechung in der Unruhe des Mundes. Die Lippen werden aneinandergerieben, die Zunge befeuchtet die Lippen oder es werden Kaubewegungen ausgeführt, ständig fallen Worte aus dem Mund. Kleine Objekte werden zum Mund geführt, Zigaretten ohne Unterlass geraucht, Essen eher gemieden, da dies unnötig die Bedürftigkeit gegenüber dem Außen bloßlegen würde. Zuweilen werden hingegen ohne Unterlass große Mengen Flüssigkeit getrunken. Zum einem, um die angespannte Unruhe der ersten Außenraumbühne abzusättigen, zum anderen, um die im Hintergrund drohende innere Leere (aufgeschäumtes Selbstbewusstsein besteht ja vor allem aus Nichts) anzufüllen.

Zweite Außenraumbühne und ihre Maniepotenz

Dass die Hände nicht dafür geschaffen sind, sich untätig in den Schoß zu legen, wird hier noch offenkundiger. Sie explorieren mit einer entfesselten Neugierde die unmittelbar erreichbare Welt. Alles wird auf seine Handhabbarkeit überprüft, an nichts aber bleibt die Neugierde fruchtbar haftend, bei allem verweilen die Hände nur wie auf der Durchreise, in einem flüchtigen Aufmerksamkeitspunkt, der schnell verblasst, und die Reise der Hände geht unermüdlich weiter. Nur der Anfangszauber zieht die Hände herüber, schon ist dieser verflogen und wird von einem neuen Zauber überlagert und verdeckt. Deshalb kann nichts zu Ende gebracht werden. Alles Begonnene bleibt schon kurz nach der Anfangsgeste stecken. Durchhalteparolen der zu erbringenden Leistungsfähigkeit, die letztlich und anfänglich die Voraussetzung für ein gelungenes Zu-Ende-Bringen sind, können weder verkündet noch geleistet werden. Die Welt ist nicht mehr zielgerichtet durch die Hände erfahrbar, sondern zerspringt in tausend Einzelphänomene, die nicht mehr in eine Sinnrangfolge gegliedert werden können. Es gibt kein »Erst dies und dann das« mehr, sondern nur noch ein »Alles zur gleichen Zeit«. Bei stetiger Rastlosigkeit ist das Hantierungsergebnis dennoch, ähnlich einem Lauf im Hamsterrad, letztlich gleich null.

Dritte Außenraumbühne und ihre Maniepotenz

Die anderen sind die Thermik unter meinen Flügeln. Damit ich mich aufschwingen kann, muss ich sie von meiner Grandiosität überzeugen. Zu allem muss ich etwas zu sagen haben, alles muss ich besser wissen und allen muss ich das erzählen. Dazu muss ich den Raum, in dem ich die anderen antreffe, durchschreiten. Ich muss mich auf eine Permanentwanderschaft begeben, um Verkündungsbote in eigener Sache zu sein und die Blicke der anderen auf mich zu ziehen.

Manische Menschen schlafen kaum, sie fühlen sich ohne oder nach ganz wenig Schlaf bereits frisch und leistungsstark. Nicht selten werden, wie bereits gesagt, durch den permanenten Antriebsüberschuss provoziert, große Laufstrecken zurückgelegt, ohne dass sich Ermüdung einstellt oder die schmerzhaften Folgen dieses Gewaltmarsches realisiert werden. Die Stimmung kann fröhlich getragen sein, mitunter sogar ansteckend heiter, früher oder später kippt sie aber in eine Gereiztheit, die ein diplomatisches Miteinander unmöglich macht. Dann verliert sich jedes Verhandlungsgeschick, die Serienschaltung ist auf dieser Bühne endgültig aufgekündigt und statt Verhandlung findet Bestimmung und Direktive statt. »Seid für mich« wechselt über in »Wer nicht für mich ist, ist gegen mich«. Raumgreifend wird zur Sprache gebracht, dass die im Inneren drohende Kleinheit durch Aufblähung in die Außenraumbühne kompensiert werden soll. Sich gegen die Wände der Außenraumbühne zu stemmen, in der sich die anderen tummeln, hilft verhindern, dass diese quasidepressiv implodiert.

Vierte Außenraumbühne und ihre Maniepotenz

Die anderen sagen ja nicht direkt, was sie von mir halten. In ihren Blicken und aus ihren Taten und ihrem Über-mich-Sprechen muss ich mir aus vielen Einzelteilen ein stimmiges Bild zusammensetzen, wie sehr ich bewundert werde. Ein Blick, eine Geste, ein Wort verrät mir, was ihr eigentlich über mich denkt. Die Anerkennung und der Neid, das Loben und das Entwerten sind so nah verwandt, dass ich manchmal nicht mehr unterscheiden kann, ob ihr das eine oder das andere tut. Aber aus euren Worten höre ich heraus, auch wenn es nicht genau benannt, sondern nur angedeutet wird, wie großartig ihr mich findet. Wo ich entlanggehe, da steckt ihr doch die Köpfe zueinander und sprecht über mich. Manchmal erscheint mir euer Miteinander wie eine große Prüfung. Ihr verbringt eure Zeit damit, mich zu beobachten, um euch ein Bild darüber zu machen, was ich alles fertigbringen kann. Ihr habt etwas Großes mit mir vor, eine gewaltige Beförderung, wozu und warum, das weiß ich noch nicht, aber ich ahne, dass es um Großes geht. Deshalb lasst ihr mich mit eurer Neugierde keine Sekunde mehr aus den Augen und Ohren.

Fünfte Außenraumbühne und ihre Maniepotenz

Der Bühneninhalt wird hier von der Wand gebildet, die dann letztlich die Welt im Innersten zusammenhält. Stemmt sich das vom Implosionsuntergang bedrohte Ich erfolgreich gegen diese Wand, dann ist es selbst das, was die Welt im Innersten zusammenhält, dann ist dieses Ich zuständig für alles, was geschieht. Wer sich hier aufschäumt, der sagt nicht nur wie auf der vierten Außenraumbühne: »L'etat c'est moi«, »Der Staat bin ich«, der sagt jetzt: »Le monde c'est moi«, »Die Welt bin ich«. Gottgleich wird die Welt erlebt, Allmacht und Allwissenheit ist jetzt das zu leistende Alltagsgeschäft.

Manische Menschen, deren Maniethema sich auf dieser Außenraumbühne tummelt, haben dann den Eindruck, die ganze Welt zu beherrschen. Alles wissen sie im Voraus, die Welt hängt an ihnen wie an einem seidenen Faden, dreht sich um sie, sie sind das Zentrum sämtlicher Geschehnisse, alles ist auf sie gerichtet und alles wird von ihnen verursacht.

Volumenfülle und Volumenmangel als Extrempole sozialer Navigation

Wir sehen: Volumenfülle und Volumenmangel des Selbstbewusstseins sind zwei Seiten derselben Medaille. Auch der manisch aufgeschlagene Selbstbewusstseinsschaum ist trotz seines Volumens hyperfragil und kann in das Nichts zusammenstürzen, aus dem Schaum ja größtenteils besteht. Schaum, der zum depressiven, fast ausdehnungslosen Ereignispunkt zusammengefallen ist, kann durch die Umstände, und seien sie noch so positiv, nicht mehr zu alter Ausdehnung aufgeschlagen werden. Wer depressiv ist, dem sind vor allem die positiven Unterstreichungen der anderen zuwider, der kann lange Zeit nicht einstimmen in die Werbefeldzüge für den Erfolg, den die anderen laufend in eigener Sache betreiben oder, seien sie Therapeuten, in der Sache des Patienten anzukurbeln versuchen. Trotz aller Krankheit und trotz dem nach außen vorgetragenen fehlenden Krankheitsbewusstsein der Maniker ahnen diese dennoch die Zerbrechlichkeit ihres Schaumgebildes, das sie mit aller Kraft und subjektiver Überzeugungssicherheit in die Welt schleudern. Im Innersten sind sie extrem einsame und bedürftige Menschen.

Dieses enge Verhältnis zwischen Volumenfülle und Volumenmangel des Selbstbewusstseins, das als Voraussetzung einer stimmigen sozialen Navigation unerlässlich ist und dynamisch-flexibel sein muss, kann sich also systemimmanent extrem polarisieren zur maniformen Enthemmung oder herunterstürzen zur depressiven, ultrastabilen Selbsthemmung. Psychische Gesundheit besteht dann, wenn aus dem Selbstbewusstseinsschaum durch die Selbstarbeit und das Einlassen auf die Beurteilungen der anderen eine sanft-stabile, homogene Schaummasse aufgeschlagen werden kann, die man selbst als etwas größer und etwas bedeutsamer einschätzt, als sie tatsächlich ist. Das

Tragen einer leicht rosa gefärbten Selbstbeurteilungsbrille ist gesund. Aber nicht immer und jedem gelingt das.

Psychische »Krankheiten«, die sogenannten affektiven Störungen, sind beim Misslingen die Folge. Sie sind als Risikooption der Preis, den unsere Gattung dafür bezahlt, in geteilten sozialen Räumen leben zu können und leben zu müssen. Den Risikopreis bezahlt dabei aber nicht die gesamte Gattung, er wird schicksalhaft einzelnen Mitgliedern aufgebürdet. Für die Last, die diese stellvertretend für uns alle tragen, werden sie weiterhin leider viel zu oft von den glücklich Davongekommenen diskriminiert und stigmatisiert.

Wem auch diese Autosimulation einer vormals gelungenen Weltillusion und Weltinterpretation zerfällt, der erreicht dann die nächste, die dramatischste Stufe menschlicher Psychopathologie. Auf ihr zerfallen die Bühnen und auch ihr Hauptakteur, das Ich. Wem das widerfährt, der muss verstört zusehen, wie er sich selbst auflöst. Wir beforschen somit im letzten Kapitel das Fundament des Ichs. Der Fachbegriff der Fundamentauflösung lautet »Schizophrenie«.

22. Krisenzeit Schizophrenie

Fusionen

Die Schizophrenie gilt als das große Theorieproblem der Psychiatrie. Was »ist« sie eigentlich? Was drückt sich in ihr aus? Was sind ihre Entstehungswurzeln? Was läuft, wenn sie auftritt, im Gehirn »schief« und in was hinein ist das Gehirn dann »verrückt«? Keine andere Erkrankung bedarf einer solchen Intensität an geistig theoretischer Betrachtung wie die Schizophrenie, will man sich ihr mit Erkenntnisaugen nähern. Bei keiner Erkrankung ist der Behandler mehr gefragt, sich in der Begegnung mit seinem Patienten auf unheimliches Terrain zu begeben und sich auf einen existentiellen Selbsterkenntnistrip zu wagen, wenn er sich darauf einlässt, im vorsprachlichen Sinne »verstehen« zu wollen. Dieses Verstehen, abstrakt theoretisch wie emotional, kann immer nur in Annäherung geschehen. Der Mensch kann sich selbst nie ganz mit den Begriffswerkzeugen erfassen, die ihm selbst zur Verfügung stehen, auch nicht, wenn er sie mit Hightech erweitert.

Blicken wir in einen Spiegel, sehen wir nicht die Rückseite unseres Daseins, wir sehen nur das Offensichtliche. Psychische Erkrankungen, dies ist ein Hauptthema unseres Buches gewesen, erlauben hingegen Einblicke auf die Rückseite. Da die Schizophrenie die schwerste aller psychiatrischen Erkrankungen ist, erlaubt sie auch den größten Einblick und den unheimlichsten. Wir werden durch sie unmittelbar gewahr, wie wir »funktionieren«, und sie sagt uns auch, wie sensibel stabil-labil-stabil unsere anthropologische Matrix aufgebaut ist.

Die Entwicklung des Schizophreniebegriffs im medizinhistorischen Verlauf

Wie alle psychiatrischen Krankheitsbilder ist auch die Schizophrenie nur ein Konstrukt. Allerdings ein sehr brauchbares. Dennoch ist sie in ihrer Begriffsbildung und in ihrem klinischen Inhalt das Ergebnis eines medizinhistorischen Prozesses. Dieser sei kurz nacherzählt. 1898 fasste Kraepelin verschiedene unsystematisch nebeneinanderstehende psychiatrische Krankheitsbilder in zwei Gruppen zusammen. Die eine war das »manisch-depressive Irresein«. Diese zeichnet sich als ihr Leitsymptom durch das Vorliegen von affektiven Störungen aus und wird heute als die bipolaren Erkrankungen bezeichnet, die wir schon in den vergangenen Kapiteln untersucht haben. Kraepelin, der als Erster wissenschaftliche Langzeituntersuchungen an psychiatrischen Patienten durchführte, hatte beobachtet, dass bestimmte, vor allem durch depressive oder manische Symptome sich auszeichnende Erkrankungen gut rückbildungsfähig waren, häufig eine günstige Entwicklung nahmen und eine Gesundung stattfinden konnte. Die andere große, von ihm klassifizierte Krankheitsgruppe nannte er die »Dementia praecox«. Diese verlief häufig klinisch stiller, war langsam fortschreitend und sollte eine schlechtere Prognose aufweisen und schließlich in einer »Verblödung« bzw. Demenz münden. Leitsymptome waren hier eher psychotische Symptome wie Stimmenhören oder Wahnvorstellungen. 1911 erfuhr die Dementia praecox dann eine grundlegende Theoriemodifikation durch die Arbeiten von Egon Bleuler.[84] Dieser erfand den Begriff der Schizophrenie, da er nicht an eine in eine Demenz mündende Intelligenzminderung der Patienten im Längsverlauf glaubte. Er unterstrich auch nicht die klinisch offensichtlichen Produktivsymptome wie Stimmenhören oder Verfolgungswahn. Seiner Ansicht nach stand hinter den klinisch gut diagnostizierbaren Symptomen eine grundsätzliche Störung, die die Produktivsymptome meistens, aber nicht zwingend hervorruft. Vielmehr erfand er einen Begriff, der deutlich machen sollte, dass die hier einzuordnenden Krankheitsbilder durch eine Spaltung verschiedener psychischer Funktionen hervorgerufen werden:

» ... ist die Krankheit einmal ausgebrochen, so verliert die Persönlichkeit ihre Einheit; bald repräsentiert der, bald jener psychische Komplex die Person: die gegenseitige Beeinflussung der verschiedenen Komplexe und Strebungen ist eine ungenügende oder geradezu fehlende; die psychischen Komplexe fließen nicht mehr wie beim Gesunden zu einem Konglomerat von Strebungen mit einheitlicher Resultante (sic) zusammen, sondern ein Komplex beherrscht zeitweilig die Persönlichkeit, während dessen andere Vorstellungs- oder Strebungsgruppen ›abgespalten‹ und ganz oder teilweise unwirksam sind.«[85]

Weitsichtig sprach er auch von der »Gruppe der Schizophrenien« und unterstrich damit die Heterogenität des Krankheitsbildes. Zu den Merkwürdigkeiten von Bleulers Buch gehört, dass sich der Autor mit seinem Krankheitskonstrukt, auf das sich die biologische Psychiatrie im weiteren Verlauf der nächsten fast hundert Jahre beziehen wird, auf einen Mann und sein Werk beruft, welchem die biologische Psychiatrie vor allem in Deutschland im Geschichtsverlauf feindselig diametral gegenübersteht. Im Vorwort heißt es: »Ein wichtiger Teil des Versuches, die Pathologie [der Dementia praecox] weiter auszubauen, ist nichts als die Anwendung der Ideen Freuds auf die Dementia praecox. Ich denke, jedem Leser wird ohne weiteres klar sein, wie viel wir diesem Autor schulden, auch wenn ich dessen Namen nicht überall ausführe.«[86] Zumindest die deutsche Psychiatrie verlor vollkommen das Interesse an innerpsychischen Vorgängen der Patienten, wie es in einer freudschen Denk- und Arbeitsweise selbstverständlich geworden wäre, und zog sich immer weiter von der Subjektivität der Patienten in eine scheinbar viel bedeutsamere Objektivität des ärztlichen Beobachters zurück. Dies erreichte seinen vorläufigen, klinisch relevanten Diagnosehöhepunkt mit den Arbeiten Kurt Schneiders, der 1955 sein berühmtes Lehrbuch *Die klinische Psychopathologie* vorlegte. Mit seiner Unterteilung psychopathologisch schizophrener Symptome in Symptome ersten und zweiten Ranges legte er den Grundstein operationalisierbarer Diagnosemerkmale und -kriterien, auf dem schließlich in den 1970er-Jahren die ICD 10 erbaut wurde. Wie sich die Schizophrenie *zeigt*, ist damit sehr gut beschrieben, was sie hingegen »ist«, wird nicht entschlüsselt. Dem wollen wir uns jetzt zuwenden.

Die menschliche Schizophrenie-Potenz: Wenn das Ich am Ereignis zerfällt

In den vergangenen Kapiteln haben wir die affektiven Erkrankungen betrachtet und gesehen, dass sie jeweils Folge einer bestimmten Bühnenimplosion sind, deren Ergebnis der Verlust einer bestimmten, Halt gebenden Seinsstruktur ist. Nach und nach brechen die Haltegriffe weg, mit deren Hilfe der Gesunde unbekümmert sein Leben fristet und dabei ihre Stabilität naiv überschätzt. Auch die Schizophrenie entfaltet sich auf den bekannten Seins-Bühnen, die der Mensch um sich herum entwirft. Sie implodieren bei dieser Erkrankung aber nicht, sondern explodieren. Psychotisch werden heißt, Fusionskonfusionen des Seins auf einer oder mehreren Seins-Bühnen ertragen müssen, obwohl dies eigentlich unerträglich ist. Was psychotisch erkrankte Menschen auf sich nehmen, gleicht einem Höllentrip zum absoluten Nullpunkt der Sinnhierarchien. Selbst dem, der wieder in die Halt gebende Sinnhierarchie zurückkehrt, hängt oft lebenslänglich das Kainsmal an: »Ich weiß, dass ich mir etwas vormache.« Wer das erlebt hat, der kann nicht mehr zur unbekümmerten Geschäftigkeit der Alltagsmenschen zurückkehren. Bei keiner psychiatrischen Erkrankung ist die Suizidrate im Längsverlauf so hoch wie bei der Schizophrenie. Am gefährdetsten sind die Betroffenen nicht im akuten Schub, sondern in der Phase der Besserung, wenn die produktiv psychotischen Symptome rückläufig oder bereits ganz verschwunden sind und der Lebensfaden eigentlich wieder aufgenommen werden könnte. Die oft diagnostizierte postpsychotische Depression wird vor allem gespeist aus der Frage: »Und danach?« Wie kann man als aus dem Psychosevietnam zurückgekehrter Veteran an der Heimatfront unbekümmert weitermachen? Man hat doch gesehen, dass alles, selbst man selbst, nur eine Fata Morgana ist, eine Luftspiegelung, flüchtig wie der Schatten eines Hauchs.

Wie in den vorangegangenen Kapiteln wollen wir uns dem Themenfeld Schizophrenie annähern, indem wir das psychotische Feuer jeweilig thematisch gebunden an die verschiedenen Außenbühnen und die Innenraumbühne betrachten. Dass es dabei um Bühnenexplosionen geht, die den Erkrankten mit einer bestimmten Bühnenthematik fusionieren lassen, wurde bereits angedeutet. Die Fusionskonfusion entsteht dadurch, dass das Seelenlabyrinth selbst es ist, das die Welt entwirft und zur immanent erscheinenden Geltung bringt. Alles, was wir wahrnehmen – das zeigen, wie wir sehen werden, die schizophrenen Symptome –, ist aber nur eine aus uns heraus in die Welt geworfene Projektion der draußen stattfindenden Interaktionen, und die können mehr sein als das, was wir wahrnehmen, und sie können ebenso weniger sein. Eine der großen Leistungen des menschlichen Gehirns besteht dabei darin, dass es aus der Fülle an Informationen, die es verarbeitet, grundsätzlich sortieren und unterscheiden lernt: Was bin ich und was ist nicht ich. Dies erscheint uns selbstverständlich, aber nur deshalb, weil wir an diese Leistung des Gehirns so sehr gewöhnt sind. Ähnlich wie uns das Leben auf der Erde mit seinen Schwerkraftverhältnissen selbstverständlich erscheint, wir kennen ja keine anderen, erscheint uns die Divergenz zwischen Ich und dem Rest selbstverständlich. Erst wenn Menschen in Raumkapseln die Erde verlassen und sich weltraumkrank in der Schwerelosigkeit bewegen müssen, erlangen sie eine Anschauung über die Nichtselbstverständlichkeit der Schwerkraft und ihrer Kostbarkeit. Nur wer im Psychosevietnam war, weiß um die innersten Dinge. Wenn wir zuhören, was psychotische Menschen uns berichten, können wir von ihnen verstehen lernen und die Nichtselbstverständlichkeit unserer Ich-Schwerkraft würdigen lernen.

Komprimiert lautet die Botschaft: Wenn wir den Eindruck gewinnen, dass die Welt anschaulich in uns aufgenommen wird, ist es eigentlich immer so, dass wir die Welt aus uns heraus nach unseren Vorstellungen konstruieren. Der Projektionscharakter wird aber erst dann deutlich, wenn die Projektionsqualität zusammenbricht, was dann in der psychopathologischen Terminologie »psychotisch« genannt wird. Dann wird noch so viel erfunden, dass ich da bin, aber das Gegenüberstehende fällt in mich hinein und fusioniert mit mir, die Ich-Welt-Diskrepanz geht damit verloren. Das Gehirn ist nicht mehr in der Lage, die zu verarbeitenden Informationen stimmig zu sortieren. *Die Trennung von mir und dem Übrigen, was ist, war immer eine Illusion, sie kann in der Psychose nun nicht mehr erfolgreich generiert bzw. »erfunden« werden.* Die höchste Fusionswahrscheinlichkeit besteht mit jenen Außenteilen, mit denen ich von meiner Veranlagung her Serienschaltungskompetenz habe, mit den anderen Menschen. Aber wir wollen doch strukturiert vorgehen und betrachten wieder die Bühnen von außen nach innen.

Fünfte Außenraumbühne

Mit dem ersten Draußensein beginnt die permanente Arbeit eines Menschen an der stufenweisen Eroberung der Außenraumbühnen. Die Ergänzer sind dem Kind der Weltfilter, der nur so viel zu ihm durchlässt, dass es sich geborgen und seinen Möglichkeiten entsprechend gefordert fühlen kann. Ergänzerfunktionen immer gewichtiger in sich selbst verankern können, ist die permanente Lebensaufgabe, die letztlich einer Arbeit an der permanenten Selbststabilisierung gleicht. Wie wir anfänglich zu den Eltern hinaufblicken, blicken wir auf der fünften Außenraumbühne stehend permanent nach oben und fühlen uns in einem Sinnraum zeltförmig geborgen, der zwar von real existierenden Ergänzern frei ist, für die meisten Menschen aber immer noch im Ergänzerecho der ersten Außenraumbeziehung steht: Der allmächtige Gott, der unendlich gütige Gott, der strafende Gott, der Er-hält-mir-die-Kränkung-der-Sterblichkeit-vom-Halse-Gott. Seit der aufklärerischen Säkularisierung ist der Sinnraum theoretisch mit allem auffüllbar, was dem Leben einen letzten Sinn geben kann: das Schicksal, das Karma, die Wiedergeburt, das Kunstschaffen, das Kollektiv, die Errettung der Welt vor der ökologischen Klimakatastrophe, der Glaube an die Evolutionstheorie – all das sind Spielarten einer Sinnstiftung, ohne die ein Mensch nicht leben kann. An ihnen hängt das Leben wie an einem Faden, der der erste ist und der letzte.[87]

Entzündet sich hier das psychotische Feuer, geht es sofort existentiell um alles und nichts und somit um das große Ganze. Ungetrennt von mir fallen Notrufe aus dem Sinnraum in mich hinein. Die Weltkatastrophe steht unmittelbar bevor. Während die anderen taub sind und die Zeichen nicht zu deuten wissen, bin ich der Eingeweihte der Apokalypse und vielleicht ihr Erlöser. Ich bin die Summe von allem, was ist, und damit bin ich das Ganze und gleichzeitig nichts. Mir bleibt nichts mehr verborgen und ich kann mich vor nichts mehr verbergen. Die vage Selbstrealisation des drohenden Ich-Untergangs wird in die Welt projiziert.

Fallbeispiel: Ein zwangsweise in die Behandlung gebrachter junger Mann betritt in Begleitung der Polizei die Station. Er war auffällig geworden, da er mitten auf einer sehr belebten Straßenkreuzung stehend versucht hatte, den Verkehr zu regeln. Auf meine Frage, wie er heiße, antwortete er: »Ich bin die ganze Welt!« Daraufhin griff er in seine Jackentasche, nahm seinen Personalausweis heraus, sah in an und zerriss ihn mit den Worten: »Ich bin tot!«

Vierte Außenraumbühne

Wer mit anderen Artgenossen sprachlich interagiert, fragt sich permanent: »Was reden die anderen über mich? Wie bewerten sie mich?« Explodiert diese Bühne, fusioniert der Mensch mit dem unsichtbaren Abstimmungsraum, in dem die anderen ihre geheime Wahl über mich durchführen. Ich lausche in den Abstimmungsraum und höre sie sprechen. Wie sie über mich reden, wie sie mein Handeln kommentieren, wie sie mir drohen. Wie sie versuchen, mich zu lenken. Wie mein Privatkern offen vor ihnen liegt und sie mit ihren Beobachtungen darin spazieren gehen können. Wie sie mich ausspähen, mit Kameras, mit Abhörwanzen, mit elektronischen Geräten.

Fallbeispiel: Eine 45-jährige Frau kommt zum wiederholten Male als Selbsteinweiser in das Krankenhaus und bittet um Behandlung. Seit einigen Wochen seien die Nachbarn wieder hinter ihr her. Sie höre sie durch die Wände über sie sprechen. Sie redeten miteinander über sie und beschimpften sie. Ihr Handeln werde von ihnen kommentiert. Gedanken würden ihr von den Nachbarn aufgezwungen, wie ein offenes Buch könnten sie in ihr lesen. Die eigene Wohnung sei gespickt mit Überwachungskameras, nirgends sei sie mehr sicher. Zuletzt habe sie nur noch im völlig verdunkelten Badezimmer duschen können, aus Angst, sonst von den verborgen bleibenden Beobachtern gesehen zu werden. Sie brauche einen Ort, wo sie Schutz finden könne, und sie wisse aus den Voraufenthalten, dies könne nur das Krankenhaus sein. Krank sei sie aber nicht, das Problem seien allein die Nachbarn und deren bösartige Heimtücke.

Dritte Außenraumbühne

Endlich zeigt ihr euch. So seht ihr also aus. Ihr umstellt mich, ihr geht mir nach, ihr wartet vor meinem Haus. Ihr steckt die Köpfe zusammen, lacht über mich, zeigt heimlich mit Gesten in meine Richtung. Ich höre euch doch über mich sprechen, aber vor allem teilt ihr euch ohne Worte mit, die braucht ihr nicht dazu, wenn ihr mir nachstellt. Ihr seid in so enger Serie, dass Worte überflüssig werden, und meine Serienschaltung habt ihr nicht nötig. Dein Gesicht sagt mir, dass du in meinen Kopf blickst und dich dort besser auskennst als ich selbst. Ihr wisst alles über mich, da ihr schon überall wartend seid, obwohl ich noch gar nicht weiß, dass ich nach dort unterwegs bin. Was wollt ihr von mir? Alles, was ist, zeigt in meine Richtung, aber warum?

Fallbeispiel: Ein Mann, der nach einem Konflikt am Arbeitsplatz psychotisch geworden war, berichtet über eine zunehmende Überwachung in den letzten Wochen durch seine Arbeitgeber. Zuerst hätten sich die direkten Kollegen merkwürdig benommen. Sie hätten angefangen, hinter seinem Rücken zu reden und ihn auszugrenzen. Auf dem Nachhauseweg habe er dann zunehmend den Eindruck, schließlich die Gewissheit erlangt, verfolgt zu werden. Der Arbeitgeber habe wohl eine Detektei beauftragt, ihn zu überwachen. In der

U-Bahn oder bei der Busfahrt habe er genau gesehen, wie bestimmte Personen neugierig zu ihm herübergesehen hätten. Diese seien dann auch häufig genau mit ihm ausgestiegen, wohl um ihn weiter zu beobachten. Schließlich hätten sie ihm bereits morgens vor der Haustüre aufgelauert. Der Verfolgerkreis sei immer enger geworden, vom Nachbarhaus aus sei er schließlich auch noch beobachtet und bespitzelt worden. Mit immer raffinierteren Methoden habe man ihm nachgestellt. Nun könne er nicht mehr und brauche Hilfe.

Zweite Außenraumbühne

Ich sehe euch nicht mehr, aber alles um mich herum, alles, was daliegt und dasteht, ist von euch vergiftet. Keinem Ding kann ich mehr trauen, nichts ist wirklich frei von eurer Kontaminationsdämonie. Alles, was um mich ist, zerstört mich, will in mich hinein. Um mich liegt ein Minenfeld aus scheinbar harmlosen Sachen, die sich nur harmlos geben, aber mit euch unter einer Decke stecken. Ihr seid mit eurer Macht unmittelbar an mich herangerückt, ich bin umzingelt bis auf den letzten Meter.

Fallbeispiel: Ein vollkommen verwahrloster, extrem abgemagerter Mann mit langem Bart und verfilzter Löwenmähne wird in Polizeibegleitung in die Klinik gebracht. Er spricht kaum und nimmt von sich aus keinerlei Kontakt auf, auch dargereichte Nahrung nimmt er nicht an. Er steht, teilweise stundenlang, nur da, geht dann wenige Schritte und verbleibt wieder über Stunden alles um ihn herum beobachtend auf seinem Posten. Nach eingeleiteter psychopharmakologischer Behandlung ist er nach einigen Tagen in der Lage, mit uns, den Behandlern, zu sprechen, entwickelt schließlich mehr und mehr Vertrauen und kann bald Auskunft über seine Erlebnisse geben. Im Laufe seines vieljährigen, unbehandelt gebliebenen Psychoseprozesses hatte er die wahnhafte Gewissheit entwickelt, vom Geheimdienst einer ausländischen Macht überwacht zu werden. Dabei waren seine Verfolger in seinem Erleben schließlich in seine Wohnung eingedrungen und hatten Schritt für Schritt die verschiedenen Räumlichkeiten mit Gift kontaminiert. Nach und nach konnte er einen Raum nach dem anderen nicht mehr betreten und zog sich schließlich in die Ecke seiner Küche zurück, die den letzten sicheren Raum bildete. Dort kauerte er wochenlang, sich durch Leitungswasser vor dem Verdursten rettend, auf dem Boden, drohenden Stimmen lauschend und ausgeliefert. Schließlich alarmierten die Nachbarn den Vermieter aufgrund des entstandenen üblen Geruchs. Bei der Wohnungsöffnung durch die Polizei bot sich dieser ein schauriges Bild.

Erste Außenraumbühne

Ich stehe keinem Ding mehr gegenüber. Die Welt ist mir eine Zwangsjacke, die mir keinen ungefährdeten Raum mehr lässt. Ich kann mich nicht mehr bewegen. Mir bleibt kein Freiheitsraum im Außen. Ich verweigere alles, weil alles gegen mich ist. Ich nehme nichts mehr von der Welt, keine Nahrung, keine Kommunikationsaufforderung, keinen Blick nehme ich mehr auf. Ich gebe nichts mehr in die Welt, scheide nichts mehr aus, spreche nicht, setze nichts mehr ab. Mein Ich zerfällt an euch, und ihr seid nur noch eins.

Wo kein Mauseloch mehr bleibt, sich vor dem großen, furchtbaren Außen zu verbergen, bleibt nur noch die Unbeweglichkeit und das Verbergen in der Schweigsamkeit. Der letzte Fluchtort gleicht in seiner Funktionsfähigkeit quasiuterinen Seins der Frühzeit des Werdens. Die psychotische Bühnenexplosion im Außen wirft mich zurück in die Reifungszeit, mit der alles begann.

Innenraumbühne

Das Gehirn projiziert nicht nur die Welt um uns herum, sondern auch uns selbst: Dies ist mein Leib, über dessen Meinhaftigkeit es keinen Zweifel gibt. Im Kreuzfeuer der Blicke halte ich meine Gesichtsmaske hoch, hinter die mir keiner blickt. Dass ich eine Einheit bin, ist selbstverständlich.

Die Weltverständnisbasis, von der aus wir unsere Expedition in das Unternehmen Leben wagen, ist die Überzeugung, dass wir wir selbst sind und tatsächlich so existieren, wie wir uns wahrnehmen. Die Wahrnehmung unserer eigenen Meinhaftigkeit ist aber nur eine Illusion. Das Gehirn schafft eine Entitätsillusion über uns selbst, die so echt wirkt, dass jeder auf sie hereinfallen muss – jeder, bis auf die Menschen, die psychoseerfahren sind. Zerfällt die letzte Illusionsbastion, nämlich das eigene Erleben, Realität zu sein, so explodiert die letzte Weltbühne und die Innenraumbühne fusioniert mit der Welt: Dies ist nicht mein Leib. An der Euerhaftigkeit dessen, was ich für das Meinige hielt, gibt es jetzt keinen Zweifel mehr. Meine Gedanken sind von euch gemacht, meine Bewegungen sind von euch gemacht, das Außen geht in mir spazieren und übernimmt die Regie. Ein letzter Kern von Ich beobachtet noch, wie das, was ich für das Meinige hielt, von euch übernommen wird. Strahlen dringen in mich ein, etwas wandert in mir herum. Ich registriere nur noch, ich handle aber nicht mehr, das macht jetzt ihr. Der letzte Rest von Ich hat nichts mehr zu entscheiden, ich sehe zu, wie ich mich auflösend untergehe, sehe zu, wie das Ich am Ereignis zerfällt …

Psychose: Das Gehirn im abgesicherten Betriebssystem

Wir wollen noch einmal zusammenfassen: Das Gehirn entwirft die Welt und schafft sich eine Weltillusion einschließlich der eigenen Existenz und Ich-Zentrierung. Damit navigiert das Gehirn durch das soziale Miteinander und somit durch die belebte und unbelebte Welt da draußen. Die Bühnenstaffelung gewährt Halt, wo eigentlich gar kein Halt ist. Seelische Stabilität bedeutet in hohem Maße, sich etwas erfolgreich vormachen zu können und dem eigentlichen Nichts eine Illusionsrealität entgegenzusetzen, die nicht ganz falsch ist, aber auch nicht ganz richtig.

Eindeutigkeiten von der Welt und sich selbst erfinden, die das Leben erleichtern und ihm den nötigen Auftrieb geben, in diese Fähigkeit hat die Evolution viele Millionen von Jahren investiert, und viele Jahre des Heranwachsens brauchen wir, um diese evolutionäre Vorgabe mit individueller Erfahrung auszufüllen und zu realisieren. Wir teilen dazu die Welt in Räume ein, die wir als Raumbühnen bezeichnen, die bestimmte Inhalte aufweisen, eine bestimmte Distanz zu uns besitzen und bestimmte Gefahren- und Erlösungsmomente bergen. Das »schizophrene« Gehirn tut nichts anderes als das, wofür es evolutionär gebaut ist. Es tut es nur ungeschminkt. Die Puzzleteile der Weltinterpretation sind beim Gesunden so passgenau, dass eine vermeintliche Ganzheit entsteht und eine Trennung von mir und dem Rest. Kommt es zu Fugentrennungen des Puzzles, drehen sich die meisten Puzzleteile um und eins oder mehrere der Puzzleteile liegen alleine da und die Weltinterpretation reduziert sich einengend und mit übermächtiger Dringlichkeit auf sie. Krankhaft ist nicht das jetzt oben liegende Puzzleteil, sondern die Unfähigkeit, die anderen Puzzleteile wieder auf die Vorderseite zu drehen und alles miteinander zu einem Bild zusammenzufügen. *Das Gehirn ist nur noch in einem »abgesicherten Modus«*[88] *unterwegs mit eingeschränkter Funktionalität, die pseudogefahrenreaktiv ist und angstgetriggert Sinn machen würde, wäre die Gefahr tatsächlich im vermuteten Ausmaß da.*

Der Hauptdenkfehler der Psychiatrie besteht bis heute darin, den abgesicherten Modus und seine Funktionskapazität für eine Krankheit im engeren Sinne, vergleichbar mit den somatischen Erkrankungen, zu halten. Die Brille des medizinisch-psychiatrischen, pathologieorientierten Einteilungseifers verdunkelt den Durchblick auf das Wesentliche: nämlich auf die eigentlich naheliegende Erkenntnis, dass das, was mit der Schizophrenie als Symptomkomplex beschrieben wird, einem speziellen abgesicherten Gehirnmodus gleicht, der ebenso nützlich ist wie der abgesicherte Modus Ihres Computers. Hier wie dort ermöglicht die Konzentration des »Betriebssystems« auf das Wesentliche, nämlich die vermutete Gefahr, die Erhaltung der Lauffähigkeit. Erst wenn die Gefahr verstanden und in aller Deutlichkeit aus dem Schutz des abgesicherten Modus heraus in Augenschein genommen wird, kann sie auch angegangen und unter Umständen bewältigt werden. Für den schizophren Menschen heißt das: Erst wenn alles Bedrängende, Eindringende, mit mir Fusionierende an mir vorbeigezogen ist, kann ich es wieder wagen, den abgesicherten Modus zu verlassen und mich der Welt zuzuwenden.

Die Grundstabilität des menschlichen Betriebssystems, welches wir auch unter dem Begriff der anthropologischen Matrix kennengelernt haben, variiert von Mensch zu Mensch und hängt eng zusammen mit den individuellen Erfahrungen, die wir auf unserem Lebensweg machen. Sehr früh erlittene mangelhafte Ergänzerfunktion und frühe Schwersttraumatisierungen erhöhen die Verletzlichkeit, die Vulnerabilität des Betriebssystems und die Gefahr, unter sozialem Gefahrenstress in den abgesicherten Psychosemodus herunterschalten zu müssen. Neben diesen psychologisch bedingten Stabilisierungsschwächungen spielen nicht selten auch substanzielle Störungen der Gehirnfunktion eine Rolle. Cannabis beispielsweise vulnerabilisiert das Gehirn eines jungen Menschen teilweise extrem und kann psychotische Symptome, psychotische Betriebsstörungen provozieren. Darüber hinaus sind unser Gehirn und seine Leistungen so komplex, dass es auch aus Gründen der individuellen Wahrscheinlichkeitsrechnung bezogen auf möglicherweise lauernde Gefahren zu einer psychotischen Krise kommen kann. Die den Psychiatern bekannte Tatsache, dass kulturübergreifend von hundert Menschen statistisch gesehen einer einmal in seinem Leben eine Psychose erleidet, ist unter Umständen auch darin begründet, dass eine so komplizierte Struktur wie das menschliche Gehirn bei hundert Aufbauversuchen einmal an der Komplexitätsausbildung »scheitert« und nicht ausreichend stabil gestaltet werden kann, um eine stimmige Gefahrenberechnungsfähigkeit zu erlangen. Psychotische Fehlberechnungen in Schwellensituationen des Lebens, an deren Übergänge neue Gefahren auftauchen, sind dann die Folge.

Der hier unterstellte Denkfehler der Psychiatrie, der in der Interpretation psychotischen Geschehens am schwerwiegendsten ist, aber eigentlich für alle Krankheitsbilder gilt, beruht, wie schon mehrfach gesagt, auf der mangelnden Frage nach der Funktionsweise im Gesunden und auf der schon in der Einleitung behaupteten Erkenntnisphobie innerhalb der Psychiatrie. Wer als sich einlassender Behandler nach seiner Begleitungsteilergänzerfunktion eines psychoseerkrankten Patienten von der Stippvisite aus dem Psychosevietnam eines anderen an die Heimatfront zurückkehrt, der kann, wenn er die Augen öffnet, auch nicht mehr ganz unbekümmert weitermachen, als wäre nicht auch in seinem Leben etwas geschehen. Aber wer will schon in den Abgrund schauen und sehen: Das dünne Seil, auf dem ich über ihn hinwegtänzle, ist gar nicht existent?

Nachüberlegungen

Die Bedeutung für das Menschenbild des beginnenden 21. Jahrhunderts

Damit ist unsere Reise durch das weite Feld der Menschwerdung zu Ende. Wir waren Zeuge, wie sich in einem gewaltigen, viele Millionen Jahre dauernden Anlauf unsere menschlichen Eigenschaften vorbereitet haben, wie sie nach diesem Anlauf in der Individualentwicklung eines jeden von uns zum Sprung ansetzen und schließlich zu einem riskanten persönlichen Höhenflug werden. Der persönliche Höhenflug ist dabei nur machbar geworden durch den ungeheueren Anlauf, den die Evolution ermöglicht hat. Kein anderes Tier springt höher oder weiter als der Mensch. Kein anderes Tier ist wie der Mensch in der Lage, von seinen evolutionären Möglichkeiten wegzuspringen. Wir können durch Technik unsere Sinne verfeinern, z.B. elektromagnetische Wellen darstellen, die wir von unseren evolutionären biologischen Voraussetzungen her gar nicht »empfangen« können. Wir können uns von unserem angestammten Biotop, der Erde, lösen und in das Weltall hinausfliegen, bis zum Mond und zurück. Wir können von der Welt viel mehr verstehen, als notwendig ist, um zu überleben, und wir können mit diesem Wissen viel Gutes tun, wie die wissenschaftliche Entdeckung beispielsweise von Penicillin zeigt. Paradoxerweise zerstört dieses Wissen gleichzeitig wertvolles menschliches Leben, wie die Weltkriege einschließlich der Atombombenabwürfe über Hiroshima und Nagasaki verdeutlichen.

Und dennoch ist der Mensch trotz seiner immensen Sprungweite verwurzelt in und abhängig von seinem evolutionären Anlauf und von diesem nicht gänzlich frei.

Kein Mensch ist frei von seiner Geschichte. Weder von seiner individuellen, noch von unserer gemeinsam geteilten evolutionären Historie. Beide verschränken sich in uns zu einer unserer Art eigenen

Wechselwirkung und verschmelzen zu etwas Einzigartigem. Jeder Leser dieses Buches ist ein Original. Aber jeder Leser dieses Buches ist auch in den entscheidenden Funktionsweisen identisch mit allen anderen Lesern. Diese Funktionsweisen darzustellen, ihre ansonsten lautlose Arbeit offenzulegen, war das Thema dieses Buches. *Die Funktionsweise des Menschen offenbart sich, wie wir gesehen haben, in den psychopathologischen Phänomenen, wie sie in der psychiatrischen Arbeit beobachtet werden. Sie sind Chiffren einer hoch komplizierten biologischen Struktur, eines biologischen Superrechners, der wunderbare Leistungen erbringt, aber eben auch Fehlerpotenzen hat. Eine Systematik der Fehleranalysen, also der psychopathologischen Auffälligkeiten, ermöglicht, Fragen zu beantworten nach dem generellen Strukturaufbau des Superrechners und seiner Funktionsweise im fehlerfreien Betriebsmodus.*

Zwangsarbeiter in den Steinbrüchen des Lebens

Wenn Menschen krank werden, sind sie unmittelbar mit den Stützpfeilern ihres Seins konfrontiert. Das gilt für körperliche Erkrankungen wie auch für psychische.

Beide führen den Menschen in die Fragwürdigkeit und Fragilität seiner Existenz hinein und beenden zumindest kurzfristig das unbeschwerte, gesund naive »Weiter so«, das die Normalität kennzeichnet. Es entsteht unweigerlich eine Distanz zum Bisherigen des Alltags, eine schmerzliche Entfremdung von sich, von den bisherigen Lebensgewohnheiten und von den anderen Menschen. Mit dieser Distanz wird ein neuer Blickwinkel aufgezwungen, mit allen Gefahren und Möglichkeiten, die ein neuer Blickwinkel immer mit sich bringt. So gesehen sind Menschen, die in eine psychische Krise hineinstürzen, Zwangsarbeiter. Sie sind gezwungen, sich mit Angelegenheiten des Menschseins auseinanderzusetzen, von denen der noch Gesunde nur eine implizite Anschauung besitzt, aus der er seine eigentlich naiv begründete Unbeschwertheit speist. Psychisch Kranke leisten Zwangsarbeit in den Steinbrüchen des Lebens und benötigen bei der Explizitwerdung der anthropologischen Funktionsweise Begleitung und Unterstützung von anderen Menschen. Psychiatrische Arbeit, wie auch die ganze Gesellschaft, kann nicht einfach an diesen Sinnfragen vorbeigehen und sie ausschließlich als Symptome diskriminieren. Und mit den Symptomen auch die von ihnen betroffenen Menschen. Psychiatrische Arbeit muss sich, jedenfalls dann, wenn sie sich selbst ernst nimmt, auch mit dem Menschsein generell beschäftigen. Sie muss Antworten darauf finden, was der Mensch eigentlich ist und wie er sich verstehen kann.

Die Psychiatrie ist als Fachdisziplin aus der Philosophie erwachsen. Durch ihren unbedingten Ehrgeiz, eigenständig zu werden, wurde diese Verständniswurzel in einem fast zweihundertjährigen Verleugnungsprozess allerdings fast vollständig abgeschnitten. Psychiatrische Wissensanhäufung ist aber nicht nur medizinisch-naturwissenschaftliche Erkenntnissammlung. Sie ist auch, wenn sie die Kraft dazu aufbringt, naturalistische Philosophie. Naturalistische Philosophie bezogen auf ihre theoretisch möglichen Erkenntniskompetenzen, mögen diese auch noch so schwer zu tragen oder zu ertragen sein. Und gleichzeitig ist psychiatrische Arbeit immer praktische Lebensphilosophie. Praktische Lebensphilosophie bezogen auf ihre therapeutischen Möglichkeiten und Absichten. Sie könnte deshalb als einzige naturwissenschaftliche Disziplin in der Lage sein, realistische Modellvorstellungen zu entwerfen, die Auskunft in Selbsterkenntnis- und Selbststabilisierungsfragen des Menschen geben, von denen letztlich jeder profitieren kann.

Dazu benötigt die Psychiatrie einen Verständnishintergrund, der einerseits naturwissenschaftlich fundiert ist und andererseits es auch erlaubt, aufgrund seiner Rahmenweite die unterschiedlichen Erkenntnisprozesse der psychiatrischen Tradition in sich aufzunehmen. Hierzu bietet sich, wie wir gesehen haben, die Evolutionstheorie an. Evolutionstheoretische Überlegungen sind die Brücke, die die Psychiatrie benötigt, um in einen Erkenntnisraum vorzustoßen, in dem die einzelnen, parallel arbeitenden psychiatrischen Modellvorstellungen in einem einzigen Integrationsmodell zusammengefasst werden können.

Ein solcher Modellentwurf wurde hier versucht.

Die schlechte und die gute Nachricht

Das Seelenlabyrinth ist ein Modell, welches zeigen kann, dass das menschliche Sein einem Phasenraum unterschiedlicher Ausdrucksweisen gleicht, in den die Betriebsstörungen namens Psychopathologien unweigerlich hineingehören. Sie gehören aufgrund unserer evolutionären Entstehung und unserer enormen Lernfähigkeit, die sich in jedem Menschen verschränken, als Risikooption unabwendbar zu uns, weshalb kein Mensch frei von der Gefahr ist, psychopathologisch zu dekompensieren. Das Seelenlabyrinth weist dabei Funktionsstrukturmerkmale auf, die auf den unterschiedlichen Ebenen der Welt- und Selbstinterpretation zur Anwendung kommen. Die Fehlermöglichkeiten, die sich in ihrer Dringlichkeit unterscheiden, geben einen Inneneinblick in die Arbeitsweise des menschlichen Gehirns. Viele dieser Arbeitsweisen sind Zitate unserer evolutionären Wegstrecke hin zum Menschen, einige sind proto- und humanspezifische Errungenschaften unserer eigenen Art. Allen ist gemeinsam, dass sie jeweilig durch einen enormen Lernanteil in der Individualentwicklung ergänzt werden und dies mit ihrer Treffsicherheit und ihrer Fehlerbereitschaft beim Kontakt mit der Welt in Verbindung steht.

Dies ist die schlechte Nachricht dieses Buches. Zu erkennen, dass die Fragilität, die man bei anderen beobachten kann, auch in einem selbst lauert, ist sicherlich keine frohe Botschaft. Zu erkennen, dass unser Gehirn ein Illusionsprojektor ist, der nicht nur die Welt um sich herum (bei gesunder Funktionsweise realitätsnah) erfindet, sondern auch die eigene Existenz, und dass das eigene Sicherleben nichts anderes ist als eine Illusionsprojektion, hört man sicherlich nicht gerne und schreckt vielleicht auch den einen oder anderen ab und verursacht wohl deshalb einen einzuhaltenden Sicherheits- und Erkenntnisabstand, der die offensichtlichen Tatsachen verleugnen hilft. Die Ambivalenz gegenüber der Psychiatrie und den psychischen Erkrankungen im Allgemeinen liegt in der Ahnung begründet, dass psychisch Kranke mehr über uns verraten, als uns lieb ist.

Und die gute Nachricht? Die gute Nachricht lautet: Es gibt keine gute Nachricht. Oder anders ausgedrückt: Damit ist kein Versprechen verbunden, keine unmittelbar wirksame Lehre welcher Couleur auch immer.

Was hier betrieben wurde, ist demnach psycho-sozio-philosophische Grundlagenforschung. Grundlagenforschung entzieht sich, wenigstens dann, wenn sie seriös auftritt, den Fragen nach unmittelbarer Anwendbarkeit. Es geht in diesem Stadium um Erkenntnis, noch nicht um Wissensgebrauch. Grundlagenforschung ist auch immer dem aktuellen gesellschaftlichen Mainstream und vor allem seinen Selbsttäuschungs- und Selbstberuhigungsreflexen voraus.

Diese stehen jetzt auf dem Spiel.

Anhang

Danksagung

Ein Buch zu schreiben gleicht eigentlich einer Donquichotterie. Dieses Buch wäre ohne verschiedene Menschen nicht möglich gewesen. Jedem von ihnen bin ich zu ehrlichem Dank verpflichtet:

Herrn Dr. Hans-Peter Unger, der als mein Chef seit Jahren innere und äußere Türen öffnet.
Frau Dagmar Olzog vom Kösel-Verlag, die bereits nach wenigen Seiten Lektüre an das Manuskript glaubte.
Meiner Lektorin Heike Mayer, die viel Geduld, Sprach- und Motivationstalent und einen scharfen Verstand besitzt.
Meiner Kollegin und Freundin, der Kulturpädagogin Nicole Plinz, die den ersten Entwurf gelesen hat und deren Interesse und arbeitsreiche sowie hochkompetente Vorlektorierung mich überhaupt befähigten und ermutigten, das Projekt mit aller Kraft zu verfolgen.
Den Freunden Dorothee Gardzella, Günter Rammoser und Stefan Korn, die ebenfalls mit zahlreichen durchdachten Rückmeldungen die Verständlichkeit des Textes erheblich angehoben haben.
Schön, dass Freundschaft, Anerkennung und Kritik sich nicht ausschließen.
Doch vor allem meiner Familie gilt meine Verbundenheit. Meiner Frau Angela und unseren Kindern, denen ich den Löwenanteil der unangenehmen Seiten eines Buchprojektes wie Zeitverlust, schlechte bis üble Laune und innere Migration zugemutet habe. Danke, dass ihr mich getragen habt.

Anmerkungen

1 Ein hervorragendes Beispiel ist der deutsche Philosoph Thomas Metzinger, der in seinen Arbeiten zur Philosophie des Geistes mit Hilfe philosophischer und kognitionswissenschaftlicher Methoden eine Theorie zur Reflexibilität des Bewusstseins entwickelt hat. Dabei bezieht er sich auf neuropsychologische und psychopathologische Phänomene, wie sie von Psychiatern bei ihrer Arbeit gesehen und erlebt werden und leitet aus ihnen Gedanken über die allgemeingültige Funktionsweise des menschlichen Geistes ab. Vgl. Metzinger, Th.: *Being No One. The Self-Model Theory of Subjectivity*, 2003

2 Vgl. das erste in deutscher Sprache verfasste Buch zum Thema einer evolutionären Medizin: Ganten, D., Spahl, T., Deichmann, Th.: *Die Steinzeit steckt uns in den Knochen. Gesundheit als Erbe der Evolution*, 2009

3 Das 1991 auf deutsch erschienene Diagnosemanual mit internationalem Gültigkeitsanspruch, die ICD 10 (International Classification of Diseases 10), ersetzt weitgehend den vorher gebräuchlichen Begriff der »Krankheit« durch den der »Störung«. Damit sollte der rein deskriptive, nicht im Bereich der Krankheitsschwere gewichtende Ansatz dieser Diagnosehilfe unterstrichen werden.

4 Beachte: Die Evolutionstheorie beschreibt als Wissenschaftsnarration immer im Präteritum mit einem Erzählmantel aus Futur. Es gibt natürlich kein evolutionäres Vorhaben, keine Richtungstendenz, kein angestrebtes Ziel, wohl aber in der Verständnisrückschau, wie sie wissenschaftlich betrieben werden kann, ein angebliches evolutionäres »Gewollthaben«. Biologische Entwicklungsprozesse, über lange Zeiträume betrachtet, erscheinen dann aus unserer Zeitperspektive rückblickend zielorientiert und offensichtlich. Dabei sind die Entwicklungsprozesse, bezogen auf ein Individuum der Evolutionskette, ungerichtet und alles andere als offensichtlich. Sie sind vielmehr jeweilig zufällig. Die Gene desjenigen Individuums, das zufällig besser in die Welt passt, überleben eher als andere und werden mit einer höheren Wahrscheinlichkeit durch Reproduktion weitergegeben. Diesen komplizierten Sachverhalt muss man im Hinterkopf behalten, wenn gesagt wird, »die Evolution bewegt sich in diese Richtung«. Dies ist nur die Erzählform, der sich auch dieses Buch bedient, weil sie unserem zielgerichteten alltagspsychologischen Denken entgegenkommt. Jedes Individuum tritt allerdings im Evolutionsprozess auf der Stelle seiner Existenz – die Summe der Individuen aber kommt evolutionär voran. Dies gilt auch für die Gehirnentwicklung unserer Vorfahren. Über 3,6 Millionen Jahre verdreifachte sich dabei die Gehirngröße zu unserem heutigen Ausmaß. Jedes Individuum, das daran beteiligt war, war dies zufällig. Dass die Zunahme der Gehirngröße sich evolutionär durchgesetzt hat, wiederum, war kein Zufall.

5 Wenn alles gut geht, ist die Werbebotschaft ernst gemeint und der Ergänzer fühlt, was er meint, und meint, was er sagt. Wir ahnen bereits jetzt, dass die Komfortausstattungen der Rettungsboote (deren Anzahl deckungsgleich ist mit der Anzahl der menschlichen Bewohner dieses Planeten, denn jeder von uns hatte zu Beginn seines Lebens nachgeburtlich einen Ergänzer), sich empfindlich in ihren Ausstattungsniveaus unterscheiden. Vulnerabilität für Psychopathologie ist manchmal die Folge von rudimentären Rettungsereignissen zu Beginn. Wer nur teilweise in das Leben gerettet wurde, weil der Ergänzer zu Beginn nur zu reduzierten »Ergänzungen« in der Lage war, leidet im Lebensverlauf unter Umständen auf Kosten der Genussfähigkeit unter Verzerrungen der Lebensteilnahme. Dauerschwere herrscht dann statt Leichtigkeit, Pessimismus statt Optimismus, frühreife Ernsthaftigkeit statt Unbeschwertheit, funktionieren und kontrollieren statt sich treiben lassen. Betroffen sind Menschen, die als Kind schon wie Erwachsene handeln mussten und auf deren schmalen Schultern durch die Umstände viel zu früh erwachsene Last gehievt wurde. Es erfolgte eine Notreifung, die das Kindsein und seinen experimentellen Charakter empfindlich abkürzte. Es sind Erwachsene, die einen anrühren, weil man, bei all ihrer Haltung, die frühe Überschwere noch heute spürt.

6 Die übertriebene Angst, lebendig begraben werden zu können.

7 Das bereits seit den 1970er-Jahren bekannte sogenannte »C-Wert-Paradoxon«.

8 Crow TJ.: »How and why genetic linkage has not solved the problem of psychosis: review and hypothesis.« *Am J Psychiatry* 2007; 164: 13-21
Siehe auch: Sanders AR et al.: »No significant association of 14 candidate genes with schizophrenia in a large European ancestry sample: implications for psychiatric genetics.« *Am J Psychiatry* 2008; 165: 497-506

9 Das gleiche sollte auch für psychotherapeutische Prozesse gelten. Manche jahrelangen Psychoanalysen erscheinen allerdings wie eine Bekräftigung von Selbständigkeitsvermeidungskompetenzen.

10 Erstmalig 1874 von dem deutschen Psychiater Karl Ludwig Kahlbaum beschrieben. Der Titel der Originalarbeit lautet: »Die Katatonie oder das Spannungsirresein. Eine klinische Form psychischer Krankheit.« Kraepelin integrierte die Erkrankung um 1900 in sein »Dementia praecox«-Konzept, Bleuler zählte sie 1911 zu seiner von ihm definierten »Gruppe der Schizophrenien«, wo sie auch heute noch zugeordnet wird.

11 Ausnahmen sind Stressgemeinschaften, die einer gemeinsamen Gefahr ausgesetzt sind, der man alleine nicht habhaft werden kann. Dann amalganisieren sich Individuen zu einer Schicksalslegierung für die Dauer der gemeinsamen Gefahrenabwehr, mitunter in psychopathisch anmutenden Gewaltausbrüchen. Beispiele sind kriegerische Handlungen, Fußballhooligans und randalierende Demonstranten.

12 Zum Schutze des Patienten wurde der beschriebene Fall aber so weit verändert, dass die ärztliche Schweigepflicht nicht verletzt wurde. Dies gilt auch für alle

anderen klinischen Fallbeispiele, die im Verlauf des Buches beschrieben werden.

13 Karl Bonhoeffer: *Die exogenen Reaktionstypen*. Archiv für Psychiatrie und Nervenkrankheiten Berlin 1917, 58: 50-70

14 Viele Forderungen sind für die Eltern dabei rätselhaft und gar nicht wünschenswert. Warum schläft das Kind nicht ein und warum schreit es so nervig? Warum verhält es sich manchmal wie ein Tyrann? Überraschende Antworten auf diese und viele andere Fragen gibt das Buch *Kinder verstehen. Born to be wild: Wie die Evolution unsere Kinder prägt* des Kinderarztkollegen Herbert Renz-Polster. Anstatt schwieriges Verhalten der Kinder als fehlerhaft und unvollkommen zu bezeichnen, zeigt Renz-Polster, wie ein evolutionärer Blickwinkel auf ein Kind dessen »Aktionen« als Überlebensstrategie und Fähigkeit erklärlich machen kann. Dieser Perspektivwechsel ermöglicht Eltern, mehr Gelassenheit gegenüber ihren »schwierigen« Kindern aufzubringen und hilfreiche Antworten zu finden.

15 Erst in der zweiten Ausgabe von 1819 wurde die leibliche Mutter zur Entschärfung der familiären Tragik gegen eine Stiefmutter eingetauscht. Der bürgerlichen Gesellschaft war in der Rezeption eine so bösartige Mutter unerträglich, worauf die Herausgeber mit dem Weglassen von biologischen Verwandtschaftsverhältnissen reagierten.

16 Hier wie in der Folge geht es nie um eine Anklage oder Schuldzuweisung in Richtung der Eltern psychisch Kranker. In den allermeisten Fällen geben Eltern ihr Bestes, die äußerlichen und innerlichen Umstände der Eltern lassen aber häufig eine Entfaltung desselben nicht wirklich zu.

17 Die ältesten erhaltenen Fußabdrücke aufrecht gehender Hominiden wurden 1978 ebenfalls zufällig bei Laetoli in Tansania entdeckt. Sie entstanden, als drei Individuen, vermutlich Vertreter der Art *Australopithecus aferensis*, durch von Regen angefeuchtete Vulkanasche gingen. Eines der Individuen setzte seine Füße vorwärtsgehend dabei genau in die Fußspuren eines anderen. Das Alter der Fußspuren wird auf 3,6 Millionen Jahre geschätzt. Spekulativ ist zu vermuten, dass Menschenartige seither ihre Artgenossen an ihren Fußspuren erkennen können. Seither sind Fußspuren von Artgenossen die Fährte, der es zu folgen oder die es zu meiden gilt.

18 Vgl. Baron-Cohen: *Vom ersten Tag an anders*, 2004. Der Autor erklärt, warum sich im Zuge der Evolution die Kapazitäten und Leistungsmerkmale von männlichen und weiblichen Gehirnen der Menschen zunehmend unterscheiden mussten, und hält das Phänomen Autismus in diesem Zusammenhang für eine Extremvariante eines männlichen Gehirns.

19 Der Titel der Originalausgabe: *On the Origin of Species by Means of Natural Selection, or The Preservation of Favoured Races in the Struggle for Life.* 1860 erschien bereits die erste Fassung in deutsch, der Titel lautete: *Über die Entstehung der Arten im Thier- und Pflanzen-Reich durch natürliche Züchtung, oder Erhaltung der vervollkommneten Rassen im Kampfe um's Daseyn.*

20 Wer weiterlesen möchte, dem seien zwei Autoren empfohlen: Zum einen Richard Dawkins und sein Frühwerk *The Selfish Genes*, deutsch *Das egoistische Gen*, in der 30-jährigen Jubiläumsausgabe von 2006 mit 60 Seiten Neubearbeitungen und Neubeurteilungen des Autors. Vom gleichen Autor stammt das vielleicht beste Buch eines konsequent reduktionistischen Ansatzes zur Evolutionstheorie und vielleicht das beste Buch, das je über die Evolutionstheorie geschrieben wurde: *The Extended Phenotype* von 1982, erweiterte Fassung 1999. Ebenso intellektuell brillant, aber sozialpolitisch deutlich nachdenklicher ist Steven Rose: *Lifelines*, deutsch *Darwins gefährliche Erben* von 2000. Rose warnt vor einem zugespitzt reduktionistischen, genorientierten Ansatz zum Verständnis evolutionärer Prozesse und hält diesem sein Konzept der »Homöodynamik« entgegen, in der die Wechselwirkung zwischen sozial und biologisch verursacht seiner Meinung nach besser gewürdigt werde.
Ich selbst tendiere »theorieästhetisch« zu Dawkins, als Psychiater aber zu Rose. Mündete doch die in bürgerlichen Kreisen geführte Diskussion nach Darwins Entdeckung in ihrer sozialdarwinistischen Erscheinung mit Begriffen wie »unerbittlicher Kampf ums Dasein, Überleben des Passenden, des Nützlichen, Vervollkommnung durch Zuchtwahl« direkt an der Wende zum 20. Jahrhundert zur psychiatrischen Degenerationslehre, zur Euthanasiedebatte der 1920er-Jahre und schließlich, in der Zeit des Nationalsozialismus, zur T4-Tötungsaktion von 1940/41 und weiteren aktiven Tötungen an psychisch Kranken sowie zu massenhaften Zwangssterilisationen. Hier erfolgte innerhalb von 80 Jahren über den Weg pseudowissenschaftlicher bürgerlicher Überlegungen die radikale Transformation einer Symbolsprache in Handlungsbereitschaften und schließlich deren Realisation in einer unfassbaren Vernichtungswut. Fundamentale ärztliche Aufgaben wie Anteilnahme, Empathie und Trost gingen dabei verloren. Wenn versucht wird, mit Hilfe von Worten über die Evolution zu sprechen, sollte man immer daran denken, dass das Reden mehr einem Gerede ähnelt als der Wirklichkeit, über die man spricht. Auch dieses Buch ist keine Ausnahme.

21 Was Bewusstsein ist und aus welchen evolutionären Erfordernissen heraus es entstehen »musste«, wird später anhand einer neuen Bewusstseinstheorie erläutert werden.

22 Der letzten Katastrophe, die sich an der Grenze von der Kreidezeit zum Tertiär vor 65 Millionen Jahren ereignete, verdanken wir unsere Anwesenheit. Vgl. Kapitel 11: »Zwergriesen«.

23 Darwin prägte für diese Form des permanenten Wettbewerbs des Lebens untereinander den Begriff des »struggle for life«, was immer martialisch mit »Kampf ums Dasein« übersetzt wurde und wird. Darwin sprach aber nicht von »battle of life«. »Struggle with« bedeutet »sich abmühen an«, weshalb eine weniger militärische Übersetzung des Begriffs auch »Mühsal ums Dasein« lauten könnte. Wallaces Begriff für den gleichen Sachverhalt war übrigens »struggle for existence«.

24 Dem aufmerksamen Leser entgeht an dieser Stelle wahrscheinlich nicht, dass hier das Besondere der Primaten und vor allem des Menschen beschrieben ist. Wie andere Tiere sich an ihre natürliche Umgebung anpassten, so entstand der Mensch ebenfalls durch Anpassung. Seine ausschlaggebende entwicklungs- und entstehungsrelevante natürliche Umgebung wurden aber in diesem evolutionären Prozess immer mehr die Artgenossen mit ihrem physischen und psychischen Sein.

25 Je mehr dieser Fragen Sie beim Lesen entschieden mit »Ja« beantworten, desto größer ist die Wahrscheinlichkeit, dass Sie ein männlicher Leser sind. Warum erfahren Sie im nächsten Kapitel.

26 Beim Korrekturlesen fällt mir auf, dass man unter Umständen darauf hinweisen sollte, dass es weder die genannte Firma noch das genannte Präparat gibt. Nicht weil der Leser von mir als zu leichtgläubig angesehen wird, sondern weil die psychopharmakologische Realität und ihre Psycho-Wellness-Zielstrategien Otellex® vielleicht gar nicht so absurd erscheinen lassen, wie ich beim ersten Niederschreiben angenommen habe. Wenn eine deutsche, eher spröde ehemalige Weltklassetennisspielerin für Teesorten und deren Emotionen stimulierende Wirkung mit den Worten »Ich will selbst bestimmen, wie ich mich fühle!« wirbt, dann ist theoretisch alles möglich.

27 Ein berühmt gewordenes Beispiel für ethnoromantische Projektion ist die behauptete sexuelle Freizügigkeit in der weiblichen Adoleszenz bei pazifischen Inselbewohnern, wie sie von der Ethnologin Margaret Mead in den 1960er-Jahren publiziert wurde. Nachuntersuchungen konnten weder die sexuelle Freizügigkeit beobachten noch eine besondere Friedfertigkeit im sozialen Miteinander. Gewaltverbrechen bewegten sich, hochgerechnet auf die Einwohnerzahl, eher auf dem Niveau amerikanischer Großstädte. Vgl. Derek Freeman: *Margaret Mead and Samoa: The Making and Unmaking of an Anthropological Myth*, 1983

28 Eine ausgezeichnete Einführung in das Thema auf wissenschaftlichem Niveau und dennoch gut zu lesen gibt Eckart Voland in seinem Buch: *Grundriss der Soziobiologie*, zweite, überarbeitete Auflage, 2000

29 *The Descent of Man, and Selection in Relation to Sex.* Deutsche Erstausgabe ebenfalls 1871: *Die Abstammung des Menschen und die geschlechtliche Zuchtwahl.*

30 Die wichtige Arbeit zu den unterschiedlichen Fortpflanzungsstrategien stammt von Robert MacArthur und dem berühmten E. O. Wilson: *The Theory of Island Biogeography*, 1967, 2001 Reprint

31 Liest man die Originalarbeit von David M. Buss (entnommen seinem Lehrbuch der Psychologie mit dem Titel *Evolutionäre Psychologie*, 2004) ist an dieser nichts auszusetzen. Ich werde aber dennoch den Verdacht nicht los, dass die hohe wissenschaftliche Akzeptanz dieser Untersuchung in bestimmten männlich dominierten und lehrenden akademischen Kreisen auch irgendetwas mit männlichen Wunschvorstellungen und männlich motivierten erotischen Träumen zu tun hat.

32 Erinnern Sie sich an den Aufenthalt, die Atmosphäre des zweiten Raums mit seiner fehlenden Trennung von Ich und Du? Meinhaftigkeitsstörungen wiederholen diese erste personelle Beziehungserfahrung und es wird unklar: Sind das meine Gedanken, sind das deine Gedanken? Vollziehe ich diese Bewegung meiner Hand oder zwingt sie mir ein anderer auf?

33 Der Begriff der »Partneridee« erfolgt in Anspielung auf die platonische Ideenwelt und deren romantischem Aufguss in Hölderlins wunderbarem Wort: »Wir sind nichts, was wir suchen, ist alles.«

34 Ohne falsch zu verstehende Entschuldigung sei angemerkt, dass sehr viele Tötungen innerhalb einer Familie an Kindern von einem nicht mit dem Kind verwandten Partner der Mutter verursacht werden. Auch wenn vielleicht nicht der gleiche Mechanismus wirksam ist, zeigt es doch im Umkehrschluss, dass aufgrund des genzentrierten Interesses des Vaters Verwandtschaft in der Regel die Kinder vor gewalttätigen Übergriffen schützt.

35 Ziehen Sie die Anfangsbuchstaben jedes Wortes des Werbeslogans zu einem Wort zusammen und Sie wissen, wer gemeint ist. Die Telefonnummer entspricht seinem Geburtsdatum.

36 Ideengeschichtlich ist dieser Gedanke natürlich nicht neu. »Das Sein des Daseins« und den »Sinn von Sein« nennt Heidegger in *Sein und Zeit*, erschienen 1927, »Sorge«. Auch wenn mit diesem Begriff nicht ganz die umgangssprachliche Besorgtheit gemeint ist, beschreibt Heidegger damit das besorgte Gezwungensein des Menschen in seiner Existenz – wir würden sagen: das Ausgeliefertsein an die evolutionär erwachsenen Angstgründe als den bestimmenden Faktor des menschlichen Lebens. Sein berühmtes Wort der »Geworfenheit des Menschen in die Welt« meint dabei nicht, wie vielfach interpretiert, sein existenzielles Ausgesetztsein, sondern beschreibt das, was wir bisher als Simulation und Projektion von Weltverstehen beschrieben haben. Heidegger differenzierte darüber hinaus den Umgang mit der Sorge in einen auf sich selbst gerichteten Teil und ein auf die anderen gerichtetes »In-Sorge-Sein«. Die Soziobiologie und ihre humanzentrierte Schwester, die Evolutionspsychologie, kommen zu ganz ähnlichen Ansichten, wenn sie den evolutionären Gründen von Altruismus und Reziprozität (Gegenseitigkeit) nachspüren. Ein gutes Beispiel dafür, dass evolutionäres Denken auch dazu dienen kann, evolutionsferne Disziplinen wie die Philosophie und ihre ontologischen Fragestellungen mit evolutionären Begriffen zu füllen und auf Stimmigkeit zu überprüfen. Trotz Heideggers fokussiertem Blick auf die Sorge erkannte er z.B. aufgrund fehlenden evolutionären und psychopathologischen Wissens nicht den Strukturaufbau von Sorgengründen und dessen Verbindung zum biologischen, sich selbst konstruierenden, aber vulnerablen Dasein, wie es hier versucht wird.

37 Bei dieser Form der Argumentation muss man sich klar sein, dass wir die Entwicklungsgeschichte früher Säugetiere und Primaten hin zum Menschen beschreiben, nicht unsere aktuelle Lebensweise mit Rückzugsmöglichkeiten

auf verschließbare Toiletten. Die Sesshaftwerdung des Menschen, die vor ca. 12.000 Jahren als Lebensform begann, ist auf unsere evolutionäre Entwicklung bezogen ein Wimpernschlag. Es bestehen erhebliche Widersprüche zwischen evolutionär erwachsenen Sorgenbereitschaften mit ihren Entladungen und heute bestehenden, technischen Ent-Sorgungsmöglichkeiten. Viele, vor allem weibliche Urlaubsreisende, leiden in fernen Ländern unter Obstipation, u.U. selbst im Luxushotel.

38 Solche Daueralarmierungsgefahren bestehen jedoch in der heutigen Zeit natürlich zuhauf, beispielsweise in aktuellen Arbeitsplatzsituationen. Im Zuge der Globalisierung etwa konkurrieren Arbeitnehmer mit ihnen Unbekannten in anderen Ländern um einen Arbeitsplatz. Diese Globalisierung führt zu einer weltweit ausgedehnten, anonymen Konkurrenzsituation, auf die wir evolutionär nicht vorbereitet sind. Folge sind Daueralarmierungen mit daraus resultierenden seelischen und körperlichen Problemen wie Burn-out, Depression und psychosomatischen Krankheiten. Gegen diese eigentlich unerträglichen Umstände wird nicht mehr auf der Straße protestiert, sondern mit der Krankschreibung. Die Depression ist damit der Arbeitsunfall der Moderne. Wie damit umzugehen ist und was der Einzelne präventiv für sich tun kann, beschreiben Unger und Kleinschmidt in ihrem Buch *Bevor der Job krank macht. Wie uns die heutige Arbeitswelt in die seelische Erschöpfung treibt und was man dagegen tun kann.*

39 Dies liegt daran, dass im Gegensatz zum *Foetor ex ore*, der auch bei realer Existenz nicht vom Betroffenen olfaktorisch realisiert werden kann, üblicherweise der eigene Meteorismus (also die eigenen Darmblähungen) olfaktorisch nach dem Motto »Wer's zuerst gerochen, der hat's verbrochen« bemerkt wird. Menschen haben das Problem, dass sie gasförmige Abbauprodukte entweichen lassen müssen und deren Existenz dann plötzlich in olfaktorisch wahrnehmbaren Teilaspekten an die anderen Menschen aufdringlich »herandampft«, wovon diese sich belästigt fühlen könnten. Da die Atemluft permanent an den eigenen olfaktorischen Rezeptoren vorbeistreicht, ist der eigene, real schlechte Atem durch Desensibilisierung der Rezeptoren hingegen nicht zu bemerken. Daher konnte sich keine sozial ausgerichtete Alarmierungskompetenz in Richtung schlechten Atems evolutionär entwickeln und daher existiert auch keine Eigengeruchshalluzinose des eigenen Atems. Anders bei realem Meteorismus. Er kann sehr wohl bemerkt werden und deshalb kann dieses Sorgeobjekt auch bei der Eigengeruchshalluzinose projiziert halluziniert werden.

40 Der Begriff der Cargomedizin erfolgt in Anlehnung an den ethnologischen Begriff des Cargokult. Bei diesem handelt es sich um religiöse Bewegungen auf Neuguinea und in der melanesischen Inselwelt, die seit Ende des 19. Jahrhunderts aus der Begegnung der einheimischen Bevölkerung mit den europäisch technischen Möglichkeiten und den Handelsgütern der Kolonisatoren oder militärischen Besatzern entstanden sind. Im Verständnis der Einheimischen

schickten die Ahnen Güter (engl. Cargo) mit Transportmitteln wie Schiffen oder Flugzeugen. Die Güter wurden ihnen allerdings von den Weißen vorenthalten, weshalb über bestimmte Rituale der angestammten melanesischen Religionen der Zugriff auf sie erlangt werden sollte. Dazu wurden z.B. in der Folge der Konfrontation mit Soldaten im 2. Weltkrieg Wälder gerodet und Landepisten angelegt, Flugtower aus Holz errichtet, Positionsfeuer abgebrannt und technische Instrumente wie Funkgeräte aus Holz nachgebaut. Der Gebrauch der Technik wurde als Zauberritual missverstanden und imitiert. Cargomedizin imitiert echte, wissenschaftlich fundierte Medizin.

41 Die Originalarbeit: Wolfe F. et al.: »The American College of Rheumatology 1990 Criteria for the Classification of Fibromyalgia: Report of the Multicenter Criteria Committee.« *Arthritis Rheum* 1990; 33:160–72. Wolfes Neueinschätzung findet sich in: Wolfe F.: »Stop using the American College of Rheumatology criteria in the Clinic.« *The Journal of Rheumatology* 2003:30:8:1672. Übersetzung aus dem Englischen vom Verfasser.

42 1924 wurde das erste und bis dahin auch älteste Vormenschfossil in Afrika entdeckt, das berühmte »Kind von Taung«. Mit diesem Fund wurde belegt, dass die Wiege der Menschheit in Afrika liegt, was Darwin bereits postuliert hatte. Es handelt sich um einen Schädel, welcher zu einem juvenilen, aufrecht gehenden Vormenschen gehörte, der heute zur Art *Australopithecus africanus* gezählt wird. Seit 2006 gilt es als bewiesen, dass das Kind von Taung Opfer eines Greifvogels wurde, da sich am Schädel wie in den Augenhöhlen für Greifvögelkrallen typische knöcherne Verletzungen zeigen.

43 Es ist eigenartig, dass der Mensch der einzige Primat ist, der keinen Pelz (mehr) besitzt und somit evolutionär gerade das Merkmal abgelegt hat, das ihn ursprünglich hat erfolgreich sein lassen.

44 Interessant ist in diesem Zusammenhang das menschliche Lachen, bei dem wir unsere Zähne zeigen. Schimpansen grinsen aus Verlegenheit, nicht aus Freude. Vielleicht ist unser Lachen ein Zustimmungssignal, das gleichzeitig mitteilt: So harmlos bin ich aber auch nicht.

45 Die Fähigkeit, dreidimensional zu sehen, entwickelte sich erst später und prägt mit seiner Entwicklung enorm unsere Art des Denkens. Mit der optischen Tiefenschärfe ist nicht mehr ein gleichzeitiges Links-und-Rechts-Sehen möglich, sondern ein »vorne und dahinter«, ein »drüber und drunter«, wie auch ein »von hier nach da«. Wir lieben Denkfiguren, die eine »Von hier nach da«-Kausalität besitzen, und haben Schwierigkeiten, Gleichzeitigkeiten zu denken. Deshalb müssen wir auch in den Erklärungsmustern des evolutionären Prozesses immer wieder auf »Von hier nach da«-Kausalitäten zurückgreifen, obwohl ein »Links-rechts-Denken« und die Beachtung von Gleichzeitigkeit viel treffender wäre.

46 Das Geliermittel Agar-Agar wird in der Mikrobiologie eingesetzt und dient in den bekannten Petrischalen als Verfestigungssubstanz der Nährböden, auf

denen Bakterien angezüchtet werden. Die fast explosionsartige Größenzunahme der Homonidengehirne in den letzten 3,6 Millionen Jahren war möglich, weil Menschenartige sich gegenseitig als natürlich gewordene, stimulierende Umgebungsbedingung evolutionär nährten und bebrüteten.

47 Der Moment der Serienschaltung wird erleichtert durch konkret durchgeführte Symbolisierung. Daher der Aufwand, der in unserer Kantine beim Mittagessen betrieben wird, wenn nur wenige Zentimeter getrennte Tische zusammengeschoben werden. Wir Mitarbeiter sitzen dann zwar im Außen nur wenige Zentimeter dichter beieinander, im Inneren wird aber in dichte Serie mit den anderen geschaltet und zwar in dem Moment, in dem die Tische sich berühren. Dies ist nützlich, weil die Nahrungsaufnahme durch die Genussablenkung auch eine Alarmierungsbereitschaftsreduktion mit sich bringt, die die Serienschaltung wiederum abfedert. Trinkrituale wie das Anstoßen mit den Gläsern dienen dem gleichen Zweck.

48 Die folgende Anmerkung ist eigentlich zu wichtig, um als Fußnote erwähnt zu werden, sie erscheint dennoch hier, vorgreifend bereits als Andeutung: Menschen, die bei diesem Seiltanz das Den-anderen-Gehören in aller Schärfe spüren, erleben sich als offenes Buch, in dem jeder lesen kann, oder haben den Eindruck des Gemachtseins durch die anderen im Denken, Fühlen und Handeln. Diese Hyperrealisierung belegt man psychiatrisch diagnostisch mit dem Begriff »psychotisch«. Der Symptomkomplex gehört zu den sogenannten »Ich-Störungen« und ist ein Kernsymptom der Schizophrenie. Patienten leiden enorm unter diesem Erlebnis des Gemachtseins. Dies ist ein Beispiel dafür, dass es gesünder ist, die Funktionsweise des eigenen Gehirns und unser Verwobensein mit den anderen nicht erkenntlich werden zu lassen. Hiervon später mehr.

49 Eine sehr gut lesbare und interessante Einführung in die evolutionär biologischen Wurzeln der menschlichen Moral gibt *Der gute Affe. Der Ursprung von Recht und Unrecht bei Menschen und anderen Tieren* von Franz de Waal. De Waal zählt zu den führenden Primatologen weltweit und gilt als *der* Bonobo-Spezialist.

50 Beim »Burn-out« ist das erste Symptom die Distanzierung aus der Gruppe und von ihren gemeinsamen Zielen im Sinne einer blanden Aufkündigung der Solidarität und ein Ausscheren aus der Superalarmanlagenzusammenschaltung. Auch hier liegt eine ungesunde Hyperrealisierung des tatsächlichen Sachverhaltes vor. Die beim Burn-out sich einstellende psychische Erschöpfung führt zu einer Ausdünnung der Freiwilligkeitsillusion. Menschen halten anstrengende Gemeinsamkeitsprojekte aber nur durch, weil sie sich selbst erfolgreich einreden, freiwillig mitzumachen, obgleich sie eigentlich dem Druck des Gruppenkollektivs unterliegen. Ohne diese Freiwilligkeitsillusion ist jedoch eine Identifizierung mit der Gruppe nur durch vermehrte semibewusste Anstrengungsbereitschaft zu erbringen, man fordert sich dann auf, sich zusammenzureißen und noch mehr zu arbeiten, und der Teufelskreis aus Überanstrengung und wachsender Erschöpfung nimmt seinen verheerenden Lauf. Menschen

spüren dann zunehmend den ansonsten unsichtbar bleibenden Manipulationsdruck, den die Gruppe als Kollektiv in sich selbst generiert, das Übereinanderreden, den Tratsch, die Konkurrenzspielchen, ungeschminkt, was dann als »Mobbing« erlebt wird. Kooperations- und Einladungssignale der anderen werden aufgrund der Distanzierung gegenüber der Gruppe von den »Ausgebrannten« nicht mehr als solche wahrgenommen, sondern als weitere Manipulationsversuche missverstanden. Gruppendynamik heißt aber immer Kooperation wie auch mildes Mobbing untereinander. Die Gruppe muss miteinander und in Untereinheiten übereinander reden, um sich permanent zu vergewissern, ob die anderen noch in der Serienschaltung mitmachen. Insofern gehört der Klatsch zu den ältesten menschentypischen Vergnügungen. Wir sind so sehr von Klatschthemen zu begeistern, dass uns sogar prominente Menschen und deren Schicksal interessiert, obwohl sie uns noch nie real begegnet sind.
Einen alten und gleichzeitig neuen Weg aus dem Teufelskreis von Erschöpfung und Kündigung der Serienschaltung zeigt die Psychotherapeutin und Yogalehrerin Nicole Plinz in: *Yoga bei Erschöpfung, Burnout und Depression*. Es ist ganz sicher eines der besten Bücher, wenn nicht das beste, das zum Thema Achtsamkeit und Depression geschrieben wurde.

51 Wie im letzten Kapitel angedeutet ist das bei unserer Art ähnlich. Freiwilligkeitsillusionen belegen das Denken, Fühlen und Handeln mit nachträglichen Zustimmungen, die sich den Anschein geben, den Denk-, Fühl- und Handlungsereignissen vorangegangen zu sein. Das zeitweilige Gemachtwerden von Außen in den genannten Funktionsebenen ist in unserem Homo-hive-mind die Normalität.

52 Die schriftlich festgehaltene Historie des Menschen zeigt, dass es eine solche Gesellschaftsform niemals gegeben hat, im 19. Jahrhundert entwickelten sich aber utopische Gesellschaftstheorien, die glaubten, eine solche weltweit erreichen zu können. Andere Ideologien setzen auf kleine, nationalstaatliche Kollektive und deren Wettbewerb untereinander. Wieder andere fantasierten eine biologisch angeblich vorhandene Zusammengehörigkeit, deren »Reinheit« durch Ausschluss anderer bewahrt werden müsse. Den Umsetzungsversuchen dieser Theorien fielen jeweilig Millionen und Abermillionen Menschen zum Opfer.

53 Es gibt sicherlich selbstlos anmutendes Verhalten bei Tieren, z.B. die Selbstaufopferung von Arbeiterinnen bei sozial lebenden Insekten wie den Ameisen, die sogar auf die eigene Reproduktion verzichten, zugunsten der alleinigen Reproduktion der Königin. Eine genzentrierte Interpretation dieses Vorgangs zeigt aber, dass aufgrund jeweilig unterschiedlicher Chromosomenanzahl in Arbeiterinnen, Männchen und der Königin die Arbeiterinnen mehr Gene in die Nachkommen bringen können, wenn sie auf die eigene Reproduktion verzichten und dies den Männchen und der Königin, mit der sie eng verwandt sind und viele Gene teilen, überlassen. Der Evolutionstheoretiker Hamilton entdeckte in den

1960er-Jahren diesen Sachverhalt und prägte den Begriff der »inklusiven Fitness«. Diese setzt sich zusammen aus der direkten Fitness (wie viele Gene gebe ich an die nächste Generation über meine eigenen Kinder weiter) und der indirekten Fitness (wie viele Gene gebe ich an die nächste Generation über die genetisch mir weitgehend ähnelnden Verwandten weiter). Sollte die eigene Reproduktion problematisch sein, kann es nützen, die Reproduktion meiner Verwandten z.B. durch Hilfe in der Aufzucht zu unterstützen, weil deren durch mich gestiegene Reproduktionswahrscheinlichkeit meinen Genen, die ich mit den Verwandten teile, hilft, über den Verwandtenumweg in den Evolutionszug einzusteigen und mitgenommen zu werden. Ein Verhalten, das als »Helfer am Nest«-Strategie bezeichnet wird und Altruismus unter Verwandten erklärt, und gleichzeitig aber auch Manipulationsrisiken unter Verwandten fördert.

54 Die Gruppenselektionstheorie, also die Vorstellung, dass die Wirkungsebene der Evolution nicht das Individuum, sondern die Gruppe sei, war in den 1960er-Jahren bis in die frühen 1970er sehr populär und wurde vor allem von Wynne-Edwards für Tiere beschrieben und von Konrad Lorenz auch auf den Menschen übertragen. Genzentrierte Erklärungsansätze der Evolution brachten diese Theorie in Verruf, sodass sie schließlich fallen gelassen wurde. Erst in allerjüngster Zeit wird sie in abgewandelter Form wieder wissenschaftlich salonfähig. Ihr neuestes Gewand ist dabei die »Multilevel-Selektion«, die von E.O. Wilson, dem »Vater« der Soziobiologie, und D.S. Wilson seit 2007 propagiert wird. Dabei wird behauptet, dass Evolution auf den verschiedenen Ebenen vom Gen über das Individuum bis zur Gruppenkonkurrenz und darüber hinaus wirksam ist. Ob dies wissenschaftliche Akzeptanz findet oder eine »Wischiwaschi-Theorie« darstellt, werden die nächsten Jahre zeigen. Am ehesten trifft sie auf den Menschen zu, dessen Kulturfähigkeit mit seinen kulturell ermöglichten Gruppenadhäsionen tatsächlich den Genegoismus zugunsten der Fitness der Gruppe in der Wirksamkeit reduzieren kann. Wenn dies so akzeptiert wird, unterstreicht dies die hier vorgestellte Theorie, dass menschliche Gehirne sich zu Supergehirnen zusammenschalten lassen, wobei es für das andere Gehirn möglich wird, in meinem tätig zu sein. Deshalb, wie bereits erwähnt, gehört Ihr Gehirn nicht Ihnen alleine.

55 Im nächsten Kapitel geht es um menschliches Auffälligwerden mit Hilfe des Gesichts, der Gestik und der Laute. Sprache und Hand sind neben der Gehirngröße die menschentypischen Erkennungszeichen. Aus unserer Kleidung schauen dabei Körperteile heraus, die sich evolutionär hin zu unserer Art am intensivsten entwickelt haben. Das ist so logisch, wie es sonderbar ist.

56 Für diese Fähigkeit wurden verschiedene Begriffe erfunden. Machiavellistische Intelligenz, Mentalisierung und Theory of Mind (ToM) meinen im Prinzip das Gleiche.

57 Abgesehen von Menschen mit einer sogenannten autistischen Störung. Ihnen erscheint das menschliche Gesicht ohne besondere Faszination und ohne be-

sondere emotionale Ausdruckskraft. Autisten blicken in Gesichter und sehen dort keine bunte Welt, sondern ein leeres Blatt. Dass dies fatale Folgen für die seelische Entwicklung eines Kindes bedeutet, ist einfühlbar.

58 Zitiert aus E.E. Cummings wunderbarem Gedicht »somewhere I have never travelled« (»dort wohin ich niemals reiste«), das zwar ein Liebesgedicht ist, aber was ist Liebe anderes als ein süßes Destillat dessen, was ein Mensch einem Menschen sein kann? Die Ambiguität des entfaltungsprovozierenden Blicks führt allerdings beim Menschen zu verschärften Innenweltdramen, deren Eskalation aufgebaut ist nach der Verschlimmerungsspirale: Schlimm: diesen Blick nie zu erleben, schlimmer: ihn erleben, aber nichts sagen können, am schlimmsten: den Entfaltungmechanismus spüren und nichts sagen dürfen. Oder ist es doch in umgekehrter Reihenfolge schlimm, schlimmer, am schlimmsten? (aus E.E. Cummings: *Poems – Gedichte*. Hrsg. und übersetzt von Eva Hesse. Ebenhausen bei München: Langewiesche Brandt, 1982)

59 Die ältesten Homo-sapiens-Funde, »Omo 1« und »Omo 2«, stammen aus dem Omo Becken in Äthiopien und wurden dort 1967 von dem legendären Paläoanthropologen Richard Leakey entdeckt. Ihre Bedeutung wurde erst 2005 durch neue Methoden der Altersbestimmung klar, da die Fossilien mit einem Alter von 195.000 Jahren plötzlich die Entstehung des sogenannten »anatomisch modernen Menschen«, der anatomisch von uns nicht mehr unterscheidbar ist, beinahe um das Doppelte in die Vergangenheit zurückverlegten.

60 Obwohl ich selbst schon viele Vorträge halten durfte, bin ich dennoch vorher immer wieder sehr nervös und aufgeregt. Zwei Dinge helfen mir dabei, mit meiner Nervosität umzugehen. Ich spreche fast immer ohne Manuskript, lerne aber die ersten und die letzten Sätze meines Vortrags zwanghaft auswendig, was die Anfangsunsicherheit nimmt und einen entspannten Ausklang ermöglicht. Des Weiteren beachte ich einen Rat, den ich in einem Buch für professionelle Zauberkünstler gefunden habe. Diese müssen ja nicht nur reden und sich darstellen, im Hintergrund lauert zusätzlich immer die Gefahr, dass ein Trick schiefgehen kann. Der Rat lautete sinngemäß: Schaffen Sie Distanz zu Ihnen als Zauberkünstler. Stellen Sie sich dazu vor, ein Schauspieler zu sein, der einen Zauberkünstler spielt. Seither bin ich vor meinen Vorträgen ein Schauspieler, der einen Arzt spielt, der einen Redner spielt. Mit dieser Selbstinstruktion bin ich immer gut gefahren. Ich hoffe, sie funktioniert noch, obwohl Sie jetzt »eingeweiht« sind.

61 Ähnlich, aber im Gegensatz zum Rauchen gänzlich ohne gesundheitliche Nebenwirkungen, arbeiten östliche Psychotechniken wie Yoga oder die japanische Ausprägung des Zen. Es wird in der Meditation durch Fokussierung der Aufmerksamkeit auf den Atem die früheste Umweltrelation hergestellt, bei deren Auftreten noch gar keine dahinter befindlichen Umweltrelationen und Gefahrenhorizonte erkennbar waren. In der Meditation kann durch Konzentration in die atemzentrierte Anfangssituation gelernt werden, zu den Dring-

lichkeiten im Hier und Jetzt Abstand zu gewinnen, woraus sich neue Entscheidungsfreiräume ergeben können.

62 Erstmalig beschrieben 1908 von dem deutschen Nervenarzt Kurt Goldstein (1878–1965), der als einer der Väter der Neuropsychologie gilt. Die Bezeichnung »alien hand« geht auf eine Veröffentlichung aus dem Jahre 1973 zurück.

63 Ein Wirkzeug ist ein unbearbeitetes Werkzeug, mit dem die Außenwelt verändert wird.

64 Die ältesten Steinwerkzeuge werden als Oldowai-Kultur beschrieben und sind 2,6 Millionen Jahre alt. Es sind einfache Abschläge von Steinen, die genutzt wurden, um Fleisch von Tierknochen abzuschaben. Sie wurden erstmals in der Oldowai-Schlucht in Tansania entdeckt. Andere Knochenfunde belegen, dass zeitgleich Steinwerkzeuge benutzt wurden, mit deren Hilfe lange Röhrenknochen aufgebrochen wurden, um an das nährstoffreiche Knochenmark zu gelangen. Wer der Hersteller der Steinwerkzeuge war, ist umstritten. Kandidaten sind Homo rudolfensis, Homo habilis und ein sehr früher Homo erectus. Der Nachweis von Steinwerkzeugherstellung ist in der Paläoanthropologie gleichgesetzt mit der Gattung Homo, der wir selbst angehören.

65 Die ältesten erhaltenen Fernwaffen der Menschen sind allerdings mit ihren 270.000 Jahren, verglichen mit dem hypothetischen Beginn der Fernwaffentätigkeit vor vielleicht drei Millionen Jahren, relativ jung. Es handelt sich um kunstfertig zurechtgeschnitzte Holzspeere, die Ende der 1990er in Schöningen bei Helmstedt von Hartmut Thieme gefunden wurden. Sie werden Homo heidelbergensis zugeschrieben.
Eine zum Nachdenken anregende Zusammenschau der Koevolution von Werkzeuggebrauch und kognitiver Kapazitäten bei den Homoniden geben Klix und Lanius in: *Wege und Irrwege der Menschwerdung. Wie wir wurden, wer wir sind*, 1999

66 Vergleiche eine verwandte Sicht von Steven Pinker und Paul Bloom in dem evolutionspsychologischen Klassiker *The Adapted Mind. Evolutionary Psychology and the Generation of Culture* und darin ihr Beitrag: »Natural Language and Natural Selection«, 1992

67 Das hat zwar viel Erkenntnis gebracht, beispielsweise das Wissen um das Nicht-Wissen des Bewusstseins über innerpsychische Vorgänge, aber auch manchen neuen Erkenntnisgewinn blockiert. Erkenntniserweiterung wurde dabei innerhalb der psychoanalytischen Bewegung durch das Totschlagargument einer neurotisch motivierten Verleugnung und Verdrängung der angeblich wirklichen Zusammenhänge unterdrückt. So war zum Beispiel der Weiterdenker John Bowlby, der Begründer der Bindungstheorie, bei der Veröffentlichung seiner Theorien, welche die freudsche Triebtheorie relativierten, vom Ausschluss aus der britischen Psychoanalytischen Gesellschaft bedroht. Erst in den letzten Jahren existiert eine Psychoanalytikergeneration, die bereit ist, das eigene System als Konstrukt zu verstehen und nicht als eine mit allen Mitteln zu verteidi-

gende Wahrheitsbastion. Wie sich neurobiologische Erkenntnisse und psychoanalytische Ansätze in jüngster Zeit befruchten, gehört zu den spannendsten Unterfangen im Fachgebiet.

68 Bei aller klinischen Bedeutsamkeit des kraepelinschen Ansatzes darf nicht übersehen werden, dass die Dichotomie Gesundheit versus Krankheit im psychiatrischen Krankheitsverständnis immer auch ein Ausgrenzungsrisiko in sich birgt. Kraepelin selbst erlag diesen Gedanken und forcierte sogar rassenideologisches Denken in der Psychiatrie seiner Zeit mit Hilfe evolutionärer Schlagwortmetaphern. So sagte er 1918 bei einer Rede mit dem Titel »Ziele und Wege der psychiatrischen Forschung«: »Klar auf der Hand liegt es, dass unsere Gesittung der natürlichen Auslese (!), die nur die Tüchtigsten (!) erhält und zur Fortpflanzung (!) zulässt, wirksam entgegenarbeitet. Alle die zahlreichen Schöpfungen menschlichen Mitleids, die darauf abzielen, auch das Leben der Kranken, der Schwachen, Untauglichen (!) nach Möglichkeit zu erhalten und menschenwürdig zu gestalten, haben ohne Zweifel die unerfreuliche Folge, dass sich unserem Nachwuchse dauernd ein breiter Strom minderwertiger Keime beimischt, der eine Verschlechterung der Rasse bedeutet. Je vollkommener uns also die Erfüllung der Menschenpflicht gegen die Elenden, Verirrten und Hilflosen gelingt, desto nachhaltiger schädigen wir die Kraft unseres Volkstums.« (zitiert nach Dirk Blasius: *Einfache Seelenstörungen. Geschichte der deutschen Psychiatrie 1800-1945*, 1994, Hervorhebungen von MP)
Mir ist kein psychiatrisch biologischer Forscher bekannt, der dies heute so sehen würde. Das ewige Gerede aber von Genen und genetisch determinierter Vulnerabilität schafft unabsichtlich unter Umständen in der gesellschaftlichen Rezeption der Forschungsergebnisse eine neuerliche Ausgrenzungsstimmung gegen das Psychisch-anders-Sein. Diese Ausgrenzung ist dann zukünftig nicht auf schon geborene Individuen allein gerichtet, sondern im Rahmen der in Kürze finanziell bezahlbaren genetischen Pränataldiagnostik auf das ungeborene Leben. Wenn es bald möglich sein wird, für 1000 Euro das gesamte Genom eines Ungeborenen zu sequenzieren und auf genetische »Risikogene« zu prüfen, kommt die nächste Ausgrenzungswelle. Wann entschließen sich Eltern dann zum Schwangerschaftsabbruch? Bei einer angeblich berechenbaren hundertprozentig erhöhten Wahrscheinlichkeit, dass ihr Kind einmal eine Psychose bekommt? Hoffentlich nicht, da dies statistisch nämlich bedeuten würde, dass das Kind zu achtundneunzig Prozent nie eine Psychose entwickeln wird.

69 Aus meiner Sicht sind zwei evolutionspsychiatrische Buchprojekte genau in diese beiden Interpretationsfallen getappt. Stevens und Price legen in ihrem Buch *Evolutionary Psychiatry. A New Beginning*, erschienen 1996, erweiterte Auflage 2000, zwar ein sehr einleuchtendes Schema zur Klassifikation der »major disorders«, also der psychiatrischen Hauptkrankheiten vor, welches sie aus den möglichen Reaktionen sozial lebender, sich aber in Konkurrenz zueinander befindlicher Primaten ableiten, dennoch haften sie ganz an den nosologischen,

eigentlich nur psychiatriehistorisch erklärbaren Krankheitseinheiten. Dennoch ist das Buch äußerst lesenswert, enorm anregend und uneingeschränkt empfehlenswert.

McGurie und Troisi hingegen verlassen in ihrem Buch *Darwinian Psychiatry* von 1998 weitgehend die nosologischen (Pseudo-) Entitäten und versuchen vielmehr, eine Theorie menschlicher Informationsverarbeitung und deren evolutionären Hintergrund zu entwickeln, aus der heraus dann Psychopathologie erklärbar werden soll. Auch interessant, allerdings wird das Thema so abstrakt, dass von der »Lebendigkeit Wiens« nichts mehr übrig bleibt. Es ist ungefähr so datenreich und fesselnd wie das Wiener Telefonbuch, in dem zwar viele Menschen Erwähnung finden, das, was sie ausmacht, bleibt aber unsichtbar. Gut möglich, dass ich das Buch auch nicht verstanden habe, manchmal springt der Funke zu einem Leser einfach nicht über, ohne dass dafür der Autor verantwortlich wäre.

70 Versuchen Sie sich diese Überfülle ähnlicher Objekte in der unmittelbaren Raumumgebung zu merken. Hierauf kommen wir nämlich in Kürze zurück.

71 Wie dieses Stellungnehmen aussieht, ob einladend oder ausladend, unterliegt alleine in Deutschland schon einem deutlichen Süd-Nord-Gefälle.

72 Die Frage, seit wann Menschenartige sprechen, gehört zu den großen Streitpunkten der Paläoanthropologie. Wie so oft gibt es zwei Lager mit entgegenstehenden Theorien. Die einen favorisieren eine sehr späte Entstehung der Sprachfähigkeit vor ca. 50.000 Jahren, parallel zum kulturellen »Big Bang« in Europa, der neben der Sprache auch eine bis dahin angeblich nicht da gewesene Kunstfertigkeit hervorgebracht haben soll. Unterstützung erhält diese Theorie durch die Paläogenetiker, die für den gleichen Zeitraum eine entscheidende Mutation in den Sprachfähigkeit codierenden Genen des Menschen ausgemacht haben wollen. Das andere Lager glaubt eher an einen langsamen evolutionären Prozess der Sprachentwicklung, der aber, einmal in Gang gesetzt, exponentiell verlaufen sein könnte und eine plötzliche Sprachexplosion vortäuscht. Wie es mit der Sprachfähigkeit unserer Homo-erectus-Vorfahren ausgesehen haben könnte, ist noch spekulativer. Seit der Entdeckung eines Neandertalerzungenbeins in der Kebara-Höhle in Israel 1984, welches einem Homo-sapiens-Zungenbein sehr ähnelt, sind viele Forscher bereit, dem Neandertaler eine zumindest rudimentäre, syntaxvereinfachte Sprache zuzugestehen. Einen informativen und unterhaltsamen Überblick über die Neandertalerforschung geben Schmitz und Thissen in *Neandertal. Die Geschichte geht weiter*, 2002

73 Vgl. einen ersten solchen Entwurf des Psychiaterkollegen Professor Johann Maximilian Burchard in seinem Buch von 2005: *Die unsichtbare Pyramide. Die Anatomie der menschlichen Seele*. Meiner Meinung nach gibt es keinen Psychiater, der weiter gedacht hat als er. Leider verstarb er kurz vor der Veröffentlichung des vorliegenden Buches. Ich bin in vielem von ihm inspiriert und lege jedem sein Werk an das Herz und den Verstand.

74 Die ICD 10 kennt den Begriff des Durchgangssyndroms nicht mehr, in ihr sind alle akuten organischen Psychosyndrome zur Erhöhung der Operationalisierbarkeit anscheinend objektivierbarer Symptome unter dem Begriff des Delirs zusammengefasst. Hierdurch geht, wie an anderen Stellen auch, bewährtes psychopathologisches Wissen verloren. Eine mangelnde Unterscheidung in Arten und Formen der akuten, reversiblen Psychosyndrome hat fatale Folgen. Man sieht in der Psychiatrie nicht mehr, dass die akuten Psychosyndrome, die reaktiv-neurotischen Störungen und die früher als endogen bezeichneten Krankheiten, in ihrem jeweiligen Auftreten Phänomencluster bilden, die die gleichen anthropologischen Themenfelder zitieren. Der Reduktionismus der psychopathologischen Phänomene verdunkelt die im vorangegangenen Kapitel beschriebenen Außenbühnen und ihre Inhalte. Vereinfachung ist zum Verständnis immer gut, wenn aber so weit vereinfacht wird, dass auch Strukturwissen weggestrichen wird, dann ist man in der heutigen Psychiatrielandschaft angekommen.

75 Auch in diesem Zusammenhang sei noch einmal angemerkt, dass wir unser großes Gehirn nicht dafür evolutionär entwickelt haben, Individualisten zu sein, sondern es benötigen, um Gemeinschaftswesen zu sein. Die dritte Raumbühne weiß davon zu erzählen.

76 Der Begriff der Neurose wird hier im psychoanalytischen Sinne gebraucht, aber nur bedingt im Sinne der psychoanalytischen Krankheitslehre verstanden. Gemeint ist in der Verständniswelt des Seelenlabyrinths eine Beeinträchtigung der Person, die eine volle Entfaltung des potentiell vorhandenen Binnenvolumens aufgrund einer stetigen Untergrundangst unmöglich macht. Im Verlauf der Erkrankungen kommt es häufig zu einer zunehmenden Schwächung der Person und Beeinträchtigung der Lebensbezüge; Isolation und Einsamkeit sind die Folge. Dies nennt man dann eine chronifizierte neurotische Regression. Auch wenn es keine allgemeingültige Neuroseneinteilung gibt, lassen sich die Neurosen in der Seelenlabyrinthwelt in zwei Grundformen unterteilen:

a) Neurosen mit vorwiegenden Außenbühnen-Symptomen, z.B. Angstneurosen, Phobien, neurotische (charakterogene) Depressionen, Zwangsneurosen, neurotische Depersonalisationen sowie manche Charakterneurosen wie die abhängige Persönlichkeitsstörung, die ängstlich vermeidende Persönlichkeitsstörung oder der anankastische, also zwanghafte Persönlichkeitscharakter.
b) Neurosen mit vorwiegenden Innenbühnen-Symptomen, z.B. psychosomatische Störungen, Organkonversionsstörungen wie die Herzphobie, hypochondrische Neurosen, psychovegetative Erschöpfungszustände.

77 Allerdings treten optische Halluzinationen bei i.e.S. nicht körperlich begründbaren Erkrankungen äußerst selten auf. Dies liegt wahrscheinlich an der hohen Funktionsstabilität des Sehapparates, der durch nicht funktionelle, also alleinig durch intrapsychische Angstspannung nicht zur vollständigen Dekompensation

gebracht werden kann. Optische Halluzinationen finden sich sehr selten bei schizophren Erkrankten, die nach langen Krankheitsverläufen nicht nur akustisch halluzinieren, sondern auch optisch. Häufig wird dann ein Gesicht gesehen, das wahrscheinlich die erste optische Erfahrung im Außen und die evolutionär gewachsene Ergänzererkennung zitiert. Borderlinepatienten berichten häufiger über optische Halluzinationen. Im Augenwinkel werden menschliche Schatten gesehen, manchmal auch Fratzen. Das Auftreten von kleinen Tieren wird berichtet, oftmals geht es aber um traumartige, archaisch anmutende Realitätsverzerrungen, die anscheinend nur schwer zu schildern sind und mit dissoziativen Phänomenen einhergehen. Illusionäre Verkennungen hingegen, wie auch paraperzeptorische Halluzinationen (Halluzinationen auf einem Sinnesgebiet, die durch eine Realwahrnehmung auf einem anderem Sinnesgebiet angestoßen werden) wie auch Pseudohalluzinationen (halluzinatorische Wahrnehmungsstörungen, deren halluzinatorischer Charakter von der Person erkannt wird) treten hingegen schon beim »Gesunden« und bei vielen nicht funktionellen Angstgründen auf. Wartet man auf einen dringenden Telefonanruf oder befürchtet einen solchen und liegt das eigene Handy schallgedämpft in der Tasche, so kann man plötzlich der Meinung sein, ein leises Handyklingeln gehört zu haben, obwohl es gar nicht geläutet hat. Die innerliche Konfliktspannung hat das akustische System irritiert und in eine bestimmte, auf keinen Fall zu überhörende Erwartungs-/Befürchtungsrichtung gebahnt, weshalb die akustische Erwartung nach außen projiziert und diskret an der Realität vorbeigelauscht wurde.

78 Ernst Haeckel, Tafel 53: Prosobranchia – Vorderkiemen-Schnecken. Abbildung aus *Kunstformen der Natur*, 1899. © Kurt Stüber 2008, www.biolib.de. Abdruck mit freundlicher Genehmigung

79 Das Zitat stammt aus dem 1809 entstandenen Gedicht »Der gute Kamerad« von Ludwig Uhland. Es spielte bereits im Ersten Weltkrieg in der Vertonung von Friedrich Silcher eine militärzeremonielle Rolle und ist heute bei der Bundeswehr fester Bestandteil eines Begräbnisses mit militärischen Ehren. Carl Zuckmayer wählte die erwähnte Zeile 1966 als Titel seiner Autobiografie.

Ich hatt' einen Kameraden, einen bessern findst du nit.
Die Trommel schlug zum Streite, er ging an meiner Seite
in gleichem Schritt und Tritt.
Eine Kugel kam geflogen, gilt's mir oder gilt es dir?
Ihn hat es weggerissen, er liegt mir vor den Füßen,
als wär's ein Stück von mir.
Will mir die Hand noch reichen, derweil ich eben lad.
»Kann dir die Hand nicht geben, bleib du im ew'gen Leben,
mein guter Kamerad!«

80 Vgl. Jane Goodall, 1986: *The Chimpanzees of Gombe: Patterns of Behaviour*. Cambridge/Massachusetts, Belknap Harvard University Press

81 Die therapeutische Erreichbarkeit ist allerdings nicht mehr Thema dieses Buches, das nur eine Einleitung, eine erste Annäherung an das Themenfeld leisten kann.

82 Vgl. zusammenfassende Liste der Außenraumbühnen und ihrer Inhalte in Kapitel 15.

83 Wollte man in der realen Aerotechnik nach einer Parallele suchen, könnte man als Beispiel auf ein Ereignis aus dem Jahre 1907 zurückgreifen. Damals bauten Louis und Jacques Breguet unter der Mitwirkung von Charles Richet den Quadrocopter »Breguet-Richet Nr. 1«. Dieser erste Hubschrauber hob mit einer Person ca. 1,5 m vom Boden ab. Die Flugeigenschaften waren allerdings so instabil, dass die Maschine von vier Mann an den Auslegern gesichert werden musste. Der erste Hubschrauberflug war also ein Fesselflug.

84 Egon Bleuler: *Dementia Praecox oder Gruppe der Schizophrenien*. Nachdruck der Erstausgabe von 1911, Edition discord 1988

85 Ebd., S. 6

86 Ebd., S. XV

87 Auch die Evolutionstheorie, vor allem in ihrer neodarwinistischen Ausprägungsform, kann einen religiösiformen Erleuchtungscharakter annehmen. Manchen erscheint sie wie der letzte Sinn von Sein. Wenn ich schon sterben muss, so leben meine Gene, deren Schatten ich ja nur bin, theoretisch unendlich weiter und damit ist auch ein Teil von mir geborgen in der Zeit, die ansonsten alles von mir Seiende erbarmungslos ausradiert.

88 Der »abgesicherte Modus« beschreibt im Betriebssystem von Microsoft Windows eine Startfunktion, die angewendet werden kann, wenn es zu einer Störung im Betriebssystem gekommen ist und Windows nicht mehr voll funktionsfähig läuft. Er ist ein in seiner Leistungskapazität eingeschränktes »Minibetriebssystem«, bei dem beispielsweise die Auflösung des Bildschirms deutlich reduziert wird. Vom abgesicherten Modus aus ist dann z.B. eine Fehlersuche möglich.

Quellennachweis

Abbildung Seite 262:
Ernst Haeckel: Tafel 53, Prosobranchia – Vorderkiemen-Schnecken. Aus: *Kunstformen der Natur*, 1899.

Gedicht Seite 286/287:
Oskar Loerke: *Die Gedichte*. © Suhrkamp, Frankfurt a. M. 1958

Gedicht Seite 287:
Reinhard Goering: *Prosa Dramen Gedichte*. Albert Langen Georg Müller Verlag, München 1961

Gedicht Seite 289 (Auszug):
Gottfried Benn: *Sämtliche Werke. Stuttgarter Ausgabe. Band I: Gedichte 1*. In Verb. m. Ilse Benn hrsg. von Gerhard Schuster. Klett-Cotta, Stuttgart 1986

Gedicht Seite 290:
Albert Ehrenstein: *Werke. Band 4/I. Gedichte*. Hrsg. von Hanni Mittelmann. © 1997 Klaus Boer Verlag, S. 45. Alle Rechte bei und vorbehalten durch Wallstein Verlag, Göttingen

Literaturverzeichnis

Baron-Cohen S. (2004). *Vom ersten Tag an anders*. Düsseldorf und Zürich: Walter Verlag

Blasius D. (1994). *Einfache Seelenstörungen. Geschichte der deutschen Psychiatrie 1800-1945*. Frankfurt am Main: Fischer

Bleuler E. (1911). *Dementia Praecox oder Gruppe der Schizophrenien*. Tübingen: Edition discord, Nachdruck der Erstausgabe (1988). Leipzig, Wien: Deutike

Bonhoeffer K. (1917). Die exogenen Reaktionstypen. *Archiv für Psychiatrie und Nervenkrankheiten* 58: 50-70

Brüne M. (2009). *Textbook of Evolutionary Psychiatry: The Origins of Psychopathology*. Oxford: Oxford University Press

Burchard JM. (2005). *Die unsichtbare Pyramide. Die Anatomie der menschlichen Seele*. Hamburg: Books on Demand

Buss DM. (2004). *Evolutionäre Psychologie*. München: Pearson

Crow TJ. (2007). »How and why genetic linkage has not solved the problem of psychosis: review and hypothesis.« *Am J Psychiatry* 164: 13-21

Darwin C. (1859). *On the Origin of Species by Means of Natural Selection, or The Preservation of Favoured Races in the Struggle for Life*. London: John Murray

Darwin C. (1871). *The Descent of Man, and Selection in Relation to Sex*. London: John Murray

Dawkins R. (2006). *Das egoistische Gen. 30-jährige Jubiläumsausgabe*. Heidelberg, Berlin: Spektrum Akademischer Verlag

Dawkins R. (1982). *The Extended Phenotype*. Oxford, New York: Oxford University Press

Freeman D. (1983). *Margaret Mead and Samoa: The Making and Unmaking of an Anthropological Myth*. Canberra: Australian National University Press

Ganten D., Spahl Th., Deichmann Th. (2009). *Die Steinzeit steckt uns in den Knochen. Gesundheit als Erbe der Evolution*. München, Zürich: Piper

Goodall J. (1986). *The Chimpanzees of Gombe: Patterns of Behaviour*. Cambridge, Massachusetts: Belknap Harvard University Press

Haeckel E. (1899). *Kunstformen der Natur. Prosobrachia*. Leibzig, Wien: Bibliographisches Institut

Heidegger M. (1927). *Sein und Zeit*, 16. Aufl. 1986. Tübingen: Max Niemeyer

Kahlbaum K.L. (1874). *Die Katatonie oder das Spannungsirresein. Eine klinische Form psychischer Krankheit*. Berlin: A. Hirschwald

Klix F., Lanius K. (1999). *Wege und Irrwege der Menschwerdung. Wie wir wurden, wer wir sind*. Stuttgart, Berlin, Köln: W. Kohlhammer

MacArthur R., Wilson E.O. (1967). *The Theory of Island Biogeography*. Princeton, N.Y.: Princeton University Press

McGurie M., Troisi A. (1998). *Darwinian Psychiatry*. Oxford, New York: Oxford University Press

Metzinger Th. (2003). *Being No One. The Self-Model Theory of Subjectivity*. Cambridge: MIT Press

Pinker S., Bloom P. (1992). »Natural Language and Natural Selection.« In: Barkow J. et al.: *The Adapted Mind. Evolutionary Psychology and the Generation of Culture*. Oxford, New York: Oxford University Press, S. 451–493

Plinz N. (2009). *Yoga bei Erschöpfung, Burnout und Depression*. Bonn: Balance

Preiter M. (2005). *Der Einfluss neodarwinistischer Theorien auf die Interpretation menschlicher Psychopathologie und deren Relevanz für die psychiatrische Konzeptbildung*. Dissertation, einsehbar unter http://www.sub.uni-hamburg.de/opus/volltexte/2006/2888/pdf/PreiterPromo.pdf

Renz-Polster H. (2009). *Kinder verstehen. Born to be wild: Wie die Evolution unsere Kinder prägt*. München: Kösel

Rose S. (2000). *Darwins gefährliche Erben. Biologie jenseits der egoistischen Gene*. München: C.H. Beck

Sanders AR. et al. (2008). »No significant association of 14 candidate genes with schizophrenia in a large European ancestry sample: implications for psychiatric genetics.« *Am J Psychiatry* 165: 497-506

Schmitz R., Thissen J. (2002). *Neandertal. Die Geschichte geht weiter*. Heidelberg, Berlin: Spektrum Akademischer Verlag

Schrenk F. (1998). *Die Frühzeit des Menschen. Der Weg zum Homo sapiens*. 2. überarbeitete Auflage. München: Beck

Stevens A., Price J. (2000). *Evolutionary Psychiatry. A New Beginning*. London: Routledge

Unger H.-P., Kleinschmidt C. (2006). *Bevor der Job krank macht. Wie uns die heutige Arbeitswelt in die seelische Erschöpfung treibt und was man dagegen tun kann*. München: Kösel

Voland E. (2000). *Grundriss der Soziobiologie*. Heidelberg, Berlin: Spektrum Akademischer Verlag

Waal de F. (2000). *Der gute Affe. Der Ursprung von Recht und Unrecht bei Menschen und anderen Tieren*. München: dtv

Wolfe F. et al. (1990). »The American College of Rheumatology 1990 Criteria for the Classification of Fibromyalgia: Report of the Multicenter Criteria Committee.« *Arthitis Rheum* 33:160-72

Wolfe F. (2003). »Stop using the American College of Rheumatology criteria in the Clinic.« *The Journal of Rheumatology* 30:8:1672

Register

Fett = Haupteintrag
Kursiv = in den Anmerkungen

A

B

S